U0891054

高等医学院校系列教材

传染病学

主　编　吴文漪　黄祖瑚
副主编　李　军　张　燕　甘建和

东南大学出版社

内 容 提 要

本书共分7章。第1章为传染病总论，第2～7章分别叙述病毒性疾病、立克次体病、细菌性疾病、螺旋体病、原虫病及蠕虫病。本着先进性与实用性并重的原则，编写中力求反映近年来传染病学基础和临床研究的新进展，同时又详尽介绍各种传染病的诊断和治疗方法。为突出重点，便于学生掌握教学内容，在本书讲述的全部34种传染病篇末均列出了复习思考题，在其中10余种常见和重大传染病篇末还提供了思考病例。本书不仅是成人高等教育临床医学专业、自学考试教材，也可作为全日制、高职临床医学、护理及其他医学相关专业本专科教材。

图书在版编目(CIP)数据

传染病学/吴文漪，黄祖瑚主编.—南京：东南大学出版社，1999.11(2010.6重印)

高等医学院校系列教材

ISBN 978-7-81050-574-1

Ⅰ.传… Ⅱ.①吴… ②黄… Ⅲ.传染病-成人教育：高等教育-教材 Ⅳ.R51

中国版本图书馆CIP数据核字(1999)第44721号

东南大学出版社出版发行

(南京四牌楼2号 邮编210096)

出版人：江 汉

江苏省新华书店经销 南京京新印刷厂印刷

开本：787mm×1092mm 1/16 印张：13 彩页：0.125 字数：328千

1999年12月第1版 2010年6月第7次印刷

ISBN 978-7-81050-574-1/R·58

印数：16001-17200册 定价：17.00元

(凡因印装质量问题，可直接向读者服务部调换。电话：025-83792327)

前　　言

根据江苏省教委成教办的统一规划，为深化医学教育改革，加强并规范成人高等医学教育，决定组织省内医学院校编写一套成人高等医学教育的各科系列教材。《传染病学》是这套系列教材的一本。

成人高等医学教育的对象主要是原有中专医学基础的初级临床工作者。成人医学高等教育的宗旨和培养目标便是对这些具有初级医学基础和实际经验的医务人员进行系统的医学专业知识和应用技术的教育，使其成为适应社会主义建设新时期基层医疗、保健和预防工作需要的应用型高等技术人才。

本书编写除遵循国家教育部提出的关于教材编写的思想性、科学性、先进性、启发性和适用性的基本原则外，特别注意把握成人高等教育的特点，贯彻省教委关于成人高等教育医学专业教材编写的指导原则：编写中涉及的基础理论以临床应用为目的，以必需、够用为度；突出疾病的发病、诊断、鉴别诊断、治疗及预防的知识；对中专教育已重点讲明、临床工作者普遍熟知的内容则删繁就简；重点放在知识的拓展、深化、提高和更新等方面。

本书按传染病的病原划分篇章，全书共分 7 章。本书编写的病种以中华人民共和国传染病防治法规定管理的传染病为主，并结合我国及本省的实际情况，编入传染性单核细胞增多症、恙虫病、莱姆病、弓形虫病、并殖吸虫病、华支睾吸虫病、肠绦虫病与囊虫病、败血症及感染性休克等病症。为减少与其他学科教材的重复，经教材编委及主编人会议决定，将麻疹、风疹、水痘、流行性腮腺炎、百日咳及猩红热列入《儿科学》编写；将麻风病、淋病、梅毒列入《皮肤性病学》编写；将结核病列入《内科学》编写。

本书编写力求科学严谨、简明扼要。每一章节之后附有复习思考题与（或）思考病例，以启发学生独立思考和自学钻研。全书之末附有参考文献和《中华人民共和国传染病防治法》，以便学生查考。

本书由徐州医学院、南京医科大学、扬州大学医学院、苏州医学院四院校传染病学教研室同仁合作编写。由吴文漪教授、黄祖瑚副教授任主编，李军、张燕、甘建和副教授任副主编，李军副教授兼任秘书。各章节之末附有执笔者姓名以负文责。

由于时间仓促，并限于编者水平，错漏之处在所难免，欢迎批评指正，以供再版时修正。

吴文漪　黄祖瑚

1998 年 12 月

目　　录

第一章　总　论

由病毒、衣原体、立克次体、支原体、细菌、螺旋体、真菌及寄生虫等病原体感染人体所产生的疾病称为感染性疾病(infectious diseases),其中具有传染性的疾病又称为传染病(communicable diseases)。因此,传染病属于感染性疾病的范畴,而感染性疾病不一定具有传染性。

传染病学就是研究传染病在人体内发生、发展与转归的原因与规律,以及研究传染病的诊断和治疗措施,促使病人恢复健康,进而控制传染病在人群中传播的科学。其重点在于研究这些疾病的发病机制、临床表现、诊断和治疗方法,同时兼顾流行病学和预防措施的研究,以求达到防治结合的目的。

传染病学与其相关学科如微生物学、寄生虫学、免疫学、分子生物学、流行病学、内科学和儿科学等具有紧密的联系。这些学科的研究方法已广泛应用于传染病学的研究。传染病学工作者必须具备这些学科的基本知识和技能,才能够提高其工作和研究的质量。

目前我国传染病的防治形势依然十分严峻。一方面经典的传染病(classical infectious diseases)如甲型、乙型病毒性肝炎,肾综合征出血热和感染性腹泻等仍然广泛存在,结核病的发病率有上升趋势,对人民健康危害很大;另一方面新出现的传染病(emerging infectious diseases)如丙型、戊型病毒性肝炎,霍乱弧菌 O_{139}引起的霍乱,艾滋病等也已成为重要的公共卫生问题。因此,对防治传染病的研究仍要坚持和加强,以求达到最终消灭一切传染病的目的。

第一节　感染与免疫

一、感染的概念

感染(infection)是病原体对人体的一种寄生过程。在漫长的进化过程中,有些寄生物与人体宿主之间达到了互相适应的共生状态(commensalism),例如肠道中的大肠杆菌和某些真菌。但这种平衡是相对的,当某些因素导致宿主的免疫功能受损(如艾滋病)或机械损伤使寄生物离开其固有寄生部位而到达其不适宜寄生的部位(如大肠杆菌进入腹腔或泌尿道)时,平衡不复存在,而引起宿主的损伤,产生机会性感染(opportunistic infection)。

大多数病原体与人体宿主之间是不适应的,这是人体感染性(传染性)疾病产生的根本原因。由于这种不适应的程度不同,而产生了各种不同的感染谱(infection spectrum),亦即出现感染过程的各种不同表现。

二、感染过程的表现

(一) 病原体被清除

病原体进入人体后,可被处于机体防御第一线的非特异性免疫屏障如胃酸所清除(如霍乱弧菌),也可以由事先存在于体内的特异性被动免疫(来自母体或人工注射的抗体)所中和,或特异性主动免疫(通过预防接种或感染后获得的免疫)所清除。

(二) 隐性感染(covert infection)

又称亚临床感染(subclinical infection),是指病原体侵入人体后,仅引起机体发生特异性的免疫应答,而不引起或只引起轻微的组织损伤,在临床上不显出任何症状、体征、甚至生化改变,只能通过免疫学检查才能发现。在许多传染病(如脊髓灰质炎和流行性乙型脑炎)中,隐性感染是最常见的表现,其数量远远超过显性感染(10 倍以上)。

(三) 显性感染(overt infection)

又称临床感染(clinical infection),是指病原体侵入人体后,不但使机体产生免疫应答,而且通过病原体本身的作用或机体的变态反应导致组织损伤,引起病理改变和临床表现。在大多数传染病中,显性感染只占全部受感染者的一小部分。在少数传染病中(如麻疹),大多数感染者表现为显性感染。显性感染过程结束后,病原体可被清除,感染者获得巩固免疫(如伤寒),不易再受感染。有些传染病(如菌痢)其病后免疫并不巩固,容易再受感染而发病。

(四) 病原携带状态(carrier state)

按病原体种类不同,病原携带者分为带病毒者、带菌者与带虫者等。人体发生了显性或隐性感染之后,可为恢复期或健康携带者。发生于显性感染后临床症状出现之前者称为潜伏期携带者。按其携带病原体持续时间在 3 个月以下或以上而分为急性携带者与慢性携带者。所有病原携带者都有一个共同特点,即不显出临床症状而能排出病原体,因而在许多传染病中,如伤寒、痢疾、霍乱、白喉、流行性脑脊髓膜炎和乙型肝炎等,病原携带者成为重要的传染源。

(五) 潜伏性感染(latent infection)

病原体感染人体后,寄生在机体中某些部位,由于机体免疫功能足以将病原体局限化而不引起显性感染,但又不足以将病原体清除时,病原体便可长期潜伏起来,等待机体免疫功能下降时,才引起显性感染。常见的潜伏性感染有单纯疱疹、带状疱疹、疟疾、结核等。潜伏性感染期间,病原体一般不排出体外,这是与病原携带状态不同之点。

三、感染过程中病原体的作用

病原体侵入人体后能否引起疾病,取决于病原体的致病能力和机体的免疫功能这两个因素。致病能力(pathogenecity)包括以下几方面:

(一) 侵袭力(invasiveness)

是指病原体侵入机体并在机体内扩散的能力。有些病原体可直接侵入人体,如钩端螺旋体和钩虫丝状蚴。有些细菌如霍乱弧菌需要先粘附于肠粘膜表面才能定居下来,产生肠毒素或引起感染。有些细菌的表面成分(如伤寒杆菌的 Vi 抗原)有抑制吞噬作用的能力,可促进病原体的扩散。

(二) 毒力(virulence)

毒力由毒素和其他毒力因子所组成。毒素包括外毒素(exotoxin)与内毒素(endotoxin)。前者以白喉杆菌、破伤风杆菌和霍乱弧菌所产生的毒素为代表,后者则以革兰阴性杆菌的细胞壁成分脂多糖为代表。其他毒力因子有:穿透能力(钩虫丝状蚴)、侵袭能力(痢疾杆菌)及溶组织能力(溶组织内阿米巴)等。

（三）数量

在同一个传染病中，入侵病原体的数量一般与致病能力成正比。但在不同传染病中，能引起疾病发生的最低病原体数量差别很大，如伤寒为 10 万个菌体，而志贺痢疾杆菌仅为 10 个菌体。

（四）变异性

病原体可因环境或遗传因素而产生变异。一般来说，在人工培养多次传代的环境下，可使病原体的致病力减弱，如卡介苗(BCG)；在宿主之间反复传播可使致病力增强，如肺鼠疫；病原体的抗原变异可逃避机体的特异性免疫作用而继续引起疾病，如流感、艾滋病。

四、感染过程中免疫应答的作用

机体的免疫应答对感染过程的表现和转归起重要作用。免疫应答可分为有利于机体抵抗病原体入侵与破坏的保护性免疫应答和促进病理生理过程及组织损伤的变态反应两大类。保护性免疫应答又分为非特异性免疫应答与特异性免疫应答两类。

（一）非特异性免疫(nonspecific immunity)

是机体对进入体内的异物的一种清除机制。它不牵涉对抗原的识别和二次接触抗原时免疫应答的增强。对机体来说病原体也是一种异物，因而也属于非特异性免疫清除的范围。

1. 天然屏障　包括外部屏障(如皮肤、粘膜及其分泌物)以及内部屏障(如血脑屏障和胎盘屏障等)。

2. 吞噬作用　单核－巨噬细胞系统包括血液中的游走大单核细胞和肝、脾、淋巴结及骨髓中固定的巨噬细胞和各种粒细胞(尤其是中性粒细胞)都具有非特异的吞噬功能，可清除体液中的颗粒状病原体。

3. 体液因子　包括存在于体液中的补体、溶菌酶(lysozyme)、纤维连接蛋白(fibronectin)和各种细胞因子(cytokines)。这些体液因子能直接或通过免疫调节作用清除病原体。

（二）特异性免疫(specific immunity)

是指由于对抗原特异性识别而产生的免疫。由于不同病原体所具有的抗原绝大多数是不相同的，故特异性免疫通常只针对一种病原体。感染后的免疫都是特异性免疫，而且是主动免疫，通过细胞免疫(cell－mediated immunity)和体液免疫(humoral immunity)的相互作用而产生免疫应答。

1. 细胞免疫　抗原特异性 T 细胞可通过细胞溶解或细胞凋亡来清除病原体及其感染的靶细胞。在细胞内寄生的细菌(如结核杆菌、伤寒杆菌)、病毒(如麻疹病毒、疱疹病毒)、真菌(如念珠菌、隐球菌)和立克次体等感染中，细胞免疫起重要作用。T 细胞还具有调节体液免疫的功能。

2. 体液免疫　致敏 B 细胞受抗原刺激后，即转化为浆细胞，并能分泌特异性抗体。抗体主要作用于细胞外的病原体。抗体即有活性的免疫球蛋白(immunoglogulin, Ig)，在化学结构上可分为 5 类：IgG、IgA、IgM、IgD 和 IgE。其各具不同功能。在感染过程中，IgM 首先出现，但持续时间不长，是近期感染的标志；IgG 一般出现较迟，持续时间也较长；IgA 主要是呼吸道和消化道粘膜上的局部抗体；IgE 则主要作用于原虫和蠕虫。

第二节　传染病的流行过程及影响因素

传染病的流行过程就是传染病在人群中发生、发展和转归的过程。流行过程的发生需要三个基本条件:传染源、传播途径和人群易感性。流行过程本身又受社会因素和自然因素的影响。

一、流行过程的基本条件

(一)传染源

传染源是指病原体已在体内生长繁殖并能将其排出体外的人和动物。

1. 病人　病人在多数情况下是重要的传染源。甲型肝炎、水痘等在潜伏期末即具有传染性,而大部分传染病则以临床症状期为主要传染期。

2. 病原携带者　病原携带者可分为病后病原携带者和健康(或无症状)病原携带者,后者中也夹杂一部分隐性感染病例。某些传染病如脊髓灰质炎、流脑、伤寒、乙型肝炎等,病原携带者是重要的传染源。

3. 受感染的动物　以受感染的动物为重要传染源的传染病主要有狂犬病、鼠疫、乙脑、肾综合征出血热及血吸虫病等。

(二)传播途径

病原体离开传染源后,到达另一个易感者的途径,称为传播途径。常见的传播途径包括:

1. 空气、飞沫、尘埃　主要见于以呼吸道为进入门户的传染病,如麻疹、白喉等。

2. 水、食物、苍蝇　主要见于以消化道为进入门户的传染病,如伤寒、痢疾等。

3. 手、用具、玩具　又称日常生活接触传播,既可传播消化道传染病(如痢疾),也可传播呼吸道传染病(如白喉)。

4. 吸血节肢动物　又称虫媒传播,见于以吸血节肢动物(蚊子、跳蚤、白蛉、恙虫等)为中间宿主的传染病,如疟疾、斑疹伤寒等。

5. 血液、体液、血制品　见于乙型肝炎、艾滋病等。

6. 土壤　当病原体的芽孢(如破伤风、炭疽)或幼虫(如钩虫)、虫卵(如蛔虫)污染土壤时,则土壤成为这些传染病的传播途径。

(三)人群易感性

对某一传染病缺乏特异性免疫力的人称为易感者。易感者在某一特定人群中的比例决定该人群的易感性。当易感者的比例在人群中达到一定水平,而又有传染源和合适的传播途径时,传染病的流行很容易发生。某些病后免疫力很巩固的传染病(如麻疹),经过一次流行之后,要待几年后当易感者比例再次上升至一定水平,才发生另一次流行,这种现象称为流行的周期性。在普遍推行人工自动免疫的干预下,可把易感者水平降至最低,就能使流行不再发生。

二、影响流行过程的因素

(一)自然因素

自然环境中的各种因素包括地理、气象和生态等条件对流行过程的发生和发展有着重要的影响。寄生虫病和虫媒传染病对自然条件的依赖性尤为明显。传染病的地区性和季节性与自然因素有密切关系，如我国北方有黑热病地方性流行区，南方有血吸虫病地方性流行区，乙型脑炎的严格夏秋季发病分布，都与自然因素有关。某些自然生态环境为传染病在野生动物之间的传播创造良好条件，如鼠疫、恙虫病、钩端螺旋体病等，人类进入这些地区时亦可受感染，称为自然疫源性传染病或人畜共患病。

(二) 社会因素

包括社会制度、经济和生活条件以及文化水平等，对传染病流行过程有决定性的影响。社会主义制度使人民摆脱贫困落后，走共同富裕道路，也导致许多传染病被控制或消灭。

第三节　传染病的发病机制

一、传染病的发生与发展

疾病发展具有阶段性是传染病发生与发展的一个共同特征。发病机制中的阶段性与临床表现的阶段性大多数是互相吻合的。但也有例外，如在伤寒发病过程中第一次菌血症时临床上还未出现症状，而第4周体温下降时肠壁溃疡尚未完全愈合。

(一) 入侵门户

病原体的入侵门户与发病机制有密切关系，入侵门户适当，病原体才能定居、繁殖及引起病变。如痢疾杆菌和霍乱弧菌都必须经口感染，破伤风杆菌必须经伤口感染，才能引起病变。

(二) 机体内定位

病原体入侵成功并定植后，或者在入侵部位直接引起病变(如细菌性痢疾及阿米巴痢疾)，或者在入侵部位分泌毒素，在远离入侵的部位引起病变(如白喉和破伤风)，或者进入血循环，再定位于某一脏器(靶器官)，引起该脏器的病变(如流行性脑脊髓膜炎和病毒性肝炎)，或者经过一系列的生活史阶段最后在某脏器中定居(如蠕虫病)。

(三) 排出途径

排出病原体的途径称为排出途径。病原体通过一定途径排出体外是病人、病原携带者和隐性感染者具有传染性的重要原因。有些病原体的排出途径是单一的，如痢疾杆菌只通过粪便排出；有些是多个的，如脊髓灰质炎病毒既能通过粪便又能通过飞沫排出；有些病原体则存在于血液中，待虫媒叮咬或输血注射才离开人体(如疟疾、乙肝病毒)。病原体排出体外后生存时间有长有短，因而不同传染病有不同的传染期。

二、组织损伤的发生机制

组织损伤及功能受损是疾病发生的基础。在传染病中导致组织损伤发生的方式有下列三种：

(一) 直接侵犯

病原体藉其机械运动及所分泌的酶(如溶组织阿米巴原虫)可直接破坏组织，或通过细胞病变而使细胞溶解(如脊髓灰质炎病毒)，或通过诱发炎症过程而引起组织坏死(如鼠疫)。

(二) 毒素作用

许多病原体能分泌毒力很强的外毒素，选择性地损害靶器官(如肉毒杆菌的神经毒素)

或引起功能紊乱(如霍乱肠毒素)。革兰阴性杆菌分解后产生的内毒素则可激活单核-巨噬细胞分泌肿瘤坏死因子(tumor necrosis factor, TNF)和其他细胞因子而导致发热、休克及弥散性血管内凝血(DIC)等现象。

(三) 免疫机制

许多传染病的发病机制与免疫应答有关。有些传染病能抑制细胞免疫(如麻疹)或直接破坏T细胞(如艾滋病),更多的病原体则是通过变态反应而导致组织损伤,其中以Ⅲ型(免疫复合物型)变态反应(见于肾综合征出血热等)及Ⅳ型(迟发型)变态反应(见于结核病、血吸虫病等)为最常见。

三、重要的病理生理变化

(一) 发热

发热常见于传染病,但并非传染病所特有。外源性致热原(病原体及其产物、免疫复合物、异性蛋白、大分子化合物、药物等)进入体内,激活单核-巨噬细胞、B淋巴细胞等,使其释放内源性致热原如白细胞介素-1(IL-1)、TNF、IL-6、干扰素等。内源性致热原通过血循环刺激下丘脑体温调节中枢,使之释放前列腺素E_2(PGE_2)。后者把衡温点调高,使产热超过散热而引起体温上升,即发热。

(二) 急性期改变

感染、创伤、炎症等过程所引起的一系列急性期机体应答称为急性期改变(acute phase changes)。它出现于感染发生后几小时至几日,也可见于某些慢性疾病如类风湿性关节炎、自身免疫性疾病和肿瘤。急性期主要改变包括:① 蛋白代谢:肝脏可合成一系列急性期蛋白,其中C反应蛋白就是急性感染的重要标志。血沉加快也是血浆内急性期蛋白浓度增高的结果。② 糖代谢:葡萄糖生成加速,导致血糖升高,糖耐量短暂下降,这与糖原异生作用加速及内分泌影响有关。在新生儿、营养不良病人及肝衰竭病人,糖原异生作用也可下降而导致血糖下降。③ 水、电解质及酸碱代谢:可表现为失水、低钠血症、低钾血症及代谢性酸中毒等。④ 内分泌改变:可有糖皮质激素、醛固酮、胰高血糖素及胰岛素分泌的异常。

第四节 传染病的特征

一、基本特征

传染病与其他疾病的主要区别在于具有下列四个基本特征。

(一) 有病原体(pathogen)

每一种传染病都是由特定的病原体所引起的,包括微生物与寄生虫。历史上许多传染病(如霍乱、伤寒)都是先认识其临床和流行病学特征,然后才认识其病原体的。目前还有一些传染病的病原体仍未能充分认识。

(二) 有传染性(infectivity)

这是传染病与其他感染性疾病的主要区别。例如耳源性脑膜炎和流行性脑脊髓膜炎,在临床上都表现为化脓性脑膜炎,但前者无传染性,无须隔离,而后者则有传染性,必须隔离。传染性意味着病原体能排出体外并污染环境。传染病病人有传染性的时期称为传染期。在每一种传染病中,传染期都相当固定,可作为隔离病人的依据之一。

(三) 有流行病学特征(epidemiologic feature)

传染病的流行过程在自然因素和社会因素的影响下，表现出各种特征。在质的方面有外来性和地方性之分；在量的方面有散发、流行和大流行之分。传染病发病率有时间性(季节分布)、空间性(地区分布)、不同人群(年龄、性别、职业)的分布，也是流行病学特征。

(四) 有感染后免疫(postinfection immunity)

人体感染病原体后，无论是显性或隐性感染，都能产生针对病原体及其产物(如毒素)的特异性免疫。保护性免疫可通过抗体(抗毒素、中和抗体等)检测而获知。感染后免疫属于自动免疫，通过抗体转移而获得的免疫属于被动免疫。感染后免疫的持续时间在不同传染病中有很大差异。一般来说，病毒性传染病(如麻疹、脊髓灰质炎、乙型脑炎等)感染后免疫持续时间很长，甚至保持终生，但也有例外(如流感)。细菌、螺旋体、原虫性传染病(如菌痢、阿米巴病、钩端螺旋体病等)的感染后免疫持续时间通常较短，仅为数月至数年，也有例外(如伤寒)。蠕虫病感染后通常不产生保护性免疫，因而往往产生重复感染(如血吸虫病、钩虫病、蛔虫病等)。

二、临床特点

(一) 病程发展的阶段性

急性传染病的发生、发展和转归通常分为四个阶段。

1. 潜伏期(incubation period) 从病原体侵入人体起，至开始出现临床症状止的时期，称为潜伏期。每一个传染病的潜伏期都有一个范围，是检疫工作观察、留验接触者的重要依据。潜伏期通常相当于病原体在体内繁殖、转移、定位、引起组织损伤和功能改变导致临床症状出现之前的整个过程，因此潜伏期的长短一般与病原体感染的量成反比。

2. 前驱期(prodromal period) 从起病至出现明显症状的时期称为前驱期。在前驱期中的临床表现通常是非特异性的，如头痛、发热、疲乏、食欲不振、肌肉酸痛等，为许多传染病所共有，一般持续1～3日。起病急骤者，则无前驱期。

3. 症状明显期(period of apparent manifestation) 大多数传染病在此期出现特有的症状和体征，如具有特征性的皮疹，肝、脾肿大，脑膜刺激征，黄疸等。

4. 恢复期(convalescent period) 机体免疫力增长至一定程度，体内病理生理过程基本终止，病人的症状及体征基本消失，临床上称为恢复期。少数病人成为病原携带者。某些传染病还可留有后遗症。

5. 复发(relapse)与再燃(recrudescence) 有些传染病病人进入恢复期后，已稳定退热一段时间，由于潜伏于组织内的病原体再度繁殖至一定程度，使初发病的症状再度出现，称为复发。有些病人在恢复期时，体温未稳定下降至正常，再次发热，称为再燃。这两种情况均可见于伤寒。

(二) 常见的症状与体征

1. 发热 发热热型是传染病的重要特征之一，而热型具有鉴别诊断意义。常见热型有：① 稽留热(sustained fever)：见于伤寒、斑疹伤寒等。② 弛张热(remittent fever)：见于伤寒缓解期、肾综合征出血热等。③ 间歇热(intermittent fever)：见于疟疾、败血症等，又称为败血症型热(septic fever)。④ 回归热(relapsing fever)：见于回归热、布氏杆菌病等。⑤ 马鞍热(saddle type fever)：发热数日，退热1日，又再发热数日，见于登革热。

2. 皮疹(rash, eruption) 许多传染病在发热的同时伴有皮疹，称为发疹性传染病。发疹包括皮疹(外疹,exanthem)和粘膜疹(内疹,enanthem)两大类。疹子的出现时间、分布部位和先后次序对诊断和鉴别诊断有重要参考价值。如水痘、风疹多发生于发病第1日,猩红热于第2日,天花于第3日,麻疹于第4日,斑疹伤寒于第5日,伤寒于第6日等。疹子的形态可分为4大类:① 斑丘疹(maculo-papular rash):多见于麻疹、风疹、柯萨奇及埃可病毒感染、EB病毒感染等病毒性传染病和伤寒、猩红热等。② 出血疹(petecchia):多见于肾综合征出血热、登革出血热等病毒性传染病;斑疹伤寒、恙虫病等立克次体病和流行性脑脊髓膜炎、败血症等细菌病。③ 疱疹或脓疱疹(vesiculo-pustular rash):多见于水痘、天花、单纯疱疹、带状疱疹等病毒性传染病及金黄色葡萄球菌败血症等。④ 荨麻疹(urticaria):多见于血清病、病毒性肝炎等。

3. 毒血症状(toxemic symptoms)　病原体及其各种代谢产物可引起除发热以外的多种症状如疲乏,全身不适,厌食,头痛,肌肉、关节及骨骼疼痛等,有时还可引起肝、肾功能损害。严重者可有意识障碍、谵妄、脑膜刺激征、中毒性脑病、呼吸及循环衰竭等表现。

4. 单核-巨噬细胞系统反应　在病原体及其代谢产物的作用下,单核-巨噬细胞系统可出现充血、增生等反应,临床上表现为肝、脾和淋巴结的肿大。

(三) 临床类型

根据传染病临床过程的长短、轻重及临床特征,可分为急性、亚急性、慢性;轻型、中型、重型、暴发型;典型、非典型等。典型相当于中型或普通型,非典型则可轻可重。

第五节　传染病的诊断

正确的早期诊断是有效治疗传染病的先决条件,又是早期隔离病人所必需。传染病的诊断要综合分析下列三个方面的资料。

一、临床资料

准确、可靠的临床资料来源于详尽的病史询问和全面的体格检查。起病方式有鉴别意义,必须加以注意。热型及伴随症状、腹泻、头痛、黄疸等症状都要从鉴别诊断的角度来加以描述。进行体格检查时不要忽略有诊断意义的体征,如玫瑰疹、焦痂、腓肠肌压痛、Koplik斑等。

二、流行病学资料

流行病学资料在传染病的诊断中占有重要的地位。由于某些传染病在发病年龄、职业、季节及地区方面有高度选择性,考虑诊断时必须参考有关流行病学资料。预防接种史和过去病史有助于了解病人免疫状况,当地或同一集体中传染病发生情况也有助于诊断。

三、实验室检查

实验室检查对传染病的诊断具有特殊意义,其中病原体检测和免疫学检查尤为重要。

(一) 一般实验室检查

包括血液,大、小便常规检查和生化检查。血液常规检查中以白细胞计数和分类的用途最广。白细胞总数显著增多常见于化脓性细菌感染;革兰阴性杆菌感染时白细胞总数往往升高不明显,但可有中性粒细胞比例增高;病毒性感染时白细胞总数通常减少或正常,但肾综合征出血热及乙型脑炎时白细胞总数显著增多;蠕虫感染时嗜酸性粒细胞通常增多,如钩虫、血吸虫感染等。尿常规检查有助于肾综合征出血热的诊断。大便常规检查有助于蠕虫病和感染性腹泻的诊断。生化检查有助于检出传染病所致的肝、肾功能损害。

(二) 病原学检查

1. 病原体的直接检出　许多传染病可通过显微镜或肉眼检出病原体而确诊,例如从血液或骨髓涂片中检出疟原虫及利什曼原虫,从大便涂片中检出各种寄生虫卵及阿米巴原虫等。

2. 病原体分离　细菌、螺旋体和真菌通常可用人工培养基分离培养,如伤寒杆菌、痢疾杆菌、霍乱弧菌、钩端螺旋体、隐球菌等。立克次体则需要动物接种或组织培养才能分离出来,如斑疹伤寒、恙虫病等。病毒分离一般需用组织培养,如登革热、脊髓灰质炎等。分离病原体可采自血液、尿、粪、脑脊液、痰、骨髓、皮疹等。采集标本时,应注意病程阶段,有无应用过抗微生物药物,以及标本的保存与运送。

(三) 分子生物学检测

特异性核酸探针杂交可以检出相应病原体的核酸,如乙型肝炎病毒 DNA。多聚酶链反应(PCR)能把标本中的特异性 DNA 分子扩增百万倍以上,用于肝炎病毒和其他病原体核酸检测,可显著提高灵敏度。

(四) 免疫学检测

既可检测特异性抗原或抗体,也可用于判断受检者的细胞免疫和体液免疫功能。

1. 特异性抗体检测　单份血清标本中检出高滴度特异性 IgG 抗体,或急性期及恢复期双份血清 IgG 抗体滴度升高 4 倍以上有重要诊断意义。特异性 IgM 型抗体的检出有助于现症或近期感染的诊断。

2. 特异性抗原检测　病原体特异性抗原的检测有助于在病原体直接分离培养不成功的情况下提供病原体存在的直接证据。其诊断意义往往较抗体检测更为可靠。例如乙型肝炎表面抗原的检出可给乙型肝炎病毒感染的诊断提供明确依据。在化脓性脑膜炎及阿米巴肝脓肿时,特异性抗原检测对诊断也有很大帮助。

3. 免疫球蛋白检测　血清免疫球蛋白浓度检测有助于判断体液免疫功能。降低者见于先天性免疫缺损疾患,升高者见于慢性肝炎和黑热病、艾滋病等。

4. T 细胞亚群检测　用单克隆抗体检测 T 细胞亚群可了解各亚群的 T 细胞数量及相对比例,常用于艾滋病的诊断。

第六节　传染病的治疗

一、治疗原则

治疗传染病的目的不但在于促进病人的康复,还在于控制传染源,防止进一步传播。要坚持综合治疗的原则,即治疗、护理与隔离、消毒并重,一般治疗、对症治疗与特效治疗并重的原则。

二、治疗方法

（一）一般治疗

包括隔离、护理、营养，维持水、电解质、酸碱平衡，以及心理治疗。对严重感染病人应加强支持治疗，如少量多次输新鲜血、血浆及白蛋白等。

（二）病原治疗

具有清除病原体、根治和控制传染源的目的。常用药物有抗生素、化学治疗制剂和血清免疫制剂等。针对细菌和真菌的药物主要为抗生素与化学制剂，针对病毒的药物除少数外目前还在试验阶段，疗效还不理想。在治疗原虫及蠕虫病中，化学制剂占重要地位。血清免疫学制剂包括白喉和破伤风抗毒素、干扰素和干扰素诱导剂等。

（三）对症治疗

对症治疗不但可以减轻病人痛苦，还能保护重要器官，减少机体消耗，赢得时间进行病原治疗。例如在高热时采取的物理或药物降温措施，心力衰竭时采取的强心措施，休克时采取的改善微循环措施，脑水肿时采取的脱水措施，以及严重毒血症时采取的肾上腺糖皮质激素疗法等，都是基于上述原则。

（四）合并症治疗

重症传染病可出现多种合并症，如中毒性心肌炎、中毒性肝炎、肠出血及肠穿孔等。在病程中应密切观察有无合并症的发生，争取早期发现，及时治疗。

（五）后遗症治疗

脊髓灰质炎和脑膜炎等可引起某种程度的后遗症，需要采取针灸、理疗等方法促进康复。

第七节　传染病的预防

传染病学工作者应确立“预防为主，防治结合”的观念，掌握针对构成传染病流行过程的三个基本环节采取综合性预防措施的原则。

一、管理传染源

对传染源应该早发现、早诊断、早报告、早隔离、早治疗。对从事饮食业、供水及保育业人员，应定期体检。对病原携带者不应歧视，但要加强管理。对传染病的接触者，应按具体情况进行检疫和医学观察。还应加强对动物传染源的管理。

二、切断传播途径

应针对各种传染病的不同传播途径，采取不同的预防措施。如对胃肠道传染病的预防应做到“三管一灭”，即管水、管粪、管饮食卫生和灭苍蝇。

三、保护易感人群

提高人群免疫力可以从两个方面进行。一是改善营养、锻炼身体，提高机体非特异性免疫力；二是通过预防接种提高人群的主动或被动特异性免疫力。接种疫苗、菌苗、类毒素等之后，可使机体对病毒、细菌及其毒素产生特异性主动免疫；接种抗毒素、丙种球蛋白或高效价免疫球蛋白,可使机体形成特异性被动免疫。儿童计划免疫对传染病预防起关键性作用。

复习思考题

1. 何谓感染?传染性疾病与感染性疾病有何异同?
2. 感染过程有哪些表现?最常见的表现是什么?
3. 传染病的流行过程有哪些基本条件?如何预防传染病?
4. 传染病的基本特征是什么?有哪些临床类型?

(黄祖瑚)

第二章　病毒性疾病

第一节　病毒性肝炎

病毒性肝炎(viral hepatitis)是由多种肝炎病毒引起的一组主要累及肝脏的全身性传染病,经消化道或非消化道途径传播,临床上以全身乏力、食欲减退、肝脏肿大及肝功能异常为主要表现,部分病例出现黄疸。按病原分类,目前已明确的病毒性肝炎有5型,其中甲型和戊型主要表现为急性肝炎,乙型、丙型和丁型主要表现为慢性肝炎,少数可发展为肝硬化和肝细胞癌。近年来有关于庚型肝炎及输血传播病毒(TTV)所致肝炎的报告,由于这两种肝炎的病原学、致病机制及其临床过程尚有待进一步研究,故本节不予详述。

【病原学】

(一) 甲型肝炎病毒(HAV)

HAV是小核糖核酸病毒科的一员,现归入嗜肝RNA病毒科。病毒直径27～32 nm,无包膜,球形,内含单股RNA,由7 500个核苷酸组成。抵抗力较强,能耐受60 ℃ 1小时,10～12小时部分灭活;100 ℃ 1分钟全部灭活;实验动物狨猴及黑猩猩皆易感,且可传代。在多种人或猴细胞株中可以生长、复制和传代。在细胞培养中HAV不引起细胞病变,也不导致宿主细胞的溶解与死亡。在体内,HAV主要在肝细胞的胞浆内复制,通过胆汁从粪便中排出。只有1个血清型和1个抗原抗体系统。IgM型抗体仅存在于起病后3～6个月之内,IgG型抗体则可持续多年。

(二) 乙型肝炎病毒(HBV)

HBV属于嗜肝DNA病毒科。完整的HBV颗粒直径为42 nm,又名Dane颗粒,分为包膜与核心两部分。包膜上的蛋白质,亦即乙肝表面抗原(HBsAg),在肝细胞内合成,并释放于血液循环中,其本身并无传染性。核心部分含有HBV基因组、DNA聚合酶(DNAP)、核心抗原(HBcAg)和e抗原(HBeAg),是病毒复制的主体。HBV基因组由3 200个碱基对组成,为环状双股DNA,有4个开放读码区(S、C、P、X区)。S区又分为前S1、前S2蛋白和HBsAg。前C区和C区共同编码HBeAg,C区编码HBcAg,P区编码DNAP,X区编码X抗原(HBxAg)。HBV的抵抗力很强,能耐受60 ℃ 4小时及一般浓度的消毒剂,煮沸10分钟、65 ℃ 10小时或高压蒸气消毒可以灭活。在血清中30～32 ℃可保存6个月,－20 ℃中可保存15年。灵长类动物如黑猩猩等对HBV易感,并可作为实验动物。在体外培养HBV尚未成功。

HBV的分子生物学标记:

1. HBV DNA聚合酶(HBV DNAP)　HBV DNAP位于HBV核心部位,具有逆转录酶活性,是直接反映HBV复制能力的指标。

2. HBV DNA　HBV DNA位于HBV核心部位,与HBeAg几乎同时出现于血液中,是HBV感染最直接、特异和灵敏的指标。在慢性HBV感染时可整合到肝细胞基因组中,称为整合型 HBV DNA。

(三) 丙型肝炎病毒(HCV)

过去称为非消化道传播型非甲非乙型肝炎病毒。1989 年克隆出全部 HCV 基因组,并建立起第一代抗－HCV 诊断试剂。序列分析比较,HCV 与黄病毒、瘟病毒基因结构极其相似,因而归入黄病毒科丙型肝炎病毒属。HCV 基因组全长约 9 400 个核苷酸,为单股正链 RNA。基因组两侧分别为 5′和 3′非编码区。编码区从 5′端依次为核蛋白(C)区、包膜蛋白(E)区和非结构(NS)区,后者又分为 NS1、NS2、NS3、NS4、NS5 等区。NS1 又称为 E2/NS1。C 区编码核壳蛋白,E1、E2/NS1 区编码包膜糖蛋白,其余 NS 各区编码不同功能的非结构蛋白。根据核苷酸序列同源程序,可将 HCV 分为 6 个基因型和若干亚型。基因型分布具有明显的地域性。中国大陆北方以 2a 型为主,南方以 1b 型为主,6a 仅发现于香港。

(四) 丁型肝炎病毒(HDV)

HDV 是一种缺陷病毒,必须有 HBsAg 的存在才能复制。HDV 定位于肝细胞核内,在血液中由 HBsAg 所包被,形成 35～37 nm 颗粒。HDV 呈球形,直径 35～37 nm,基因组由一条单股环状闭合 RNA 组成,内含 1 680 个核苷酸。黑猩猩为易感动物。有一个抗原抗体系统。HDHg 是由 HDV RNA 所编码、分子量为 68 000 的蛋白质。HDHg、抗－HD IgM、抗－HD IgG 和 HDV RNA 均可在 HDV 感染者肝细胞、血液及体液中检出。

(五) 戊型肝炎病毒(HEV)

又名肠道传播型非甲非乙型肝炎病毒。1989 年病毒基因组克隆成功,并命名为 HEV,归类于嵌杯病毒科。HEV 呈球状,无包膜,直径平均 32～34 nm。HEV 基因组为单股正链 RNA,全长 7.5 kb,分为结构区和非结构区,有 3 个开放读码框(ORF)。

【流行病学】

(一) 传染源

病人和亚临床感染者都可成为 5 型肝炎的传染源。其中甲型和戊型肝炎的慢性感染和病毒携带者未见报道,作为传染源的可能性极少。甲型和戊型肝炎病人仅从粪便中排出病原体。乙、丙、丁型肝炎病人则通过血液和体液排出病原体。

1. 病人　甲型肝炎病人在起病前 2 周和起病后 1 周从粪便中排出 HAV 的数量最多,但至起病后 30 日仍有少数病人从粪便中排出 HAV。

急性乙型肝炎病人的传染性与其体内 HBV 的复制水平密切相关,观察指标主要有 HBeAg、HBV DNA、DNAP 等。

急、慢性丙型肝炎病人血中 HCV RNA 阳性代表有传染性。急性丙型肝炎病人中 50% 以上转为慢性,因而慢性病人是丙型肝炎的主要传染源。

丁型肝炎病人均以 HBV 感染为基础,也是以慢性病人与携带者为主。

戊型肝炎以急性病人为主。志愿者实验感染 HEV 后,28～45 日(发病前 9 日至发病后 8 日)可从粪便中检出 HEV。

2. 病毒携带者　只有乙、丙、丁型肝炎病毒存在慢性病毒携带者。

凡血清 HBsAg 阳性持续超过 6 个月以上者,称为慢性HBsAg携带者。国内的慢性HBsAg携带者在数量上占人群的 10%左右,是最主要的传染源。HBsAg 携带者的持续时间取决于年龄和免疫状态。婴幼儿时期感染者携带时间长。HBsAg 自然阴转率为每年 1%～2%。

HCV 携带者在我国比 HBV 携带者为少,在健康人群中抗-HCV 阳性率为 1%~4%。

HDV 携带者伴随着 HBsAg 携带者而出现。我国 HBsAg 携带者中抗-HD 阳性率为 1.6%。

(二) 传播途径

1. 粪-口传播　甲型和戊型肝炎都以粪-口为主要传播途径。在一般情况下,日常生活接触传播是散发性发病的主要传播方式,水和食物的传播,特别是水生贝类,如毛蚶等是甲型肝炎爆发流行的主要传播方式。饮用水污染则是戊型肝炎爆发流行的主要传播方式。

2. 血液及其他体液传播　这是 HBV、HDV 和 HCV 的主要传播途径。含有上述肝炎病毒的血液可通过输血及血制品、集体预防接种、药物注射和针刺等方式而传播。性接触是体液传播的一种方式,HBV 和 HCV 可通过唾液、精液和阴道分泌物排出,因而性接触也是 HBV 和 HCV 的重要传播方式。生活上的密切接触即所谓水平传播,其本质仍属于血液及体液传播。

3. 母婴传播　经胎盘、分娩、哺乳、喂养等方式均可引起 HBV 感染,是我国婴幼儿 HBV 感染的主要传播方式。丙型肝炎主要通过输血传播,但实行献血员严格筛选后,散发性、非输血传播性丙型肝炎的发病率有所上升。

在医院内,5 型肝炎均可在病人之间以及病人与医务人员之间传播,成为院内感染的重要组成部分。

(三) 人群易感性与免疫力

1. 甲型肝炎　在甲型肝炎流行地区,6 个月以下的婴儿由于先天性被动免疫而对 HAV 不易感。6 个月龄后,血中抗-HAV 逐渐消失而成为易感者,故发病集中于幼儿及学龄前儿童。随着年龄的增长,隐性感染的人数逐渐增多,易感性随之下降。一般认为甲型肝炎病后免疫可维持终身。

2. 乙型肝炎　新生儿通常不具有来自母体的先天性抗-HBs,因而普遍易感,婴幼儿及青少年亦为易感者。成年以后,除少数易感者以外,已感染 HBV 者多已成为慢性病人或病毒携带者。抗-HBs 阳性者具有免疫力。

3. 丙型肝炎　凡未感染过 HCV 的人,不分年龄和性别均对 HCV 易感。抗-HCV 不是保护性抗体。

4. 丁型肝炎　HBsAg 阳性者易感。抗-HDV IgG 不是保护性抗体。

5. 戊型肝炎　凡未感染过 HEV 的人均对 HEV 易感。人血免疫球蛋白预防戊型肝炎无效,提示病后免疫不持久。

(四) 流行特征

1. 散发性发病　我国大多数地区甲型肝炎属于这一模式。乙型肝炎也以散发性发病为主,感染与发病表现出明显的家庭聚集现象。家庭聚集现象与母婴传播及日常生活接触传播有关。非经输血传播的丙型肝炎又称为散发性丙型肝炎,也是由密切接触或母婴传播所致。在非流行区中所见的戊型肝炎以散发性发病为主。

2. 爆发流行　主要由水和食物传播所致,常见于甲型和戊型肝炎。

3. 季节分布　我国甲型肝炎的发病率有明显的秋、冬季高峰。戊型肝炎也有明显的季节性,流行多发生于雨季或洪水后。乙、丙、丁型肝炎为常年散发,无明显的季节分布。

【发病机制与病理解剖】

（一）发病机制

1. 甲型肝炎　HAV经口进入体内后，经肠道进入血流，引起病毒血症，约过1周后才到达肝脏，然后通过胆汁排入肠道并出现于粪便之中。HAV引起肝细胞损伤的机制尚未充分阐明。与其他肠道病毒不同，它并不引起细胞病变。HAV大量复制并从粪便中排出之后，肝细胞损伤才开始出现，提示HAV可能通过免疫介导，而不是直接引起肝细胞损伤。

2. 乙型肝炎　HBV具有嗜肝性，但也可感染其他组织器官。乙型肝炎的肝损害主要是以HBV为始动因子的免疫病理过程。急性自限性HBV感染时，受感染的肝细胞膜上存在HBcAg和HLA－Ⅰ类抗原的表达，细胞毒性T细胞通过双重识别机制识别，并使靶细胞溶解坏死。与此同时，辅助性$CD4^+$T细胞通过其表面的HLA－Ⅱ类受体与B细胞上表达的HBsAg、HBcAg及HLA－Ⅱ类抗原相结合而被激活，促进B细胞产生抗－HBs而达到清除HBV的效果。乙型肝炎慢性化的发生机制尚在研究之中，但有证据表明，免疫耐受、细胞免疫功能低下及体液免疫功能紊乱可能为主要原因。

3. 丙型肝炎　HCV的变异能力很强，在HCV感染过程中，新的突变株不断出现以逃避宿主的免疫清除作用，可能是导致血清ALT波浪式升高与慢性化的原因之一。

（二）病理解剖

1. 急性肝炎(acute hepatitis)　最常见和最早期的肝细胞变性为气球样变。其次为肝细胞嗜酸性变性，可见嗜酸性小体。再次为肝细胞核空泡变性，并发展为核溶解。最后为肝细胞灶性坏死与再生。汇管区可见炎症细胞浸润，主要为大单核细胞与淋巴细胞。肝血窦壁枯否细胞增生。病变在黄疸消退后1～2个月以后才恢复正常。无黄疸型病变与黄疸型相似，仅程度较轻。乙型肝炎病理组织标本可用免疫组织化学法检出受HBV感染的肝细胞，以及用原位杂交法在肝细胞内检出HBV DNA。

2. 慢性肝炎(chronic hepatitis)

(1) 慢性迁延性肝炎(chronic persistent hepatitis)：肝细胞失去索状排列，肝细胞膜增厚，胞浆空虚，堆砌成铺路石状。汇管区纤维组织增生较轻微，而且易恢复。在肝细胞坏死处和汇管区有淋巴细胞浸润。

(2) 慢性活动性肝炎(chronic active hepatitis)：肝细胞坏死较严重，常发生碎屑状坏死(piecemeal necrosis)，波及肝小叶靠近汇管区的一层肝细胞(界板)，汇管区纤维细胞由此扩展到肝小叶内。当坏死区域在肝小叶中心区与汇管区连成一片时，称为桥状坏死(bridging necrosis)。汇管区除淋巴细胞外，还有大量浆细胞浸润。肝小叶及汇管区内胶原及纤维组织增生，病变反复进行可导致肝硬化。

3. 急性重型肝炎　病变特征为大量肝细胞坏死，肝体积缩小，网状纤维支架塌陷，残余肝细胞淤胆，呈黄色，故又名黄色肝萎缩。镜下见肝细胞广泛坏死和溶解消失，而不见有纤维组织增生。Disse间隙或血窦内可见炎症细胞浸润，主要为中性粒细胞，残留的间质中则有大单核细胞浸润。

4. 亚急性重型肝炎　在上述病变的同时，出现肝细胞再生和胶原纤维，形成再生结节，称为亚急性肝坏死。可呈多种形态变化，如片状坏死、桥状坏死和汇合性肝细胞坏死。一般可见汇管区或小叶内结缔组织增生，与肝硬化有所区别。

5. 慢性重型肝炎　在慢性活动性肝炎乃至肝硬化的基础上出现亚急性重型肝炎的病

理改变。

6. 淤胆型肝炎(cholestatic hepatitis)　除有肝脏炎症变化外,还有毛细胆管内胆栓形成,肝细胞内胆色素滞留,肝细胞内出现小点状色素颗粒。严重者肝细胞呈腺管状排列,枯否细胞肿胀并吞噬胆色素。汇管区水肿和小胆管扩张,中性粒细胞浸润。

【临床表现】

(一) 潜伏期

甲型肝炎潜伏期平均为30日(15～45日),乙型肝炎潜伏期平均为70日(30～180日),丙型肝炎潜伏期平均为50日(15～150日),丁型肝炎的潜伏期尚未确定,可能相当于乙型肝炎的潜伏期,戊型肝炎潜伏期平均为40日(10～70日)。

(二) 急性肝炎

急性黄疸型肝炎的临床表现可分为3期,总病程约2～4个月。典型病例的临床表现如下:

1. 黄疸前期(前驱期)　起病急,有畏寒、发热、全身乏力、食欲不振、厌油、恶心、呕吐、肝区隐痛、尿色逐渐加深,至本期末呈浓茶状。少数病例以发热、头痛、上呼吸道症状为主要表现。本期持续1～2周,平均5～7日。

2. 黄疸期　自觉症状可有所好转,但尿色继续加深,巩膜、皮肤出现黄染,约于2周内达到高峰。可有大便颜色变浅、皮肤瘙痒、心动过缓等梗阻性黄疸的表现。肝肿大至肋下1～3 cm,有充实感,伴触痛及叩击痛。部分病例有轻度脾肿大。本期持续2～6周,平均4周。

3. 恢复期　黄疸逐渐消退,症状减轻以至消失,肝、脾回缩,肝功能逐渐恢复正常。本期持续2周至4个月,平均1个月。

5型病毒性肝炎均可发生急性黄疸型肝炎,其临床表现相似,但较多见于甲型和戊型。妊娠后期合并急性黄疸型戊型肝炎者,容易发展为重型肝炎。HBV感染者重叠感染HEV时也容易发展为重型肝炎。

急性无黄疸型肝炎可发生于5型病毒性肝炎中的任何一种,是一种轻型的肝炎。由于其无黄疸而不易被发现,但发生率则远高于黄疸型,成为更重要的传染源。

(三) 慢性肝炎

既往有乙型、丙型、丁型肝炎或HBsAg携带史或急性肝炎病程超过半年,而目前仍有肝炎症状、体征及肝功能异常者可诊断为慢性肝炎。以往将慢性肝炎分为慢性迁延性肝炎(CPH)和慢性活动性肝炎(CAH),现在认为,慢性迁延性肝炎和慢性活动性肝炎只是两种不同的肝脏病理类型,两者之间可以相互转化,因而不应视为两种不同的临床类型。

目前主张根据慢性肝炎病人的肝功能损害程度分为轻度、中度和重度(见表2-1),同时对肝脏病理改变中的炎症活动程度和纤维化程度作分级和分期(见表2-2)。慢性肝炎轻度相当于原CPH或轻型CAH,可有轻度乏力,通常无黄疸,无明显肝脾肿大,肝功能异常多为氨基转移酶单项轻度升高。慢性肝炎中度相当于原中型CAH,可有乏力、食欲不振、少眠多梦;体征可有黄疸、肝脾肿大;肝功能检查氨基转移酶升高,可达正常值的3～10倍。慢性肝炎重度相当于原重型CAH,临床症状多且持续,如明显乏力、纳差、腹胀、便溏;体征有慢性肝病面容、黄疸、肝掌、蜘蛛痣及肝脾肿大;肝功能反复或持续异常,表现为胆红素升高,氨基转移酶升高和血清球蛋白升高。

表 2-1 慢性肝炎肝功能分度参考指标

项 目	轻 度	中 度	重 度
ALT(U/L)	<正常值上界3倍	3~10倍	>10倍
Bil(μmol/L)	17.1~34.2	34.3~85.5	>85.5
A(g/L)	≥35	34~33	≤32
电泳γ球蛋白(%)	≤21	22~25	≥26
PTA(%)	79~71	70~61	60~40

表 2-2 慢性肝炎病理分级分期标准

炎症活动度(G)			纤维化程度(S)	
级	汇管区及周围	小叶内	期	纤维化程度
0	无炎症	无炎症	0	无
1	汇管区炎症	变性及少数坏死灶	1	汇管区扩大,纤维化
2	轻度 PN	变性,点、灶状坏死或嗜酸性小体	2	汇管区周围纤维化,纤维隔形成,小叶结构保留
3	中度 PN	变性、坏死重或见 BN	3	纤维隔伴小叶结构紊乱,无肝硬化
4	重度 PN	BN 范围广,累及多个小叶,小叶结构失常	4	早期肝硬化或肯定的肝硬化

注:① PN:碎屑样坏死(piecemeal necrosis)

② BN:桥形坏死(bridging necrosis)

(四) 重型肝炎

1. 急性重型肝炎　急性肝炎起病10日以内出现高度乏力,黄疸迅速加深,肝脏进行性缩小,有出血倾向。有中毒性鼓肠、肝臭、不同程度的肝性脑病及急性肾功能不全(肝肾综合征)。病程不超过3周。

2. 亚急性重型肝炎　亦称亚急性肝坏死。急性肝炎起病10日以上、8周以内出现上述症状者,属于此型。腹水在此型多见,肝性脑病在此型出现较迟。本型病程较长,可达数月,容易发展为坏死后性肝硬化。

3. 慢性重型肝炎　亦称慢性肝炎亚急性肝坏死,表现同亚急性重型肝炎,但有慢性肝炎或肝硬化基础。

(五) 淤胆型肝炎

亦称毛细胆管炎型肝炎。以急性肝炎为基础者称为急性淤胆型肝炎,以慢性肝炎为基础者称为慢性淤胆型肝炎。其主要表现为肝内梗阻性黄疸,如皮肤瘙痒、粪便颜色变浅、肝肿大和梗阻性黄疸的生化改变。

【实验室检查】

(一) 血象

白细胞总数正常或稍低,淋巴细胞相对增多,有时可见异型淋巴细胞。重型肝炎时可有白细胞总数增高,血小板减少及红细胞降低。

(二) 肝功能检查

1. 血清酶检测　以血清丙氨酸氨基转移酶(ALT)为最常用。此酶在肝细胞胞浆内含量最丰富，肝细胞损伤时即释出细胞外，因此是非常敏感的肝损害指标。当其他引起肝损害的原因，如其他感染或药物中毒性肝损害被排除后，ALT 比正常值升高 2 倍以上时，结合临床表现和病原学检查对病毒性肝炎的诊断有重要价值。各型急性肝炎在黄疸出现前 ALT 即开始升高，直到黄疸消退后 2～4 周才恢复正常。慢性肝炎时，ALT 可持续或反复升高，有时成为肝损害的唯一表现。重型肝炎病人若黄疸迅速加深而 ALT 反而下降，则表明肝细胞大量坏死。血清门冬氨酸氨基转移酶(AST)的意义与 ALT 相同，但特异性较 ALT 为低。其他血清酶如血清碱性磷酸酶(AKP)、血清 γ 谷氨酰转肽酶(GGT)及乳酸脱氢酶(LDH)均有参考价值。

2. 血清蛋白检测　慢性肝病时一方面肝脏合成血清白蛋白减少，导致白蛋白浓度下降；另一方面由于肝脏枯否细胞功能低下，使来自门静脉的杂抗原得以进入肝脏，刺激免疫系统产生大量无功能免疫球蛋白而导致血清球蛋白浓度上升，结果使白/球(A/G)比值下降，甚至倒置。血清蛋白电泳分析白、球蛋白各成分的相对比值，也有重要参考价值。

3. 血清和尿胆色素检测　黄疸型肝炎时，血清直接和间接胆红素均升高，但前者幅度高于后者。急性肝炎早期尿中尿胆原增加，黄疸期尿胆红素及尿胆原均增加。

4. 凝血酶原时间检测　凝血酶原主要在肝脏合成，肝病时凝血酶原时间长短与肝损害程度成正比。凝血酶原活动度小于 40% 或凝血酶原时间比正常对照延长 1 倍以上时提示肝损害严重。

5. 血氨浓度检测　血氨浓度升高提示肝性脑病，但两者之间无必然联系。

(三) 肝炎病毒标记物检测

1. 5 型病毒性肝炎的血清学诊断指标及检测方法见表 2－3。

2. 乙型肝炎血清标记物的常见模式及临床意义见表 2－4。

表 2－3　病毒性肝炎特异性指标

肝炎名称	特异性诊断指标	检测方法
甲型肝炎	抗－HAV IgM	ELISA
乙型肝炎	乙肝抗原抗体	ELISA
	HBV－DNA	斑点杂交或 PCR
丙型肝炎	抗－HCV、HCV－RNA	ELISA、RT－PCR
丁型肝炎	HD－Ag、抗－HDV	ELISA
戊型肝炎	抗－HEV(IgG/IgM)	ELISA

表 2－4　乙型肝炎血清标志物的常见模式及临床意义

模式	HBsAg	抗－HBs	HBeAg	抗－HBe	抗－HBc	临床意义
1	+	－	+	－	+	① HBsAg 携带者；② 急、慢性肝炎；③ HBV 复制，有较强传染性
2	+	－	－	+	+	① HBsAg 携带者；② 急性肝炎尚未恢复；③ 慢性肝炎；④ 传染性较弱(HBV－DNA 阳性者除外)

续表 2-4

模式	HBsAg	抗-HBs	HBeAg	抗-HBe	抗-HBc	临床意义
3	+	-	-	-	+	① HBsAg 携带者;② 急性肝炎尚未恢复;③慢性肝炎;④ 仍有传染性
4	-	-	-	+	+	① 急性肝炎尚未完全恢复;② 既往感染过 HBV;③ 基本无传染性
5	-	+	-	+	+	① 急性肝炎恢复早期;② 近期感染过 HBV,有免疫力
6	-	+	-	-	+	① 急性肝炎恢复期;② 既往感染,仍有免疫力
7	-	+	-	-	-	主动免疫后,有免疫力
8	-	-	-	-	+	① 急性 HBV 感染的窗口期;② 既往感染过 HBV

【并发症】

甲型与戊型肝炎仅引起急性肝炎,少数发展为重型肝炎而不转为慢性,合并症少见。乙型肝炎为全身感染性疾病,各系统均可发生并发症。消化系统常见的并发症有胆道炎症、胰腺炎、胃肠炎等。内分泌系统并发症有糖尿病等。血液系统并发症有再生障碍性贫血、溶血性贫血等。循环系统并发症有心肌炎、结节性多动脉炎等。泌尿系统并发症有肾小球肾炎、肾小管性酸中毒等。皮肤并发症有过敏性紫癜等。重型肝炎常并发细菌感染,特别是胆系感染、自发性腹膜炎等。肝硬化是乙型和丙型肝炎的重要后果。在我国,乙型肝炎是肝硬化的主要病因,其次为丙型肝炎。急性和亚急性重型肝炎易发展为坏死后性肝硬化,中度以上慢性肝炎易发展为门脉性肝硬化,淤胆型肝炎则可演变为胆汁性肝硬化。少数慢性乙型和丙型肝炎病人可发生肝细胞性肝癌。

【诊断与鉴别诊断】

(一) 诊断

1. 流行病学资料　食物或水型流行爆发,起病前进食未煮熟海产品如毛蚶、蛤蜊等,儿童及青壮年多发以及秋、冬季节为发病高峰,皆有利于甲型肝炎的诊断。有与乙型肝炎病人或 HBsAg 携带者密切接触史或有家庭聚集现象者,特别是出生于 HBeAg 阳性母亲的婴幼儿,对乙型肝炎诊断有重要意义。对有输血史的肝炎病人,应考虑丙型肝炎的可能。持续性水型流行爆发时,应考虑戊型肝炎的可能。

2. 临床资料

(1) 症状:急性肝炎多有畏寒、发热、厌油、恶心、呕吐等前驱表现;慢性肝炎则多有乏力、食欲减退、肝区痛及下肢酸疼等症状;急性重型肝炎常先出现精神神经系统症状;慢性重型肝炎则突出表现为高度乏力和腹胀。

(2) 体征:急性黄疸型肝炎可见巩膜、皮肤黄染,肝脏轻度肿大,有触痛及叩击痛;慢性肝炎可有黄疸、蜘蛛痣、肝病面容、肝掌及肝脾肿大;重型肝炎可有深度黄疸,腹部膨隆,腹水征阳性,下肢浮肿以及意识障碍等。

3. 实验室检查　主要根据肝功能检查和肝炎病毒学指标检测的结果。

(二) 鉴别诊断

1. 其他原因引起的黄疸

(1) 溶血性黄疸:有药物或感染的诱因,常有红细胞本身缺陷,有贫血、血红蛋白尿,网织红细胞增多,血清间接胆红素升高,大、小便中尿胆原增多。

(2) 肝外梗阻性黄疸:有原发病的症状、体征,如胆绞痛、胆囊肿大、墨菲征阳性、腹内肿块。化验检查血清 ALT,AST 仅轻度升高,而 AKP、GGT 和胆固醇显著上升。影像学检查可发现胆石症、肝内胆管扩张等。

2. 其他原因引起的肝炎

(1) 其他病毒引起的肝炎:EB 病毒和巨细胞病毒都可引起肝炎,但一般不称为病毒性肝炎。鉴别诊断应根据原发病的临床特点和血清学检查结果。

(2) 感染中毒性肝炎:细菌、立克次体、钩端螺旋体感染都可引起肝肿大、黄疸及肝功能异常。应根据原发病的临床特点和实验室检查来加以鉴别。

(3) 药物引起的肝损害:有伤肝药物应用史。如为中毒性药物,肝损害程度常与药物剂量有关;如为药物引起的变态反应,病人常伴有发热、皮疹、关节痛、嗜酸性粒细胞增多等变态反应表现。

(4) 酒精性肝炎:长期嗜酒可导致慢性肝炎、肝硬化,可根据个人饮酒史和血清学检查加以鉴别。

【预后】

(一) 急性肝炎

甲型肝炎预后良好,大多数病人于 3 个月内恢复健康。戊型肝炎病死率一般为 1%～2%,最高达 12%。妊娠后期合并戊型肝炎病死率为 10%～20%,最高达 39%。

(二) 慢性肝炎

急性乙型肝炎约 10%,急性丙型肝炎约 50%转为慢性。中度以上慢性乙型肝炎预后较差,小部分转为肝硬化、肝细胞癌。后者多同时伴有或经过肝硬化过程。

(三) 重型肝炎

预后不良,病死率达 70%以上。年龄较小、治疗及时、无并发症者病死率较低。

(四) 淤胆型肝炎

急性淤胆型肝炎预后较好,通常病程延长至 8 周以上,最后恢复健康。慢性淤胆型肝炎容易转变为胆汁性肝硬化,预后较差。

【治疗】

病毒性肝炎目前还缺乏特效治疗方法,各型肝炎的治疗原则均以足够的休息、营养为主,辅以适当药物,避免饮酒、过劳和损害肝脏的药物。各临床类型肝炎的治疗重点应该各有侧重。

(一) 急性肝炎

以一般及支持疗法为主。应强调早期卧床休息,至症状明显减退,可逐步增加活动。饮食宜清淡，蛋白质摄入争取达到每日1～1.5 g/kg，适当补充B族和C族维生素。进食量过少者可由静脉补充葡萄糖及维生素C。不强调高糖和低脂肪饮食。一般急性黄疸型肝炎病人，于隔离期满，临床症状消失，血清胆红素在17.1 μmol/L以下，ALT在正常值2倍以下时可以出院。但出院后仍应休息1～3个月。恢复工作后应定期复查持续1～2年。急性丙型肝炎容易慢性化，故应争取进行抗病毒治疗。

（二）慢性肝炎

1. 一般护肝治疗　通常无需绝对卧床休息，宜采取动静结合的疗养措施。处于活动期的病人，应以静养为主；处于静止期的病人，可从事力所能及的轻工作。症状消失、肝功能正常3个月以上者，可恢复其原来的工作，但仍需随访1～2年。应适当进食较多的蛋白质，避免过高热量饮食，以防止肝脂肪变性。也不宜进食过多的糖，以免导致糖尿病。可酌情选用低转氨酶制剂，如联苯双酯、水飞蓟垂盆草、齐墩果酸等和非特异性护肝药物，主要包括维生素（B族、C、E、K等），促进解毒功能的药物（肝太乐、维丙胺等）及促进能量代谢的药物（肌苷、ATP、辅酶A等），但宜精简，避免使用过多药物。

2. 抗病毒治疗　抗病毒治疗的适应证为病毒复制指标阳性并伴肝炎活动的慢性乙型和丙型肝炎病人。抗病毒药物目前首选重组α干扰素（α1b，α2a，α2b等），用法为每次300万～500万U，皮下或肌肉注射。最初2周每日注射1次，继为隔日1次或每周3次，连用6个月到1年。常见不良反应有发热、乏力、肌肉酸痛、食欲下降、体重减轻、白细胞减少及轻度脱发等，但大多不影响继续治疗，停药后不良反应自行消退。年轻、女性病人、ALT适度增高、病毒滴度较低、无肝硬化及无其他肝炎病毒重叠感染等是干扰素治疗疗效较好的预测指标。

3. 免疫调节治疗　特异性免疫增强剂可试用特异性抗-HBV免疫RNA。非特异性免疫增强剂可选用胸腺肽、冬虫夏草及云芝类制剂等。

（三）重型肝炎

1. 一般和支持疗法　病人应绝对卧床休息，密切观察病情。尽可能减少饮食中的蛋白质，以控制肠内氨的来源。进食不足者，可静脉滴注10%～25%葡萄糖溶液，补充足量维生素B族、C及K。静脉输入人血浆白蛋白或新鲜血浆。注意维持水和电解质平衡。

2. 对症治疗

(1) 出血的防治：使用足量止血药物，输入新鲜血浆、全血、血小板或凝血酶原复合物等。可用甲氰咪呱、雷尼替丁或法莫替丁等H_2受体拮抗剂防止消化道出血。如已发生DIC，则应积极处理。

(2) 肝性脑病的防治：① 氨中毒的防治：低蛋白饮食；口服乳果糖，每日30～60 ml，以酸化肠道环境及保持大便通畅；口服氟哌酸以抑制肠道细菌；静脉滴注乙酰谷酰胺以降低血氨。② 恢复正常神经递质：左旋多巴在大脑转变为多巴胺后可取代羟苯乙醇胺等假性神经递质，从而促进苏醒。剂量为每日2～5 g鼻饲或灌肠，静脉滴注200～600 mg，有一定效果。③ 维持氨基酸平衡：含有多量支链氨基酸和少量芳香氨基酸的混合液（如肝安）静脉滴注，可促进支链氨基酸通过血脑屏障进入大脑。每日滴注肝安250～500 ml，疗程14～21日，对慢性重型肝炎疗效较好。④ 防治脑水肿：应使用脱水剂，如甘露醇和呋塞米（速尿），必要时可两者合用，以提高疗效，但须注意维持水和电解质平衡。

(3) 继发感染的防治：应首选针对革兰阴性杆菌的β内酰胺类抗生素，如半合成青霉素哌拉西林（piperacillin）；或第二代头孢菌素，如头孢呋辛（cefuroxime）和头孢西丁（cefoxitin）

等。自发性腹膜炎多由革兰阴性杆菌和(或)厌氧菌引起,还应加用甲硝唑。严重感染时可使用第三代头孢菌素如头孢噻肟(cefotaxime)、头孢他定(ceftazidime)、头孢曲松(ceptriaxone)等。同时应警惕二重感染的发生。合并真菌感染时,应停用广谱抗生素并使用抗真菌药物(如氟康唑)。

(4) 急性肾功能不全的防治:避免引起血容量降低的各种因素。少尿时应采取扩充血容量的措施,如静脉滴注低分子右旋糖酐、血浆及血清白蛋白等。可并用多巴胺等增加肾血流量的药物。必要时可肌内或静脉注射呋塞米(速尿)。

3. 促进肝细胞再生的措施

(1) 胰高血糖素-胰岛素疗法:胰高血糖素 1 mg 与胰岛素 10 U 加入 10% 葡萄糖溶液 500 ml 中静脉滴注,每日 1 次,14 日为一疗程。

(2) 肝细胞生长刺激因子(HGF):每日 160～200 mg,静脉滴注,疗程 1 个月。

4. 改善肝脏微循环的措施　应用丹参注射液或低分子右旋糖酐等。

5. 免疫调节治疗　有人主张给慢性重型肝炎病人试用免疫调节药物,如小牛胸腺肽、胸腺肽 α1 等。

(四) 淤胆型肝炎

可试用泼尼松每日 40～60 mg 口服,或静脉滴注地塞米松 10～20 mg,2 周后如血清胆红素显著下降,则逐步减量。如疗效不明显,则应停药,作进一步检查,以排除肝外梗阻性黄疸。

【预防】

(一) 控制传染源

1. 病人的隔离　各型急性肝炎病人按规定的隔离期进行隔离。慢性乙型和丙型肝炎病人应按病毒携带者管理。

2. 携带者的管理　对无症状 HBV 和 HCV 携带者应进一步检测各项传染性指标,包括 HBeAg、HBV DNA、抗-HCV 和 HCV RNA,阳性者应禁止献血和从事幼托工作。

(二) 切断传播途径

1. 甲型和戊型肝炎　重点在于搞好卫生工作,如水源、饮水源保护,饮用水消毒,食品卫生,食具消毒,加强个人卫生及严格的粪便无害化处理等。

2. 乙、丙、丁型肝炎　重点在于防止通过血液和体液的传播。每一个献血员和每一个单元血液都要经过最敏感方法检测 HBsAg 和抗-HCV,阳性者不得献血,阳性血液不得使用。提倡使用一次性注射用具和针灸针,重复使用的器械必须经高压或煮沸消毒。不耐热的器械要用 2% 戊二醛浸泡 2 小时消毒。洗漱用具要专用。接触病人后用肥皂和流动水洗手。

(三) 保护易感人群

1. 主动免疫

(1) 甲型肝炎:在甲型肝炎流行期间,易感人群(婴幼儿、儿童和血清抗-HAV IgG 阴性者)均可接种甲型肝炎病毒减毒活疫苗。

(2) 乙型肝炎:凡 HBsAg 阳性母亲生下的新生儿都应在分娩后立即接种乙型肝炎疫苗。

2. 被动免疫　HBeAg 阳性母亲的新生儿在接种乙肝疫苗的同时,应联合使用高效价

抗 - HBV IgG(HBIG),以提高保护率。HBIG 也适用于意外暴露于 HBV 的易感者。

目前,对丙型、丁型和戊型肝炎尚无成功的疫苗及被动免疫方法。

思考病例

男,27 岁,机关公务员,因乏力、纳减、尿黄 1 周,于 1998 年 10 月 20 日入院。病人于 1 周前劳累后渐感全身乏力,食欲不振,上腹饱胀,且尿色深黄。既往无肝炎病史,但 5 年前体检时发现 HBsAg 阳性。其母亲及姐姐亦为 HBsAg 阳性。体格检查:体温 36.8 ℃,脉搏 76 次/分,呼吸 20 次/分,血压 12/8 kPa;巩膜明显黄染;心肺听诊无异常;腹平软,肝肋下 2 cm,质Ⅱ度,轻度触痛及叩击痛,墨菲征阴性;脾肋下侧位及边,质中等。实验室检查:白细胞 5.2×10^9/L,中性粒细胞 0.65;尿胆红素阳性;血清总胆红素 65 mmol/L, ALT: 260 U/L,AST: 180 U/L,GGT: 89 U/L;抗 - HAV IgM 阴性,HBsAg、HBeAg、抗 - HBc、HBV DNA 均阳性。该病例的基本诊断是什么?是何种临床类型?

复习思考题

1. 急性黄疸型肝炎有哪些主要临床表现?
2. 5 型病毒性肝炎的病原学诊断指标是什么?
3. 如何治疗慢性病毒性肝炎?

(黄祖瑚)

第二节　脊髓灰质炎

脊髓灰质炎(poliomyelitis)是由脊髓灰质炎病毒引起的急性传染病。病毒主要侵犯脊髓前角,临床表现为发热、咽痛、肢体疼痛,少数病例出现肢体弛缓性瘫痪。因本病多见于小儿,故又称“小儿麻痹症”。

【病原学】

脊髓灰质炎病毒属微小核糖核酸病毒科肠道病毒属,为直径 24～30 nm 的圆形颗粒,含单股 RNA,无包膜。根据抗原性质,本病毒可分Ⅰ、Ⅱ、Ⅲ三个血清型,型间无交叉免疫。本病毒在污水和粪便中可生存数月,在低温中能长期存活,但对热及各种氧化剂敏感。本病毒能在灵长类的多种细胞中增殖,故可用组织培养分离病毒和制备疫备。

【流行病学】

(一) 传染源

为患者与带病毒者。其中隐性感染及无瘫痪患者不易被发现,且人数众多,传播作用更大。

(二) 传播途径

发病前 3～5 日至发病后 1 周患者咽部及粪便均排出病毒,经飞沫传播为时短暂,主要由粪便传播,粪便排毒大多 3～6 周后消失,长者达 3～4 个月。病毒污染食物、水、手、用品、玩具,经口进入人体。

(三) 人群易感性与免疫力

人群普遍易感,感染后产生对同型病毒的持久免疫力。新生儿从母体获得被动免疫,很少发病。生后3~4个月抗体降至最低水平,发病渐多,故出生两个月时即应服用疫苗。1~5岁小儿发病率最高(占发病者94%),以后免疫水平随年龄增长而提高。近年来小儿普遍应用疫苗,发病年龄有推迟的趋势。

(四) 流行特征

本病散发,夏秋季为多,偶见爆发流行。自推广疫苗预防后,发病率显著下降。

【发病机制与病理解剖】

(一) 发病机制

1. 病毒经口侵入人体,在咽部及肠淋巴组织中增殖,并向外界排出。若此时人体产生足量的特异性抗体,可将病毒清除,不致发病,为隐性感染。

2. 如果免疫反应未能清除病毒,病毒可经淋巴入血,引起原发性病毒血症,然后在单核-巨噬细胞系统增殖,继之大量病毒再次侵入血流,形成二次病毒血症,出现前驱期症状,如发热、上呼吸道或肠道症状等。如此时血中有足量的抗体将病毒中和,则疾病终止,为顿挫型感染。

3. 小部分病人因入侵病毒量多且致病力强,机体免疫反应不能将其清除,病毒通过血脑屏障侵入中枢神经系统、脊髓、脑干等处造成损害,轻者不发生瘫痪(无瘫痪型),重者出现瘫痪(瘫痪型)。着凉、疲劳、局部刺激(肌肉注射、外伤等)、口腔及鼻咽部手术、免疫缺损等多种因素均可促使瘫痪发生。

(二) 病理解剖

本病的中枢神经系统病变分布广泛,以脊髓、脑干最为显著,周围神经的脊神经节也常累及。脊髓病变可遍及灰质各部,以颈、腰等节段前角运动细胞最突出,当其受激惹时,临床上出现肌肉痉挛、腱反射亢进和病理反射;前角细胞死亡后,出现肢体或躯干肌瘫痪。后角和脊神经节受刺激可引起疼痛和感觉过敏。侧角病变可引起植物神经症状。脑干病变主要见于延髓及脑桥的颅神经核,导致颅神经瘫痪。呼吸和血管运动中枢也可累及并出现相应的症状。

神经系统的基本病变是神经细胞受损。早期可见胞浆染色质溶解,尼氏小体消失,此时尚属可逆。如病变进一步发展,胞核固缩坏死,则导致持久性瘫痪。受损组织周围及软脑膜常有炎症反应,脑脊液有炎性改变。

【临床表现】

潜伏期一般5~14日(3~35日)。感染者90%以上无症状,呈隐性感染。在出现症状者中又可分为顿挫型、无瘫痪型和瘫痪型。瘫痪型占全部感染者的1%~2%。典型病程又分前驱期、瘫痪前期、瘫痪期、恢复期及后遗症期。

(一) 前驱期

患者发热(38~39℃)、全身不适、头痛,伴咽痛、轻咳等上呼吸道症状,或有食欲减退、恶心、呕吐、腹痛、腹泻等消化道症状。病情大多轻微,持续1~4天,多数病人自愈,此即“顿挫型”。部分病人发热不退,进入瘫痪前期。

（二）瘫痪前期

由前驱期或直接由潜伏期发展而来，也可在前驱症状消失后1～6天再次发热(双峰热)，进入此期。瘫痪前期的临床表现为中枢神经系统的感染症状。病人出现高热、头痛、呕吐，可有颈抵抗，Kernig征阳性及腱反射亢进。后期深、浅反射可减退或消失，同时全身肌肉疼痛，活动或变换体位时加重，常被迫采取固定体位，并可出现感觉过敏。病儿不安、易哭、拒抱或嗜睡，还可有多汗等植物神经症状。脑脊液呈轻度炎症改变。一般病儿3～5天后退热康复，即为无瘫痪型。少数病人进入瘫痪期。

（三）瘫痪期

多于病程第2～7日体温开始下降时出现瘫痪，在数日内范围扩大，瘫痪加重。体温正常后一般停止发展。瘫痪可有以下类型：

1. 脊髓型　此型最多见，呈下神经元性(弛缓性)瘫痪，肌张力减退，腱反射消失，但无感觉缺损。瘫痪肌群分布不规则，不对称，轻重不一。最常见于下肢，其次为上肢。儿童多见单瘫或双瘫，而截瘫或四肢瘫以成人较多见。肢体近端大肌群瘫痪常较远端小肌群瘫痪出现早而重。项背躯干肌群瘫痪时不能竖头、坐起和翻身。肋间肌和膈肌瘫痪时导致呼吸困难、呼吸浅速、发音低微、讲话断续、咳嗽无力。体检见胸廓扩张受限(肋间肌瘫痪)，吸气时上腹部不外凸反而内凹(膈肌瘫痪)。腹肌瘫痪时腹壁局部隆起，啼哭、咳嗽时更明显。膀胱肌麻痹时可发生尿潴留或尿失禁。

2. 脑干型(延髓型)　此型患者病情大多严重。常因第Ⅶ、Ⅸ、Ⅹ、Ⅺ对颅神经运动核受损，引起面肌和软腭瘫痪、声音嘶哑、吞咽困难、饮水呛咳、痰液积储于咽部，并可发生窒息或吸入性肺炎。病变如损及延髓网状结构的呼吸中枢，可出现呼吸浅表、节律不整、双吸气、叹气样呼吸、屏气、呼吸间歇延长、呼吸停顿等衰竭征。如损及延髓网状结构的血管运动中枢，可出现心律失常、脉细速不齐、血压下降等循环衰竭征。

3. 脑炎型　较少见，可表现为高热、抽搐、意识障碍、脑膜刺激征及上神经元性(痉挛性)瘫痪。

4. 混合型　以脊髓型合并脑干型较多见，兼有两型的临床表现。

本病的病死率为5%～10%，多死于呼吸肌麻痹及延髓麻痹。

（四）恢复期

体温正常，一般症状消失，瘫痪不再进展，即进入恢复期。肢体功能从远端开始恢复，腱反射随之出现。最初两个月恢复最快，以后减慢，经年仍未恢复者，常留有后遗症。

（五）后遗症期

因神经细胞损害严重，某些肌群功能不能恢复，久之肌肉萎缩，肢体形成畸形如脊柱弯曲、马蹄足内翻或外翻、手下垂等。

【诊断与鉴别诊断】

（一）诊断

1. 临床诊断　夏秋季节，有接触史而未曾正规服用脊髓灰质炎疫苗的易感者，如有发热、咽痛、头痛、呕吐、多汗、皮肤感觉过敏和颈背四肢疼痛等，即应考虑本病的可能。当出现不规则的弛缓性瘫痪时，则临床诊断基本成立。

2. 实验室诊断　① 脑脊液细胞数增多，白细胞数$50\times10^6\sim500\times10^6$/L，早期中性粒细胞稍多，后以淋巴细胞为主。早期蛋白质正常或轻度增加，后期蛋白质常中度增加，而其恢复则较细胞缓慢，呈现蛋白细胞分离现象，可助诊断。氯化物及糖则正常。② 病毒分离：病程第1周咽拭子和粪便均可阳性，粪便阳性常达3周以上。瘫痪出现前2～5天可以从血中分离出病毒。血液或脑脊液阳性即可确诊。③血清学检查：特异性 IgM 型抗体阳性表示近期感染。也可采病程早期和后期双份血清作中和试验和补体结合试验，抗体滴度有4倍以上升高有确诊意义。

（二）鉴别诊断

1. 瘫痪前期应与急性上呼吸道感染、病毒性胃肠炎、柯萨奇和埃可病毒所致的无菌性脑膜炎等相鉴别，确诊需依靠血清学检查和病毒分离。

2. 瘫痪期应与感染性多发性神经根炎、其他肠道病毒引起的弛缓性瘫痪、家族性周期性瘫痪等相鉴别。

3. 本病脑炎型需与流行性乙型脑炎及其他病毒性脑炎相鉴别。

【治疗】

（一）急性期治疗

1. 前驱期及瘫痪前期　卧床休息，避免疲劳，给予充分营养、维生素及水分。高热、症状重、进展迅速者可用肾上腺皮质激素2～5日，以减轻神经系统水肿；亦可肌注丙种球蛋白，初次量为9～12 ml，以后3～6 ml/日，2～3日，或输新鲜血浆以中和血中存在的病毒。肌痛明显者可局部温湿敷或给予镇静、止痛剂。

2. 瘫痪期　① 瘫痪肢体应避免外伤和受压，置于功能位，防止手足下垂。可试用地巴唑、加兰他敏等以促进神经肌肉传导。② 便秘和尿潴留时，应行灌肠和导尿。吞咽困难者，可行鼻饲。③ 有呼吸障碍时，应针对不同情况妥善处理。咽肌瘫痪，有痰液潴留者，应及时吸痰，以保持呼吸道通畅，必要时可作气管切开。呼吸肌瘫痪者可吸痰、给氧，若仍不能维持其换气功能，可用人工呼吸器辅助呼吸。呼吸肌瘫痪与吞咽困难同时存在者，须及早行气管切开，并采用气管内加压人工呼吸。呼吸中枢麻痹者，应及时用人工呼吸器，给予呼吸兴奋剂，并应用抗菌药物防止肺部感染。④ 注意观察循环功能，随时纠正酸碱失衡和水、电解质紊乱，及时防止、抢救循环衰竭。

（二）恢复期和后遗症期治疗

进入恢复期即可开始主动和被动活动，同时可进行按摩、针灸、理疗。瘫痪时间较长，伴畸形者可行穴位刺激结扎疗法或手术矫治。

【预防】

世界卫生组织将本病列为20世纪末消灭的传染病之一。预防应采取普遍应用疫苗为主的综合性措施。

（一）控制传染源

及早发现和隔离病人。凡不能确定其他病因的急性弛缓性麻痹病例，应作为疑似本病上报。病人自发病日起隔离40天，密切接触者医学观察20天。

（二）切断传播途径

病人的呼吸道分泌物、粪便及其污染物应彻底消毒。因隐性感染者甚多，应广泛、经常地搞好饮水、饮食和个人卫生，管好粪便，防止病毒传播。

（三）保护易感人群

1. 被动免疫　未服过疫苗且与病人有密切接触史的幼儿应立即肌注丙种球蛋白（10 %）0.3～0.5 ml/kg，次日再注射 1 次，可减轻症状或防止发病。

2. 主动免疫　用灭活疫苗或减毒活疫苗预防本病，效果都很好。

灭活疫苗不含病毒，对免疫缺陷者、接受免疫抑制剂治疗者都很安全，但价格贵，免疫力维持时间较短，需重复注射，且不产生肠道局部免疫。

减毒活疫苗有两种，一种是三型单价糖丸（Ⅰ红，Ⅱ黄，Ⅲ绿），另一种是混合多价糖丸（三型混合者为白色，Ⅱ、Ⅲ两型混合者为蓝色）。疫苗在 20 ℃可保存 10 天，2～10 ℃可保存 5 个月，运输和保存均需要冷链装备，以免失去活性。糖丸口服方便、价廉、免疫持久，且可诱生肠道局部免疫反应。但在极少数情况下，疫苗株病毒可突变，恢复其对神经组织的毒性，使接种者（约 1/4万）或接触者发生脊髓灰质炎。

服用疫苗的对象是 2 个月至 7 岁儿童。宜在冬春季进行，此时感染其他肠道病毒的机会较少，不致发生干扰。以凉开水送服。单价疫苗按Ⅰ、Ⅲ、Ⅱ型顺序服用（或Ⅰ型与Ⅱ、Ⅲ混合型顺序服用），每次间隔 1 个月。每年服一全程，第二、三年分别重复 1 次，7 岁入学前再服一全程加强。服疫苗后 2 周，体内即有特异性中和抗体产生，1～2 月内达有效水平，服完 4 个全程后，基本可终生免疫。

服用疫苗一般无不良反应，偶有低热、轻度腹泻等。有发热、腹泻、免疫缺陷、严重佝偻病、活动性肺结核及严重的心、肝、肾疾病者禁忌服用。

复习思考题

1. 试述脊髓灰质炎的临床表现。
2. 试述预防脊髓灰质炎的措施。

（吴文漪）

第三节　流行性感冒

流行性感冒（influenza）简称流感，是流感病毒引起的急性呼吸道传染病。其临床特征是呼吸道症状较轻而全身中毒症状较重，常突起畏寒、高热，软弱乏力，周身酸痛。病程呈自限性，一般 3～4 日。婴幼儿、老年人及免疫功能低下者可并发肺炎，预后较差。

【病原学】

流感病毒为 RNA 病毒，属正粘病毒科，呈球形，直径 80～120 nm。其核心由核糖核蛋白复合物（RNP）和内膜蛋白（M）组成。核心外有双层脂质囊膜，其上镶嵌有许多突出于病毒表面呈辐射状的刺突（spike），系由病毒基因编码的糖蛋白，也是病毒的表面抗原。刺突可分为两种，即血凝素（hemagglutinin，H）和神经氨酸酶（neuraminidase，N），两者均有亚型和变种的特异性与免疫原性。流感病毒不耐热，对乙醚、紫外线、甲醛、乙醇和常用消毒剂很敏感；在 4 ℃可存活 1 月余，在真空干燥状态或 −20 ℃以下可长期保存。

根据病毒核蛋白抗原性的不同，流感病毒分为甲、乙、丙 3 型。根据其表面抗原 H 和 N 抗原性的不同，同型病毒又可分为若干亚型。甲型流感病毒的 H 和 N 经常发生变异，尤其是H,到目前为止已有H0、H1、H2、H3,而N仅有N1、N2。甲型病毒的变异可分为3种类型:大组变异(H和N均发生大变异),大约每30～40年发生1次;亚型变异(H发生大变异,N不变或仅小变异),约10年发生1次;变种(株)变异(H和N均小变异)可经常发生。乙型病毒只有变种变异,丙型病毒还未发现变异。变种变异多引起小流行,亚型变异引起大流行,大组变异则引起更大的流行。甲型流感病毒自1918年以来已发生了甲0,甲1,甲2,甲3与新甲1型5次大变异。1977年在我国东北首先出现新甲1型(H1N1),为H与N大变异,但仅在青少年中流行,以后甲3型(H3N2)并未消失,而新甲1型与甲3型两者并行存在,直到现在。甲型流感病毒50年代以来抗原变异引起的三次世界大流行,均首先在中国及其附近发现(1957年甲2型发生于贵州,1968年甲3型发生于香港,1977年甲1型发生于辽宁)。

甲型流感病毒在哺乳动物和鸟类中分布很广,具有独特的抗原性,部分与人流感病毒有共同抗原成分。在实验条件下人和动物流感病毒不同毒株之间可通过重组而交换血凝素或神经氨酸酶。1997年在香港人群中发生了禽类甲型流感病毒(H5N1)的爆发流行,虽然确诊病例仅18例,也没有发生人与人之间的传播,但这一事实至少说明在某种情况下动物流感病毒可以感染人类,从而给流感的防治提出了新的课题。

【流行病学】

(一) 传染源

主要为病人和隐性感染者。

(二) 传播途径

主要经空气和飞沫传播。

(三) 人群易感性与免疫力

人群对流感病毒普遍易感。病后可获同型和同株免疫力,但维持时间不长。而甲、乙、丙3型流感病毒之间和甲型流感病毒的不同亚型之间无交叉免疫。由于病毒不断发生小变异,故可引起反复发病。

(四) 流行特征

1. 甲型流感　除散发外,可以发生爆发流行、大流行甚至世界大流行。流感病毒的世界大流行是由一种新亚型引起的,所有人群对这种病毒均无免疫力,致使流行能扩散到世界各地。流感流行常为突然发生,传播快,发病率高,流行期短,可有1～3个流行波。常沿交通线迅速传播;先集体后散居,先城市后农村;病人年龄多在20岁以下,但新亚型流感病毒引起的流行则无显著年龄差别。

2. 乙型流感　呈散发或小流行。

3. 丙型流感　仅为散发。

【发病机制与病理解剖】

(一) 发病机制

流感病毒侵入呼吸道的纤毛柱状上皮细胞内进行复制,藉神经氨酸酶的作用而释出,再侵入其他柱状上皮细胞,引起变性、坏死、脱落及局部炎症反应,同时引起全身中毒症状,如发热、身痛、乏力与白细胞减少,但一般并无病毒血症。单纯流感病变主要在上、中呼吸道,以气管粘膜为主,呈纤毛柱状上皮细胞变性、坏死与脱落,但基底细胞层正常,于起病第4～

5日,基底细胞层开始增生,形成未分化的“过渡”性上皮细胞,2周后纤毛柱状上皮细胞形成而恢复。

(二) 病理解剖

流感病毒性肺炎的病理改变为肺内有广泛出血,肺呈暗红色,伴水肿。气管、支气管内有血性分泌物,粘膜充血。气管、支气管的纤毛柱状上皮细胞坏死脱落,粘膜下层有灶性出血、水肿与轻度炎细胞浸润,肺泡中有纤维蛋白渗出液,内含中性粒细胞与单核细胞。肺下叶肺泡中常有出血,肺泡与肺泡管内附有透明膜。肺组织中易分离出流感病毒。如继发细菌性肺炎,则可查出大量脓细胞和病原菌。

【临床表现】

流感的潜伏期为1~3日(数小时至4日)。

(一) 典型流感

急起畏寒、高热、显著乏力、头痛、身痛、食欲减退等全身中毒症状明显而呼吸道症状轻微。咳嗽、胸骨后不适或烧灼感,咽干、咽痛也较常见,多无鼻塞流涕。体温可达39~40℃,急性热病容,面颊潮红,咽部及结膜外眦部轻度充血,肺部可有干罗音。发热1~2日内达高峰,3~4日内热退。乏力可持续2周以上。

(二) 轻型流感

急性起病,发热不超过39℃,全身与呼吸道症状较轻,病程2~3日。

(三) 流感病毒性肺炎

主要发生于老人、幼儿或有心、肺、肾基础疾病或使用免疫抑制剂治疗者。初起如典型流感,1~2日后病情迅速加重,出现高热、衰竭、剧咳、咯血性痰,继之呼吸困难、发绀。双肺满布湿罗音,而无肺实变征。X线检查双肺呈散在性絮状阴影,近肺门处较多。痰培养无病原菌生长,易分离出流感病毒。抗菌药物治疗无效,多于5~10日内死于呼吸与循环衰竭。

【并发症】

1. 继发性细菌性上呼吸道感染　如急性鼻旁窦炎或化脓性扁桃体炎。

2. 继发性细菌性气管炎或支气管炎。

3. 继发性细菌性肺炎。

4. Reye综合征(脑病-肝脂肪变综合征)　是甲型或乙型流感病毒感染后的肝脏、神经系统并发症。在急性呼吸道感染热退后数日,出现恶心、频繁呕吐、嗜睡、昏迷和惊厥等神经系统症状,肝肿大,无黄疸,肝功能轻度损害。组织学改变以肝、肾、心脂肪变性为特征。儿童,65岁以上的老年人,有严重慢性病、免疫功能低下或长期使用阿司匹林者患流感后易并发此症。

【诊断与鉴别诊断】

(一) 诊断

1. 临床资料　根据发热等全身中毒症状较重而呼吸道症状较轻,结合当地流感流行情况,典型病例不难诊断。流感的首发病例、散发病例与轻型病例不易确诊。

2. 实验室检查

(1) 病毒分离:起病3日内用咽部含漱液或棉拭子接种鸡胚或组织培养。

（2）早期快速诊断：用免疫荧光染色或ELISA法检测病人鼻粘膜上皮细胞中的病毒抗原。

（3）血清学诊断：取起病3日内和2～4周双份血清作血凝抑制试验或补体结合试验，恢复期抗体效价升高4倍以上有诊断意义。

（二）鉴别诊断

1．其他上呼吸道病毒感染　主要靠病毒分离与血清学检查加以鉴别。

2．急性细菌性扁桃体炎　扁桃体红肿并有渗出，培养可分离出致病菌。

3．钩端螺旋体病　有其流行病学和临床特点。

4．支原体肺炎　其X线表现与流感病毒性肺炎相似，但病情较轻，且可经血清学试验确诊。

【治疗】

目前尚无确切有效的抗病毒药物。主要为对症处理，包括解热、镇咳、止痛。流感病毒性肺炎应在ICU监护下进行对症治疗。继发性细菌性肺炎应给予抗菌治疗。

【预防】

（一）疫情监测

世界卫生组织国际流感协作研究中心负责监测世界各地流感疫情与病毒变异，每年2月在疫情周报上公布下一年度流感疫苗抗原成分建议。

（二）隔离与治疗

及时隔离和治疗流感病人是减少发病和传播的有效措施。

（三）消毒

病人的餐具、用具等可煮沸；衣物可曝晒；病房用1% 含氯石灰（漂白粉）澄清液喷洒。在流感流行期间，公共场所应加强通风，乳酸熏蒸或喷洒含氯石灰液。

（四）疫苗预防

1．流感灭活疫苗　有单价与多价疫苗。皮下注射，反应较轻，血清抗体水平高，呼吸道局部抗体较少。接种对象主要是老年人、婴幼儿、孕妇、患有较严重慢性基础疾患和接受免疫抑制剂治疗的病人。基础免疫为皮下注射两次，间隔6～8周。成人每次1 ml。一般在秋季进行，以后每年秋季1 ml皮下注射加强1次。如换用亚型疫苗应重新作基础免疫。

2．流感减毒活疫苗　为单价疫苗。经鼻腔喷雾引起上呼吸道轻度感染而产生免疫力。其血清抗体水平不高，但呼吸道局部抗体较多。接种对象为健康成人与少年儿童。禁用于前述灭活疫苗的接种对象。接种方法为鼻腔喷雾法，用量为每侧0.25 ml。面临大流行时，对城市及近郊人群，除禁忌者外，应进行全面接种。面临中小流行时，只在重点人群中使用，如交通运输、海港、民航、保育、炊事、服务行业和医务防疫人员等。减毒活疫苗选育毒种较难，但可大量生产，我国目前主要采用这种疫苗。

（五）药物预防

金刚烷胺（Amantadine）和金刚乙胺（Rimantadine）可抑制甲型流感病毒进入呼吸道上皮细胞。甲型流感流行期间，口服0.1 g，每日2次，连服7～10日，可减少发病。该药不良反应有兴奋、失眠、眩晕与共济失调等。孕妇、哺乳期妇女及有癫痫史者忌用。有中枢神经系统疾病和老年动脉硬化症者应慎用。服药后应避免驾驶汽车或高空作业等。

复习思考题

1. 流感病毒变异的本质是什么？有何临床意义？
2. 试述典型流感及流感病毒性肺炎的临床特点。
3. 如何有效地预防流感？

（黄祖瑚）

第四节 流行性乙型脑炎

流行性乙型脑炎(epidemic encephalitis B)，国际上也称为日本乙型脑炎(Japanese type B encephalitis)，简称乙脑，是由乙脑病毒所致的中枢神经系统急性传染病，经蚊虫传播，流行于夏秋季。临床上以急性起病、高热、不同程度的中枢神经系统症状为特征。重症者常出现中枢性呼吸衰竭，病后可留有后遗症。

【病原学】

乙脑病毒属披盖病毒科黄病毒属，即虫媒病毒B组，呈球形，直径20～40 nm，包含有单股RNA核心、脂蛋白包膜及含糖蛋白的表面突出部分。由镶嵌于包膜中的糖蛋白所组成的血凝素能凝集鸡、鸽、鹅等红细胞。乙脑病毒对外界的抵抗力弱，对一般消毒剂(乙醚、酒精、丙酮、甲醛及酸类等)敏感，不耐热，加热56 ℃ 30分钟或100 ℃ 2分钟可灭活，对低温和干燥耐受，−20 ℃可保存数月，−70 ℃可长期存活。本病毒可在小白鼠脑组织内繁殖传代，在鸡胚、猴肾及Hela细胞中生长繁殖，在蚊体内繁殖的适宜温度是25～30 ℃。病毒的抗原性稳定，很少变异，目前应用乙脑疫苗预防接种效果良好。

【流行病学】

(一) 传染源

乙脑是人畜共患的自然疫源性疾病，人和动物是本病的传染源。人被感染后病毒血症期短(一般5天以内)，且病毒数量少，故病人和隐性感染者不是主要的传染源，在流行病学上意义不大。自然界中有60多种动物可感染乙脑病毒，尤以猪感染数量多，病毒血症期长，成为本病的主要传染源。其感染高峰期比人类流行高峰期早1～2个月，因此，观察猪自然感染率可预测乙脑流行强度。家禽、家畜和各种鸟类均可感染乙脑病毒，成为传染源。国内外报告从蝙蝠中分离出乙脑病毒，认为其可能为本病传染源和长期储存宿主。

(二) 传播途径

本病通过蚊虫叮咬感染人和动物，蚊虫是主要传播媒介，其中以三带喙库蚊传播最强。蚊虫吸入带病毒的血液后，病毒即在其肠道中增殖，并移行至唾液腺，经叮咬人和动物而传播。蚊虫是乙脑病毒的长期储存宿主，可带病毒越冬或经卵传代。此外，我国福建、台湾从蠛蠓及库蠓中分离出乙脑病毒，说明自然界存在着其他传播乙脑病毒的昆虫媒介。

(三) 人群易感性与免疫力

人群普遍易感，但多数为隐性感染，显性与隐性感染之比为1:2 000左右。感染后可获得较持久的免疫力，再次患病者极少。

（四）流行特征

本病流行于热带、亚热带及温带地区，我国除东北、西北的边远地区及高原地区外均有不同程度的发生和流行。本病呈高度散发性，流行季节主要在7、8、9月，以10岁以下儿童为主。近年来由于儿童普遍接种乙脑疫苗，使本病儿童发病率明显下降，而成年人和老年人发病率有所增加。

【发病机制与病理解剖】

带乙脑病毒的蚊虫叮咬人体后，病毒经皮肤毛细血管或淋巴管至单核－巨噬细胞系统进行繁殖，随后侵入血流，引起病毒血症。病毒通过血脑屏障侵入中枢神经系统，引起脑实质变化，并可侵入血管内膜及骨髓、淋巴结、肝、脾、心、肺、肾等靶器官，导致全身性病变。本病发病与否取决于人体的免疫力和防御能力以及病毒的数量和毒力。当机体免疫力强时，仅形成短暂的病毒血症，病毒不侵入中枢神经系统，表现为隐性感染或轻型病例。在少数情况下，当机体免疫力降低，或感染的病毒数量大及毒力强时，病毒侵入中枢神经系统导致发病。乙脑的发病机制与病毒对神经组织的直接侵袭有关，而免疫性损伤是本病主要发病机制之一。有研究证明血管周围细胞浸润是一种迟发性变态反应；有报道在乙脑急性期循环免疫复合物（CIC）阳性率较高，并伴有C3消耗；有尸解报道可在脑组织内检出IgM、C3、C4，并在血管套及脑实质炎性病灶中可见CD3、CD4、CD8标记的细胞。以上研究结果均说明免疫反应在乙脑的发病机制中起着一定作用。

乙脑主要病变在中枢神经系统，病变范围较广，从大脑到脊髓均可累及，以大脑、中脑、丘脑的病变最重，小脑、延脑、脑桥次之，部位越低，病变越轻。肉眼观察软脑膜充血水肿，脑沟变浅，脑回变粗，可见大小不等的软化灶。镜检可见小血管内皮细胞肿胀、坏死、脱落及血管周围坏死、出血，神经细胞变性、肿胀与坏死，胶质细胞增生及血管周围淋巴细胞和大单核细胞浸润形成“血管套”，小胶质细胞、中性粒细胞侵入神经细胞内形成噬神经细胞现象。

【临床表现】

潜伏期4～21日，一般10～15日，典型的临床经过分3期。

（一）初期

病程1～3日，起病急骤，发热，体温一般在39℃左右，伴头痛、恶心、呕吐、嗜睡或精神倦怠，小儿可有上呼吸道或胃肠道症状，少数有颈项强直及抽搐。

（二）极期

病程4～10日，全身毒血症状加重，主要表现为脑损害症状。

1. 高热　体温高达40℃以上，轻者持续3～5日，重者可达3～4周以上，一般7～10日，发热愈高，热程愈长，病情愈重。

2. 意识障碍　发生率为50%～94%，可有嗜睡、昏睡、谵妄、昏迷、定向力障碍等。多见于病程第3～8日，持续1周左右，重者可达4周以上。昏迷愈早、愈深、时间愈长，病情愈重。

3. 惊厥　发生率为40%～60%，多见于病程第2～5日，是病情严重的表现，表现为局限性或全身性抽搐，强直性痉挛，历时数分钟至数十分钟不等，重者反复发作。

4. 呼吸衰竭　发生率为15%～40%，主要以脑实质炎症、缺氧、脑水肿、脑疝、低血钠脑病等引起的中枢性呼吸衰竭为主，表现为呼吸表浅、节律不齐、双吸气、叹息样呼吸、呼吸暂停、潮式呼吸、下颌呼吸及抽泣样呼吸等，最后呼吸停止。因脊髓病变致呼吸肌麻痹，并发肺部感染、呼吸道痰阻引起的外周性呼吸衰竭，表现为呼吸困难，呼吸先快后慢，胸式或腹式呼吸减弱，发绀及吸气三凹征等。中枢性呼吸衰竭和外周性呼吸衰竭可同时存在。

5. 脑水肿及颅内压增高　发生率为25%～63%，表现为剧烈头痛，频繁呕吐，血压升高，脉搏变慢，四肢肌张力增高，瞳孔忽大忽小，对光反应迟钝，视神经乳头水肿，婴儿前囟门隆起等，甚至发生脑疝。

6. 神经系统症状和体征　多在病程10日内出现，浅反射减弱或消失，深反射先亢进后消失，病理性锥体束征阳性，常出现脑膜刺激征。昏迷时可有肢体强直性瘫痪，伴肌张力增高。自主神经受累可出现膀胱和直肠麻痹，表现为大小便失禁或尿潴留。

7. 循环衰竭　少见。表现为血压下降、脉搏细速、肢体冰冷、消化道出血。

此期高热、惊厥和呼吸衰竭是最严重的症状，且相互影响致病情加重。呼吸衰竭是本病的主要致死原因。经3～10日极期后，大多数病人体温开始下降，病情改善进入恢复期。少数病人可因呼吸和循环衰竭或严重并发症而死亡。

（三）恢复期

体温逐渐下降，神志转清，神经系统反射恢复正常，病理体征消失。部分病人恢复期需1～3个月以上。重者恢复期仍可有低热、多汗、失眠、失语、神志呆滞，反应迟钝，肢体强直性瘫痪或不自主运动等神经精神症状，经治疗后多数于6个月内恢复。

（四）后遗症期

少数病人在发病半年后仍有意识障碍、痴呆、瘫痪、失语、锥体外系症状或精神异常。

（五）临床类型

1. 轻型　发热38～39℃，神志清楚，无抽搐，轻度嗜睡，脑膜刺激征不明显，病程1周左右，无后遗症。

2. 普通型　发热39～40℃，嗜睡或浅昏迷，偶有惊厥，脑膜刺激征明显，腹壁反射和提睾反射消失，深反射亢进或消失，病程7～14日，无后遗症。

3. 重型　发热40℃以上，昏迷，烦躁不安，反复或持续惊厥，可有定位症状或体征，以及呼吸衰竭。病程2周以上，部分病人留有不同程度的后遗症。

4. 极重型　体温急骤上升至40℃以上，反复或难以控制地持续惊厥，伴深昏迷、肢体强直性瘫痪，迅速进展至中枢性呼吸衰竭、循环衰竭及脑疝。此型病死率高，存活者常留有严重的后遗症。

【实验室检查】

（一）血象

白细胞总数增高，在10×10^9～20×10^9/L左右，中性粒细胞高达0.80以上，有核左移。

（二）脑脊液检查

1. 脑脊液常规检查　压力增高，外观无色透明或微混，白细胞计数多在50×10^6～500×10^6/L，少数高达$1\,000\times10^6$/L以上。病初2～5日以中性粒细胞为主，后以淋巴细胞为主，蛋白轻度增高，糖正常或略高，氯化物正常。约2%～4%的病人脑脊液常规检查正常。

2. 乙脑抗原测定　采用反向间接血凝法（RPHA）检测早期脑脊液中的抗原，阳性率为66.7%。此法灵敏、简便、快速。

3. 特异性抗体测定　用 ELISA 法检测脑脊液中乙脑病毒 IgM 及 IgG 抗体。IgM 抗体于第 2 病日即可检出，可用于早期诊断。

（三）血清学检查

1. 特异性 IgM 抗体测定　方法有：① 间接免疫荧光法：阳性率为 97%，其特点是快速敏感。② 捕获 ELISA 法（MAC－ELISA 法）：具有较强的敏感性与特异性，第 4 病日阳性率可达 93%，用于早期诊断。③ ABC－ELISA：阳性率为 75.3%，用于早期诊断。

2. 血凝抑制试验　血凝抑制抗体于第 5 病日出现，第 2 周达高峰，持续 1 年以上，阳性率为 81.1%，可出现假阳性，故双份血清效价呈 4 倍以上增高或单份血清 1∶80 以上有诊断意义。该方法操作简便，用于诊断及流行病学调查。

3. 补体结合试验　补体结合抗体属特异性 IgG 抗体，出现较迟，于病后 2～3 周才出现，5～6 周达高峰，持续约 1～2 年，其特异性和敏感性较高，以双份血清效价呈 4 倍以上增高或单份血清 1∶4 以上为阳性，多用于回顾性诊断或流行病学调查。

4. 中和试验　中和抗体于第 2 周出现，持续 2～10 年。其特异性高，但方法很复杂，仅用于流行病学调查和新分离病毒的鉴定。

（四）乙脑病毒抗原测定

用乙脑病毒单克隆抗体（McAb）的反向被动血凝法检测急性期血清中乙脑病毒抗原，阳性率为 71.5%。其特异性和敏感性较好，方法简便、快速。

（五）病毒分离

在疾病早期死亡者脑组织中可分离出乙脑病毒，但血液及脑脊液中病毒分离阳性率极低。

【并发症与后遗症】

并发症以支气管肺炎最常见，多见于吞咽反射减弱或消失及昏迷病人，因呼吸道分泌物不能排出所致。其次为金黄色葡萄球菌败血症和肠炎、泌尿系统感染、口腔感染、褥疮等。重型和极重型病人可遗留有神经系统、精神方面及自主神经系统的后遗症。

【诊断与鉴别诊断】

（一）诊断

1. 流行病学资料　流行于 7、8、9 三个月，多发生于 10 岁以下儿童，近来成人及老年人发病率增加。

2. 临床资料　起病急、高热、头痛、呕吐、意识障碍、抽搐、病理反射及脑膜刺激征阳性等。

3. 实验室检查　白细胞总数及中性粒细胞增高，脑脊液细胞数轻度增高，压力和蛋白增高，糖、氯化物正常，特异性 IgM 抗体阳性。

（二）鉴别诊断

1. 中毒性菌痢　发病季节相同，以 10 岁以下儿童多见，但起病更急，于发病 24 小时内出现高热、惊厥、昏迷、休克，甚至呼吸衰竭，一般无脑膜刺激征，脑脊液多正常，用生理盐水灌肠或肛拭子取粪便作常规检查和培养可诊断。

2. 化脓性脑膜炎　中枢神经系统症状和体征类似，但脑膜刺激征明显，脑脊液呈化脓性改变，涂片及培养可发现致病菌。其中脑膜炎双球菌引起的流行性脑脊髓膜炎多发生于冬春季，大多有皮肤粘膜瘀点瘀斑。其他化脓性脑膜炎可有原发病灶。早期病人及治疗不彻底者需动态观察和复查脑脊液。

3. 结核性脑膜炎　无季节性，多有结核病接触史或结核病史，起病较缓，病程长，以脑膜刺激征为主，意识障碍出现于病程1周之后。脑脊液外观呈毛玻璃样，氯化物与糖均降低，蛋白含量增加，薄膜涂片或培养可检出结核杆菌。作X线胸片、眼底检查及结核菌素试验以鉴别。

4. 其他病毒性脑炎　可由单纯疱疹病毒、柯萨奇病毒、埃可病毒、脊髓灰质炎病毒、腮腺炎病毒等引起。血清免疫学检查和病毒分离可鉴别。

5. 脑型疟疾　有不规则发热，肝、脾肿大，血中可找到疟原虫，脑脊液检查基本正常。

6. 其他　还应与其他发热及脑血管意外等鉴别。

【预后】

一般流行早期重症较多，病死率高。早期治疗病死率低。轻型和普通型多能恢复。有并发症、严重后遗症、极重型及婴幼儿病死率高。

【治疗】

目前尚无特效治疗，以控制高热、抽搐、脑水肿及呼吸衰竭为主，加强护理，采用中西医结合治疗，防止并发症及后遗症发生。

（一）一般治疗

1. 住院隔离治疗，病室应有防蚊和降温设备，室温控制在30℃以下。

2. 给予足够的营养及水分，昏迷者可鼻饲。注意水、电解质和酸碱平衡，重症者需静脉补液，成人每日1500～2000 ml，小儿每日50～80 ml/kg，以5%～10%葡萄糖溶液与生理盐水为主。

3. 密切观察体温、呼吸、脉搏、血压、神志、瞳孔、肌张力等变化，并及时处理。

4. 昏迷者应注意口腔清洁，保持皮肤干燥，防止褥疮发生；定时翻身、拍背、吸痰以预防肺部感染。

（二）对症治疗

1. 高热　采用综合降温措施，使体温保持在38℃（小儿肛温38.5℃）左右。方法：① 物理降温：室温降至25℃，在头部和体表大血管处放置冰帽、冰枕或冰袋，或用温水、30%～50%的酒精擦浴，或冷盐水灌肠等。② 药物降温：可用小剂量阿司匹林或肌注安乃近，每4～6小时1次。③ 亚冬眠疗法：有降温、镇静、止痉作用，适用于持续高热反复抽搐者，但过量能抑制呼吸中枢及咳嗽反射，使支气管分泌物积聚，导致气管阻塞，加重缺氧。用法：氯丙嗪和异丙嗪每次各0.5～1 mg/kg，肌注，每4～6小时1次，将体温控制在36～38℃之间。④ 针刺降温：选用曲池、合谷、大椎、内关、百会等穴位。

2. 惊厥或抽搐　① 选用适当镇静解痉剂尽快控制发作。可用安定，成人每次10～20 mg，小儿每次0.1～0.3 mg/kg（每次不超过10 mg）肌注或静注；苯巴比妥钠成人每次0.1～0.2 g，小儿每次5～8 mg/kg肌注；水合氯醛成人每次1.5～2 g，小儿每次60～80 mg/kg灌肠。② 针对惊厥原因分别处理。高热惊厥者需迅速降温；脑水肿所致者予以脱水治疗，同时可加用肾上腺皮质激素；呼吸道分泌物阻塞所致缺氧者应吸痰、给氧、插管，必要时气管切开。

3. 呼吸衰竭　依据呼吸衰竭的原因给予及时治疗。① 保持呼吸道通畅：定时翻身、拍背、体位引流及吸痰，分泌物粘稠可雾化吸入 α－糜蛋白酶 5 mg，小儿 0.1 mg/kg，伴有支气管痉挛时可用 0.25%～0.5%异丙肾上腺素雾化吸入，适当加用抗生素。② 吸氧：氧浓度以 26%～28%为宜，鼻管或面罩给氧。③ 呼吸兴奋剂的应用：中枢性呼吸衰竭时因延髓麻痹致自主呼吸停止或减弱者可用呼吸兴奋剂，常用药物有山梗菜碱（洛贝林），成人每次 3～9 mg，小儿每次 0.1～0.2 mg/kg；尼可刹米（可拉明），成人每次 0.375～0.75 g，小儿每次 5～10 mg/kg；哌醋甲酯（利他林），成人每次 10～20 mg；二甲弗林（回苏灵），成人每次 8～16 mg，小儿每次 0.15～0.3 mg/kg，均可肌注或静滴。④ 改善微循环，减轻脑水肿：可用血管扩张剂，如东莨菪碱，成人每次 0.3～0.5 mg，小儿每次 0.02～0.03 mg/kg 或山莨菪碱（654－2），成人每次 20 mg，小儿每次 0.5～1 mg/kg，稀释于葡萄糖液静注，15～30 分钟 1 次。⑤ 气管插管：适用于突发呼吸衰竭、呼吸暂停，或上呼吸道阻塞难以解除者，有利于吸痰和吸氧。⑥ 气管切开：适用于痰多而粘稠，呼吸道阻塞短期无法解除，突然出现呼吸停止，或需人工呼吸通气者。⑦ 使用人工呼吸机：适用于正常呼吸不能出现及维持者，以维持有效的呼吸功能，减少后遗症的发生。⑧ 脑水肿所致者用脱水剂治疗：常用 20%甘露醇或 25%山梨醇每次 1～2 g/kg 静滴或静脉推注，4～6 小时 1 次。还可用呋塞米（速尿）、肾上腺皮质激素，但应注意水、电解质平衡。

4. 循环衰竭　心功能不全者可选用强心剂，如毒毛旋花子甙 K 或毛花甙 C（西地兰）。

（三）抗病毒治疗

目前尚缺乏有效的抗病毒治疗。据报道，早期可试用病毒唑，对退热、止痉及改善神志状态有一定疗效。干扰素等抗乙脑病毒的疗效有待进一步证实。

（四）肾上腺皮质激素

有抗炎、退热、降低毛细血管通透性和颅内压的作用，但又可抑制细胞免疫导致继发感染，故用于重症病人早期，一般用地塞米松，成人每日 10～20 mg，分次静滴或静注，疗程不超过 5 日。

（五）恢复期及后遗症治疗

注意功能锻炼，采用针刺、理疗、按摩、推拿、体疗、高压氧治疗等，有利于恢复。

【预防】

（一）防蚊和灭蚊

采取消灭蚊虫孳生地，灭越冬和早春蚊虫，喷药灭蚊和使用蚊帐、蚊香、驱蚊器、防蚊剂等措施。

（二）预防接种

目前我国使用的是地鼠肾细胞组织培养的乙脑灭活疫苗，保护率为 60%～90%。预防接种应于流行前 1 个月完成，重点对象是 10 岁以下儿童和从非流行区进入流行区者。方法：初次免疫需皮下注射 2 次，间隔 7～10 天，第二年加强 1 次，连续 3 次加强后可获得持久免疫力。剂量：1～6 岁儿童 0.5 ml/次，7～12 岁儿童 1 ml/次，成人 2 ml/次。凡有过敏体质，严重心、肾疾病，中枢神经系统疾病，慢性酒精中毒及发热者禁用。

（三）管理动物宿主

搞好饲养场所环境卫生，尤其是猪的环境卫生，管好家禽，有条件的可进行疫苗接种。

思考病例

患儿5岁，女，发热3天，昏迷3小时，于1998年7月16日住院。患儿起病急，时有头痛，无畏寒，无呕吐，最高体温达41℃。体检：神志不清，浅昏迷状态，两侧瞳孔等大等圆，对光反射存在，球结膜轻度水肿，颈软，心肺无异常发现，腹壁反射消失，克氏征阴性，布氏征阴性，两侧巴彬斯基征阳性。血象：白细胞总数 19.2×10^9/L，中性粒细胞0.86，淋巴细胞0.14。脑脊液无色透明，细胞数 5×10^6/L，蛋白500 mg/L，糖>2.8 mmol/L，氯化物正常。入院后出现反复抽搐、四肢肌张力增高、尿潴留。经治疗于入院后第4天神志转清，病情逐渐好转。

1. 患儿诊断是什么病？写出诊断依据和必要的鉴别诊断。
2. 治疗原则有哪些？

复习思考题

1. 流行性乙型脑炎的诊断要点是什么？
2. 流行性乙型脑炎极期的临床表现有哪些？
3. 试述流行性乙型脑炎与流行性脑脊髓膜炎的鉴别要点。

（张　燕）

第五节　肾综合征出血热

人类病毒性出血热是由多种病毒引起的临床上以发热和出血为突出表现的一组疾病。世界各地冠以“出血热”的疾病已达10余种。按传播途径的不同，出血热可分为3大类，即虫媒性出血热（蚊媒介，蜱媒介）、动物源性出血热（啮齿类传播）和传播途径尚未了解清楚的出血热。按肾脏有无损害，出血热可分为有肾损出血热及无肾损出血热两大类。1982年世界卫生组织将有肾损的出血热命名为“肾综合征出血热”（hemorrhagic fever with renal syndrome，HFRS）。1995年前我国曾用流行性出血热（epidemic hemorrhagic fever，EHF）命名。

肾综合征出血热是由汉坦病毒（Hantavirus ，HV）引起、以鼠类为主要传染源的自然疫源性疾病。临床上以急性起病、发热、出血、低血压和肾损害等为特征。本病主要分布在欧亚大陆，但几乎遍及各大洲，我国为重疫区。

【病原学】

汉坦病毒是布尼亚病毒科的新属，为RNA病毒，电镜下呈圆形或卵圆形，平均直径约为120 nm，有双层包膜，外膜上有刺突。基因RNA有大（L）、中（M）、小（S）3个片段，分别编码聚合酶、膜蛋白和核蛋白。核蛋白有较强的免疫原性，宿主感染后核蛋白抗体出现最早，可资早期诊断。膜蛋白含中和抗原和血凝抗原。前者诱导宿主产生的中和抗体有保护作用，后者的血凝活性有利于病毒粘附于宿主细胞表面，为病毒进入细胞起着重要作用。

根据病毒抗原性的差异以及血清学检测结果，汉坦病毒可分为8个血清型，其中经WHO汉坦病毒中心认定的有4型，即Ⅰ型汉滩病毒（Hantaan virus）、Ⅱ型汉城病毒（Seoul virus）、Ⅲ型普马拉病毒（Puumala virus）、Ⅳ型希望山病毒（Prospect Hill virus）。我国流行的是Ⅰ型和Ⅱ型。该病毒对脂溶剂敏感,对酸、热的抵抗力弱。病毒分离可用动物接种和细胞培养。

【流行病学】

(一) 宿主动物及传染源

本病毒呈多宿主性,有60余种脊椎动物自然感染汉坦病毒。在我国黑线姬鼠和褐家鼠为主要宿主和传染源,林区则是大林姬鼠,大白鼠则为实验室感染的主要来源。人际传染发病者罕见。

(二) 传播途径

1. 接触传播　接触宿主动物的血液、排泄物、分泌物,病毒由损伤的皮肤和粘膜侵入人体。

2. 呼吸道传播　鼠类携带病毒排泄物污染尘埃,可经呼吸道侵入人体。

3. 消化道传播　进食被鼠排泄物污染的食物,病毒由口、咽、食管粘膜侵入人体。

4. 垂直传播　孕妇感染本病后,病毒可经胎盘感染胎儿。

5. 虫媒传播　寄生鼠类的革螨或恙螨可能有传播作用,有待证实。

(三) 人群易感性与免疫力

人群普遍易感,隐性感染率低,发病以青壮年为多。病后有较稳固的免疫力,少有二次发病者。

(四) 流行特征

根据疫区分布、宿主动物、流行特征和临床特点,可将流行疫区分为3个类型。

1. 姬鼠型疫区　主要在农村和林区,传染源为黑线姬鼠和大林姬鼠。病原体为汉滩病毒。发病高峰在11月至次年1月,5～7月为小高峰。临床症状多较重。

2. 家鼠型疫区　主要在城市,传染源为褐家鼠,病原体为汉城病毒。发病高峰在3～5月。临床以轻、中型为多。

3. 混合型疫区　主要在农村小城镇,黑线姬鼠和褐鼠共存地区,Ⅰ型和Ⅱ型病毒混杂流行。

此外,还有实验室感染型,比较少见。系由实验室饲养带毒的黑线姬鼠、大白鼠、小白鼠等引起人的感染,病情有轻有重,重者亦可造成死亡。

【发病机制与病理解剖】

(一) 主要发病机制

本病的发病机制尚未完全阐明,根据近年发现,主要有以下几方面:

1. 病毒直接作用　汉坦病毒可广泛侵及全身小血管内皮细胞,使其变性、坏死,导致血管壁脆性和通透性明显增加、血浆大量外渗、组织水肿和出血、血液浓缩和微循环障碍。血管内皮的损伤也激活了凝血系统,导致弥散性血管内凝血(DIC)。各脏器的病变除与微循环障碍有关外,也有病毒的直接作用,病毒入侵肾、肝、脑、肺、胸腺、淋巴结、脾、骨髓和各种血细胞,有抗原分布的细胞常发生病变,出现细胞膜和细胞器的损害。

2. 免疫作用

(1) 免疫复合物损伤(Ⅲ型变态反应):患者早期血循环中即出现由可溶性抗原与特异性抗体形成的免疫复合物。复合物可广泛沉积于各组织器官内,引起病损。复合物沉积于血管壁，加重了血管损伤、血浆渗出、组织水肿及出血，并可引起低血压和休克。复合物沉积于肾小球基底膜，引起肾组织损害和功能障碍。

(2) Ⅱ型变态反应：血小板及肾小管基底膜上的抗原与特异性抗体相结合也是造成本病免疫损伤的因素。

(3) Ⅰ型变态反应：本病早期血中特异性 IgE 增高、组织胺增加，是早期引起血管扩张、通透性增强、血浆外渗的原因。

(4) Ⅳ型变态反应：电镜下可见淋巴细胞攻击肾小管上皮细胞。

3. 细胞因子和炎症介质的作用　汉坦病毒激发机体巨噬细胞和 T 细胞释放白细胞介素Ⅰ和肿瘤坏死因子等活性物质，可引起组织损伤，出现发热、休克和脏器功能衰竭等临床症状。

(二) 病程中出现出血、休克、急性肾功能衰竭的机制

1. 出血　广泛小血管损伤、血小板减少和功能障碍，是病程早期出血的主要原因。血小板进行性减少常是大出血的先兆之一。低血压休克期的出血还与 DIC 有关，有些病人有类肝素的物质增加。少尿期尿毒症时的出血还与胺类及酚类等毒性物质在体内积聚有关。晚期出血的主要原因是继发性纤维蛋白溶解亢进。

2. 低血压与休克　病程第 3～7 日常发生低血压休克，称为原发性休克，主要由于血管通透性增加、血浆外渗、血容量骤减所致，故有“感染中毒性、失血浆性、低血容量休克”之称。血液浓缩、血粘度升高、血细胞集聚性增加、微循环障碍、回心血量进一步减少和 DIC 等常影响休克的发生和发展。少尿期以后也可发生休克，称为继发性休克，主要由大出血、水盐代谢失调和继发感染引起。

3. 急性肾功能衰竭　由多种因素引起：① 全身小血管损伤，大量血浆外渗，肾血流量不足。同时肾素－血管紧张素系统激活，引起肾小球动脉痉挛，肾血流量进一步减少，导致缺血性急性肾功能衰竭。② 由于病毒侵袭和免疫复合物沉积引起肾脏免疫损伤。DIC 时，肾小球中形成微血栓，造成肾小球滤过率下降。③ 肾小管的变性、坏死，肾间质水肿、出血，压迫肾小管，肾小管腔可被蛋白、管型等阻塞，使尿液排出困难。

(三) 病理解剖

1. 全身小血管内皮细胞肿胀、变性、坏死，管壁不规则收缩、扩张并有微血栓形成。

2. 肾脂肪囊呈胶冻样水肿。肾体积增大，皮质苍白，髓质紫红色，高度充血、出血，有灶性缺血性坏死。肾盂肾盏粘膜点片状出血。镜检见肾小球充血，内皮细胞肿胀，基底膜增厚，小球囊内有蛋白及红细胞。肾小管上皮细胞变性、坏死、脱落，间质高度充血、水肿和出血，使肾小管受压变窄或闭塞，腔内有管型和细胞碎屑阻塞。

3. 常见右心房出血，心肌纤维变性，偶伴小灶性坏死，间质充血、水肿和出血。

4. 脑垂体肿大，以前叶显著，早期充血、出血，中晚期出血加重，形成坏死。

5. 低血压休克期死亡的病例，后腹膜和纵隔有胶冻样水肿。

【临床表现】

潜伏期 4～46 日，一般为 1～2 周。

(一) 典型肾综合征出血热

典型病例有 5 期经过，轻型病例出现越期现象，重症病人发热、休克和少尿期可互相重叠。

1. 发热期　起病多急骤,有发热等全身中毒症状、出血等毛细血管损伤和肾脏损伤三类主要症状和体征。

多数病例起病时寒战、高热,体温在39～40 ℃之间,以稽留热和弛张热为多见,一般持续3～7日。发热时体力疲惫,全身疼痛,以头痛、腰痛和眼眶痛(常称"三痛")为突出。消化道症状较显著,食欲减退,或有恶心、呕吐、呃逆、腹痛、腹泻。腹痛剧烈者可有压痛、反跳痛和腹肌紧张,易误诊为急腹症。腹泻为稀便,可带有粘液和血,易误诊为肠炎或痢疾。重症病人有嗜睡、烦躁、谵妄和抽搐等症状。

毛细血管损伤主要表现为皮肤与粘膜的充血、水肿和出血等体征。颜面、结膜、颈部及上胸部明显充血潮红(常称"三红")。球结膜和眼睑水肿。粘膜出血多见于软腭、眼结膜,皮肤淤点多在腋下、胸、背部、上肢等处,如出血呈搔抓样、条痕样,则更具有特征。少数病人可有鼻衄、咯血或黑便等。如皮肤出现大片淤斑或腔道大出血,属于重症表现,提示可能有DIC存在。

肾脏损害表现为蛋白尿、血尿、镜检有管型,有时尿中排出膜状物。肾区有叩痛。

2. 低血压休克期　一般发生于第4～6病日,即在发热末期或退热时发生,少数在退热后出现。低血压休克按其进展可分三个阶段:① 低血压倾向:收缩压≤13.33 kPa (100 mmHg),脉压差≤4.0 kPa (30 mmHg)。② 低血压:收缩压≤12.0 kPa (90 mmHg),脉压差≤3.46 kPa (26 mmHg)。③ 休克:收缩压≤9.33 kPa (70 mmHg),脉压差≤2.66 kPa (20 mmHg)。前两个阶段只要及时发现,及时治疗,预后良好。血压初降时,四肢仍温暖,随血压下降,出现手足冷、脉细、冷汗、烦躁、指端紫绀、呼吸急促和尿量减少等休克症状。

此期一般持续1～3日,轻症者仅有一过性血压降低,重症者休克顽固。如休克持续较久,可促发DIC、广泛出血、脑水肿、休克肺和急性肾功能衰竭。

3. 少尿期　一般发生于第5～8病日,大多随低血压休克期接踵而来,亦可与低血压休克期重叠发生或由发热期越期进入少尿期,少数病人可见发热、休克、少尿三期重叠。

本期的临床表现主要由急性肾功能衰竭,尿毒症,水、电解质和酸碱平衡失调,以及继发性纤溶和高血容量综合征等所引起。少尿或无尿是本期的主要特征。24小时尿量少于400 ml为少尿,少于100 ml为无尿。消化道症状有厌食、恶心、呕吐、呃逆、腹胀和腹泻。神经症状有头昏、头痛、嗜睡、烦躁、谵妄,甚至昏迷和抽搐。本期出血症状加重,表现为皮肤淤斑增加,呕血、咯血、便血、血尿、颅内出血等多脏器出血。由于水钠潴留,使组织水肿加重,病人颜面、肢体浮肿,甚至出现腹水。病人呼吸可因代谢性酸中毒而加快加深,此期电解质紊乱主要是高血钾、稀释性低血钠和低钙,少数病人因呕吐、厌食、利尿、导泻引起低氯低钾性碱中毒。此期血管壁损伤逐渐恢复,由血管渗出潴留于体内的液体大量回收,可引起高血容量综合征。病人表现为情绪紧张、心慌、头痛、脸部胀满、颈静脉怒张、收缩压升高、脉压差增大、脉洪大、心音亢进、呼吸音粗糙、肺底可有细小湿罗音,严重者可诱发心功能不全、肺水肿和脑水肿。

本期一般持续2～5日,短者仅1日,长者10余日。病情轻重与少尿期氮质血症平行,少尿时间长,血中尿素氮上升高或尿中排出膜状物者症状重。血中尿素氮每日上升大于7.14 mmol/L以上者为高分解型肾功能不全,预后较差。

4. 多尿期　通常于病程第9～14日继少尿期后开始进入多尿期,部分病人由发热期或低血压期直接进入多尿期。一般尿量回升逐日递增。每日尿量由400 ml回升至2 000 ml为移行阶段,2 000～3 000 ml为多尿早期,超过3 000 ml为多尿期。多尿期开始数日,由于肾小管功能恢复不全，氮质血症仍可继续加重。此后，由于尿量继续增加，氮质血症逐渐好转，症状随之减轻。

多尿期长短不一，通常持续7～14日，如尿量回升至500～1 000 ml时，表示肾损害严重，预后较差。多尿期如持续过久或每日尿量过多，可导致失水、失盐，或因出血、继发感染等因素，再次引起休克和急性肾功能衰竭。

5. 恢复期　经过多尿期，尿量每日恢复至2 000 ml以下时，即为恢复期。尿稀释及浓缩功能逐渐好转。精神、食欲亦渐恢复，衰弱无力逐渐改善，一般1～3个月才能完全恢复。但部分病例留有后遗症，如高血压、肾功能障碍、心肌劳损和垂体功能减退等。

（二）临床类型

1. 轻型　体温39℃以下，中毒症状轻，除出血点外无其他出血现象，无休克和少尿，尿蛋白+～2+。

2. 中型　体温39℃以上，中毒症状较重，具有典型的症状、体征和各期经过。

3. 重型　体温40℃以上，中毒和外渗症状重或出现神经症状，出血现象严重，休克明显。少尿达5日或无尿2日。

4. 危重型　在重症基础上，出现顽固性休克，重要脏器出血，少尿5日以上或无尿2日以上，心、肺、脑等脏器有严重合并症或严重继发感染。

【实验室检查】

（一）常规检查

1. 血常规检查　白细胞在病程第1～2日多正常，第3～4日增高至15×10^9～30×10^9/L，少数重症者达50×10^9/L以上，可见幼稚细胞，呈类白血病反应。白细胞分类早期以中性粒细胞增多为主，核左移，4日后淋巴细胞增多。起病后即有异型淋巴细胞出现，4～6病日达高峰，重症者可达15%以上。红细胞和血红蛋白在发热晚期和低血压期，因血液浓缩而明显升高。血小板有不同程度下降，重症者可低于20×10^9/L，血小板功能亦降低。

2. 尿常规检查　显著蛋白尿为本病主要特征之一。病程第2日即可出现，至少尿期达高峰。此外有管型尿和血尿。少数病例尿中出现膜状物，系大量尿蛋白和上皮细胞的凝聚物。尿沉渣中可见巨大的融合细胞，是汉坦病毒的包膜糖蛋白在酸性条件下引起泌尿系统脱落细胞的融合，其中能检出病毒抗原。少数不典型病例，早期尿蛋白可呈阴性，至第5～6病日或少尿期才有改变，应予注意。

（二）血生化检查

① 血尿素氮：多数病人从低血压期血尿素氮开始升高，少尿期和多尿早期达高峰，以后逐渐下降，增加程度与病情成正比。② 酸碱度：本病酸碱平衡失调以代谢性酸中毒合并呼吸性碱中毒为多见。发热期特别是呼吸急促时，常有呼吸性碱中毒，休克期基本呈代谢性酸中毒，少尿期以代谢性酸中毒多见，但也可因尿毒症或并发感染高热，兴奋呼吸中枢引起通气过度造成呼吸性碱中毒。③ 电解质：血钾在发热期、休克期处于低水平，少尿期血钾升高，多尿期又降低。但亦有少尿期低血钾者。

（三）凝血功能检查

血小板减少，粘附、凝集、释放功能降低。DIC时，开始为高凝阶段，凝血时间缩短。其后为低凝阶段（多在少尿期），血小板进一步减少，纤维蛋白原下降，凝血酶原时间延长和凝血酶时间延长。继发性纤溶活力亢进时，纤维蛋白降解产物（FDP）明显增多，鱼精蛋白副凝试验(3P 试验)阳性。此外,部分病人血中类肝素物质增加。

(四) 免疫功能检查

细胞免疫方面,淋巴细胞亚群检查 CD8 细胞增加,CD4/CD8 明显下降,抑制性 T 细胞功能下降。体液免疫方面,IgM、IgG、IgE 均升高,补体下降,有特异性免疫复合物出现。

(五) 特异性检查

① 病毒分离:发热期病人血清、血细胞、尿液接种于 Vero－E6 细胞或 A549 细胞,可分离出汉坦病毒。② 抗原检查:应用汉坦病毒抗体,可检出早期病人血清、外周血细胞及尿沉渣中的汉坦病毒抗原。③ 特异性抗体:一般用间接免疫荧光法和酶联免疫吸附试验。IgM 抗体于病程第 2 日即可检出,1:20 为阳性。IgG 抗体出现稍晚,1:40 为阳性,隔周复查,滴度上升 4 倍有诊断价值。核蛋白抗体的检测有利于早期诊断。

【并发症】

(一) 腔道出血

常有胃肠道大出血,可导致继发性休克。大咯血可引起窒息。颅内出血引起抽搐、昏迷甚至死亡。腹腔内出血或肾破裂出血,也易引起休克和肾衰。

(二) 肺水肿

为常见并发症,有两种类型:

1. 心衰性肺水肿　由高血容量或心肌受损,肺毛细血管损伤,肺泡内大量渗液或输液过快、过多引起。起病急,发展迅速,表现如急性左心衰竭。

2. 成人呼吸窘迫综合征　是肺间质水肿所致的低氧血症。与病毒或免疫复合物损伤肺毛细血管、休克、DIC 造成肺微循环障碍、肺内微小血管栓形成、肺泡表面活性物质生成减少等因素有关。此型肺水肿起病较缓,病人胸闷、呼吸困难、肺部有干湿罗音、紫绀。血气分析动脉血氧分压显著降低,并呈进行性下降。

(三) 中枢神经系统合并症

多见于发热、休克和少尿三期重叠的病例或严重尿素症阶段,如脑水肿、颅内出血、高血压脑病或病毒直接侵犯引起的脑炎和脑膜炎等。

(四) 继发感染

多见于少尿期和多尿早期。以肺部和泌尿系统感染,口腔、肠道和腹腔感染及败血症为多见。病原菌以金黄色葡萄球菌、革兰阴性杆菌和真菌为多。

(五) 其他

可见心肌损害引起心动过缓、心律不齐;肝损害时血清谷丙转氨酶升高,少数病例可有黄疸。

【诊断与鉴别诊断】

(一) 诊断

1. 流行病学资料　包括发病季节、进入疫区、与鼠类或其他宿主动物有接触史等。

2. 临床资料　包括早期出现的三类主症和五期经过。三类主症指:① 发热中毒症状:发热、“三痛”和胃肠道症状;② 充血、出血外渗体征:“三红”及眼结膜出血、水肿、软腭和腋下出血点;③ 肾脏损害:病人热退后症状反加重,有助于诊断。

3. 实验室检查　血象白细胞增多,出现异常淋巴细胞,血小板减少。血浓缩时,红细胞及血红蛋白明显升高。尿检查有蛋白、红细胞及管型,尿中出现膜状物,更有助于诊断。病原学或血清学检查呈阳性时可确诊。

(二) 鉴别诊断

应根据各病期临床表现与下列疾病相鉴别:

1. 流感　流感无出血倾向,无低血压,尿检正常,白细胞偏低,病程短。

2. 流行性脑脊髓膜炎　以15岁以下儿童多见。发病早期全身散在淤点、淤斑,有脑膜刺激征。脑脊液变化明显,皮肤淤点及脑脊液涂片可见脑膜炎双球菌。无皮肤、粘膜充血、外渗现象,无明显肾功能损害。

3. 败血症　可有原发感染病灶,而无结膜水肿等外渗体征,出血倾向和肾损害不明显,病期无阶段性经过,白细胞升高以中性粒细胞为主,无异常淋巴细胞,血培养阳性。

4. 急性肾小球肾炎　多见于儿童。尿检有异常改变,常伴有浮肿、高血压,但无发热等中毒症状及出血倾向。

5. 血小板减少性紫癜　除皮肤有淤点、淤斑外,无其他发热等症状,骨髓涂片检查有特征性改变。

【预后】

病死率与病型轻重、治疗早迟、措施是否恰当有关。一般汉城病毒引起的病死率较低(0.5%～3.5%),汉滩病毒引起的病死率较高(3%～10%)

【治疗】

早发现、早休息、及早就近治疗,减少搬运,"三早一就"为本病的治疗原则。治疗时应针对各期发病机制采取综合治疗及预防性治疗。把好休克、出血和急性肾功能衰竭等"三关"。抗病毒治疗宜早期应用。

(一) 发热期治疗

1. 一般及对症疗法　及早卧床休息,给予高热量、易消化饮食。呕吐不能进食者,静脉补充葡萄糖溶液。高热时应以物理降温为主,中毒症状重时,可用地塞米松5～10 mg静滴,热退即停。呕吐可给灭吐灵10 mg肌注。

2. 液体疗法　发热早期以每日尿量加1 000～1 500 ml计量给液,以口服为主,不足者静脉滴注。静脉补液以平衡盐液为主。发热后期应按病情调整酸碱平衡,并可适当给予低分子右旋糖酐及甘露醇,以防休克和肾功能不全。

3. 预防DIC　病程中常有DIC,高凝阶段多发生于发热晚期至休克、少尿之初。如发热晚期试管凝血时间法在3分钟以内,而类肝素物质不见增高,给予小剂量肝素有助于阻止DIC发展,减轻此后的少尿和出血。但高凝状态为时短暂,应抓住时机,谨慎治疗。抗凝治疗亦可用丹参注射液静滴或低分子右旋糖酐静滴。

4. 抗病毒治疗　病毒唑即三氮唑核苷,每日1 g,加入500 ml液体中静滴,连用3～5日。α干扰素、高效价免疫蛋白肌注或用高效价恢复期血浆静脉滴注。

(二) 低血压、休克期治疗

1. 补充血容量　以早期、快速、适量为原则。据观察和计算,血浆渗出600～800 ml时出现低血压,渗出800～1 200 ml即可发生休克。在休克抢救过程中,血浆仍继续渗出,因此抢救休克时的快速扩容量应为休克时血浆渗出量的1.5～2倍。先以每小时800～1 200 ml

的速度加压快速输液，一般在30分钟内血压可回升至13.33/9.33 kPa(100/70 mmHg)。继续扩容，输入余量，同时复查血红蛋白和红细胞压积，视血液浓缩情况调节输液速度，掌握输液量。血压稳定12～24小时后，改以常规速度补液。扩容液体以晶胶结合为原则，晶体液以平衡盐液为主，胶体液可用低分子右旋糖酐、20%甘露醇、血浆或白蛋白等。因休克期血液浓缩，不宜输用全血。年老或原有心肺疾病病人输液时应密切观察其心肺体征，掌握输注速度和液量。冬季扩容液尚应适当加温。

2. 调整酸碱平衡　代谢性酸中毒时可用5%碳酸氢钠溶液5ml/kg静滴或静注。应以动态血气检测结果作为纠酸的依据，避免盲目纠酸。

3. 强心剂的应用　血容量基本补足，心率在140次/分以上者，可给予西地兰或毒毛旋花子甙K。

4. 血管活性药与肾上腺皮质激素的应用　经以上处理血压仍不稳定时，可选用血管活性药，如阿拉明、多巴胺等静滴。同时可用地塞米松10～20 mg静滴。

(三) 少尿期治疗

1. 稳定机体内环境　① 控制氮质血症：给以高糖、高维生素、低蛋白饮食。不能进食者，每日静注葡萄糖不少于200 g，并加入适量胰岛素。② 维持水盐平衡：少尿早期需与休克所致的肾前性少尿(尿比重＞1.20，尿钠＜20 mmol/L，尿渗透压＞500 mmol/L，尿/血肌酐之比＞40)相区别。可快速输注电解质液500～1 000 ml，同时用利尿剂，观察利尿效果。有高血容量者不宜作此利尿试验。如已为肾性少尿，应控制输入量，可按前一日尿量及吐泻量加500～700 ml作为给液量。一般应限制钠盐摄入。可根据血钾及心电图变化，限制或适量补充钾盐。应根据病人酸碱变化，给以碳酸氢钠，以稳定酸碱平衡。

2. 促进利尿　常用的利尿剂为呋塞米(速尿)，每次用量为40～100 mg，静脉注射。如尿量不增可加大剂量，4～6小时重复1次。亦可用血管扩张剂酚妥拉明。

3. 导泻和放血疗法　可用甘露醇、硫酸镁、大黄、番泻叶等口服导泻。如高血容量综合征引起急性心力衰竭、肺水肿时，可考虑放血疗法。

4. 透析疗法　对显著氮质血症，特别是高分解型肾功能不全、高血钾、不易纠正的重度酸中毒、高血容量综合征、极度烦躁不安或伴脑水肿者以及无尿2天或持续少尿4天以上者，可行腹膜透析或血液透析。

(四) 多尿期治疗

移行阶段和多尿早期治疗原则与少尿期相同，但水和电解质应随尿量增加予以补充。补充要适量，过多可使多尿期延长，过少可导致水、盐失调，引起二次肾功能衰竭。补液应以口服为主，适当补充钠、钾。因机体抵抗力极低，应注意防止继发感染。

(五) 恢复期治疗

补充营养，休息1～3个月，定期复查肾功能，逐渐恢复工作。

(六) 并发症治疗

① 消化道大出血时，输新鲜血；血小板明显减少的病人，输新鲜血小板。可口服云南白药，去甲肾上腺素4～5 mg加水100 ml口服或凝血酶4 000 U加生理盐水100 ml口服。继发性纤溶时，可注射六氨基已酸或对羧基苄胺。类肝素物质增高者用鱼精蛋白。肾破裂出血应手术治疗。② 心力衰竭、肺水肿时应停止或控制输液，吸氧，半卧位，以酚妥拉明5～10 mg加入体内缓慢静滴。应用西地兰或毒毛旋花子甙K、氨茶碱、呋塞米(速尿)以强心利尿。根据具体情况应用降压、导泄、放血、透析等疗法。③ 呼吸窘迫综合征可给予地塞米

松，及时应用呼吸机进行气末正压通气，并积极治疗肺水肿。④ 中枢神经系统合并症出现抽搐、痉挛时可用安定、异戊巴比妥等镇静剂；脑水肿可用甘露醇，或通过导泻、透析等方法脱水。⑤ 防止继发感染，应注意皮肤、粘膜的清洁卫生，室内空气的流通及消毒。并发细菌感染时，应选用对肾脏无损害的抗菌药物。

【预防】

(一) 灭鼠防鼠

灭鼠防鼠最为关键。可用器械和药物灭鼠；防止鼠排泄物污染食物、食具；野外住宿应选择地势较高处，睡铺离地 0.6 m 以上，周围挖沟防鼠。

(二) 防螨灭螨

可用 5%二二三乳剂或 2%敌敌畏喷洒杀螨。

(三) 个人防护与疫苗注射

不要用手接触鼠类。疫区野外工作时衣裤口要扎紧，如皮肤有破损应立即进行处理。清扫贮粮仓库时宜戴多层口罩。目前我国研制的汉坦病毒灭活疫苗有地鼠肾细胞疫苗、沙鼠肾细胞疫苗、乳鼠脑纯化疫苗和只含病毒核蛋白、糖蛋白 G1 和 G2 的纯化疫苗以及双价灭活疫苗（Ⅰ型、Ⅱ型病毒），均已临床试用，86%～98%的接种者能产生中和抗体，部分疫苗已投放市场。

思考病例

男，32 岁，农民。因发热、头痛 5 天，伴腰痛，尿少 1 天入院。病程中有排尿困难，尿中见膜状物，解柏油样大便 2 次。既往身体健康。

体格检查：体温 36.4 ℃，脉搏 60 次/分，呼吸 22 次/分，血压 15/10 kPa，急性痛苦病容，颜面潮红，球结膜充血水肿，双腋下散在条索状出血点，左颊粘膜见出血斑块。颈无抵抗，心脏无异常。双肺底闻及湿罗音。腹平软，肝脾肋下未触及。全腹无压痛及反跳痛，腹水征阴性。双肾区有明显叩击痛。双下肢轻度浮肿。

辅助检查：血象：白细胞 25.2×10^9/L，中性杆状核粒细胞 0.10，中性分叶核粒细胞 0.58，异常淋巴细胞 0.32，血小板 70×10^9/L。尿蛋白（3+），白细胞 5 个/HP，红细胞 10 个/HP，尿比重 1.005。大便隐血试验（2+）。血浆尿素氮 45 mmol/L，肌酐 198 μmol/L。

本例的诊断是什么？列出诊断依据。应与哪些疾病作鉴别诊断？

复习思考题

1. 肾综合征出血热典型病人的临床经过可分为哪几期？各期的临床特征是什么？

2. 肾综合征出血热病人低血压休克期及少尿期的治疗要点有哪些？

（吴文漪）

第六节 登革热

登革热(dengue fever)是由登革病毒引起的伊蚊传播的急性传染病。临床上以突起高热,全身肌肉、骨、关节痛,极度乏力,皮疹,淋巴结肿大及白细胞减少为特征。

登革热在世界各地曾多次发生大流行,东南亚、太平洋岛屿和加勒比海地区是主要流行地区。我国广东、海南、广西等地近年已发生数次流行,已知的4型登革病毒均已在我国发现。

【病原学】

登革病毒属披盖病毒科黄病毒属,病毒颗粒呈哑铃状、棒状或球状,核酸为单股RNA,核衣壳呈20面体,外层包膜含有型和群特异性抗原。

登革病毒在乳鼠脑或白纹伊蚊C6/36细胞株内生长良好,病毒在细胞浆内增殖,且产生恒定的细胞病变。

登革病毒耐低温及干燥,但不耐热,50℃ 30分钟或100℃ 2分钟即可灭活,也可被乙醚、紫外线或0.65%福尔马林灭活。

根据其抗原特性,登革病毒可分4个血清型,各型间以及与乙型脑炎病毒间有部分交叉免疫反应。

初次感染者第4～5病日血清中出现血凝抑制抗体,2～4周达高峰,第8～10病日出现中和抗体,两个月时达高峰。两者可在血中存在数年至十几年。病程第2周,补体结合抗体出现,30～60日达高峰,3个月后降至较低水平。

【流行病学】

(一) 传染源

主要是病人和隐性感染者。病人在潜伏期末及发热期内均有传染性。在流行期间,轻型病人和隐性感染者极多,可能是重要的传染源。

(二) 传播途径

埃及伊蚊和白纹伊蚊是本病的主要传播媒介。伊蚊吸入带病毒的血液后,病毒在其唾液腺和神经细胞内复制,10日后即有传播性,传染期可长达174日。在非流行期间,伊蚊可能是病毒的储存宿主。

(三) 人群易感性与免疫力

在新流行区,人群普遍易感,但发病以成人为主。在地方性流行区,成年居民几乎都有免疫力,故发病以儿童为多。人体感染后对同型病毒产生免疫力,并可维持多年,对异型病毒也有一年以上的交叉免疫力。

(四) 流行特征

本病流行与伊蚊孳生有关,主要发生于夏秋雨季,常先流行于市镇,后向农村蔓延。新疫区原始爆发流行时势猛、面广,地方性流行则有隔年起伏的趋势。

【发病机制与病理解剖】

登革病毒通过伊蚊叮咬进入人体,在毛细血管内皮细胞和单核-巨噬细胞系统增殖后侵入血流,形成原发病毒血症。然后再定位于单核－巨噬细胞系统和淋巴组织中复制,再次释入血流,形成二次病毒血症,引起临床症状。机体产生的抗登革病毒抗体与病毒形成免疫复合物,沉积在血管壁,激活补体系统,导致血管壁损伤、通透性增加。免疫复合物还抑制骨髓中白细胞和血小板系统,导致白细胞、血小板减少和出血倾向。

病理改变可有肝、肾、心和脑的退行性变,心内膜、心包、胸膜、腹膜、胃肠粘膜、肌肉、皮肤及中枢神经系统有不同程度的出血;皮疹活检见小血管内皮肿胀,血管周围水肿及单核细胞浸润;淤斑中有广泛血管外溢血。重症病人可有肝小叶中央灶性坏死及淤胆。脑型病人可见蛛网膜下腔和脑实质灶性出血、脑水肿及脑实质软化。

【临床表现】

潜伏期5～8日。世界卫生组织按登革热的临床表现将其分为典型登革热和登革出血热,后者又分为无休克的登革出血热及登革休克综合征。本节介绍我国常见的登革热,通常分为典型、轻型与重型登革热3型。

(一)典型登革热

1. 发热与毒血症状　成人多起病急骤,恶寒,高热,24小时内体温升达40℃,持续5～7日后骤退至正常。部分病例发热3～5日后降至正常,1日后再度上升(双峰热或称马鞍热型)。发热时伴有头痛、眼球后痛、背痛、骨和关节痛、肌肉痛,极度乏力,以及恶心、呕吐、腹痛、腹泻或便秘等症状。脉搏早期加速,后期可呈相对缓脉。早期体征有颜面潮红、结合膜充血及浅表淋巴结肿大。儿童起病较慢,体温较低,毒血症较轻。

2. 皮疹　第3～6病日出现于全身,多为斑丘疹或麻疹样皮疹,也有猩红热样疹、红斑疹和淤点等,可同时有两种以上皮疹。皮疹有痒感,很少脱屑,持续3～4日消退。

3. 出血　25%～50%的病例有出血现象,如牙龈出血、鼻衄、呕血或黑便、皮下出血、咯血、血尿、胸腹腔出血等。

4. 其他　约1/4病例肝肿大,个别有黄疸。脾肿大少见。

(二)轻型登革热

发低热,全身疼痛症状较轻,皮疹稀少或无疹,无出血倾向,但浅表淋巴结常肿大,1～4天即愈。流行期间此型甚多,常被忽视。

(三)重型登革热

本型罕见。发病3～5日后突然加重,表现为脑膜脑炎,或表现为消化道大出血和出血性休克。病情凶险,进展迅速,多于24小时内死于中枢性呼吸衰竭或出血性休克。

登革热通常预后良好,病死率低于3/万,死亡病例绝大多数属于重型。

【诊断与鉴别诊断】

(一)诊断

1. 流行病学资料　在登革热流行或可能流行地区,夏秋雨季,发生大量高热病例时,应想到本病。

2. 临床资料　起病急、高热、骨关节和肌肉痛、明显乏力、皮疹、出血、淋巴结肿大、束臂试验阳性。

3. 实验室检查

(1) 白细胞总数减少,第4～5日降至2×10^9/L。分类中性粒细胞减少。部分病例血小板减少。脑型病例脑脊液压力升高，白细胞和蛋白质正常或稍增加，糖和氯化物正常。

(2) 病毒分离：急性早期病人血清接种于白纹伊蚊C6/36株细胞可分离病毒。

(3) 血清学检查：单份血清补体结合试验滴度超过1/32，红细胞凝集抑制试验滴度超过1/1 280有诊断意义。双份血清恢复期抗体滴度比急性期升高4倍以上者，可以确诊。特异性IgM抗体阳性，有助于早期诊断。

(二) 鉴别诊断

本病应与流行性感冒、钩端螺旋体病、猩红热、麻疹、登革出血热等疾病相鉴别。

登革出血热除具有典型登革热临床表现外，还以多器官较大量出血为特征，常见肝肿大，同时血小板在 $100 \times 10^9/L$ 以下，血细胞容积增加20%以上。若同时伴有休克则为登革休克综合征。

【治疗】

无特殊治疗药物，主要采取支持及对症治疗。

(一) 一般治疗

急性期卧床休息，给予流质、半流质饮食，同时防蚊隔离至完全退热。

(二) 对症治疗

对症治疗措施包括：① 高热时物理降温，慎用止痛退热药。高热不退毒血症状明显者，可短期使用小剂量肾上腺皮质激素，如口服泼尼松5 mg，每日3次。② 出汗多、呕吐或腹泻者，应及时口服补液，非必要时不用静脉补液，以避免诱发脑水肿。③ 有出血倾向者，给予一般止血药物，出血量大时，输新鲜全血或血小板。严重上消化道出血者，可用冰盐水或去甲肾上腺素稀释灌胃，静脉给予奥美拉唑。④ 脑型病例应及早使用地塞米松及甘露醇静脉注入脱水。呼吸中枢受抑制者应及时使用人工呼吸器。

【预防】

单纯隔离病人不能制止流行。灭蚊是预防本病的根本措施。疫苗预防接种仍处于研究阶段，尚未推广应用。

复习思考题

1. 试述登革热与登革出血热的鉴别。
2. 叙述典型登革热的临床表现。

(吴文漪)

第七节 狂犬病

狂犬病(rabies)又称恐水症(hydrophobia)，是由狂犬病毒所致的急性传染病。本病多见于犬、狼、猫等肉食动物，人多因病兽咬伤而感染。本病以侵犯中枢神经系统为主，临床表现为特有的恐水怕风、恐惧不安、咽肌痉挛和进行性瘫痪等。病死率几乎达100%。

【病原学】

本病病原体为狂犬病病毒，属弹状病毒科(rhabdoviridae)，形似子弹，大小约75 nm×

180 nm,病毒中心为单股负链 RNA。病毒具有两种主要抗原:一种为外膜的糖蛋白抗原,可诱导产生中和抗体,具有保护作用;另一种为内层的核蛋白抗原,可激发产生补体结合抗体等,无保护作用。病毒易为紫外线、季胺化合物、碘酒、高锰酸钾、酒精、甲醛等灭活,加热100 ℃2 分钟可灭活。耐低温,-70 ℃或冻干置 0~4 ℃中能存活数年,在中性甘油中室温下可保存数周。从自然条件下感染的人或动物体内分离得到的病毒称野毒株或街毒株(street strain)。其特点为致病力强,自脑外途径接种后,易侵入脑组织和唾液腺内繁殖,潜伏期较长。固定毒株(fixed strain)是街毒株连续在家兔脑内多次传代获得的毒株,特点为毒力减弱,潜伏期缩短在 1 周左右,对人和犬失去致病力,不能侵入脑和唾液腺中增殖,但仍保持其免疫原性,可供制备疫苗。

【流行病学】

(一) 传染源

本病主要传染源是狂犬,人狂犬病由其传播者约占 80%~90%,其次是病猫和病狼。牛、马、猪、羊等家畜和狐、豺等野兽均可感染得病。犬狂犬病已被控制的地区和国家则以野生动物如狐狸、臭鼬、吸血蝙蝠、浣熊等为主。病人唾液中含有少量病毒,但人传人罕见。已有外观健康家犬带毒的报告,值得高度警惕。

(二) 传播途径

病毒主要通过咬伤传播,也可由带病毒唾液经各种伤口和抓伤、舔伤的粘膜、皮肤而入侵。少数人可通过对病犬宰杀、剥皮、切割等过程而被感染,或偶因吸入蝙蝠群居洞穴中含病毒的气溶胶而感染。

(三) 人群易感性与免疫力

人被病犬咬伤后的发病率约为 15%~30%,被病狼咬伤后的发病率为 50%~60%。若及时处理伤口和接种疫苗后,发病率可降为 0.15%左右。与发病有关的因素有:① 咬伤部位及程度:如伤及头、面、颈、手指或会阴部等末梢神经分布丰富的部位,或被严重咬伤(指上述部位多处咬伤或组织撕裂,大量出血)者易发病;② 伤口未处理或处理不当;③ 未及时全程注射狂犬疫苗;④ 被咬者免疫功能低下或有免疫缺陷。该病全年均可发生,多发季节各地不同,以春夏或夏秋季稍多。病人男性多于女性,以农村青少年较多,与常接触动物有关。

【发病机制与病理解剖】

狂犬病毒自皮肤或粘膜破损处入侵人体后,对神经组织有强大的亲和力,其增殖、扩散过程可分 3 个阶段:① 局部增殖期:病毒先在伤口附近的肌细胞内少量增殖,在局部可停留 1~2 周(至少需 72 小时)或更久,再侵入近处的末梢神经。② 中枢侵入期:病毒沿神经的轴索浆向中枢神经作向心性扩展,以每小时 3 mm 的速度至脊髓的背根神经节再大量繁殖,继而入侵脊髓并很快到达脑部。主要侵犯脑干、小脑等处的神经细胞,一般不进入血流。③ 器官扩散期:病毒从中枢神经向周围神经扩展,侵入各器官组织,尤以唾液腺、舌部味蕾、嗅神经上皮等处病毒量较多。由于迷走、舌咽及舌下神经核受损,致吞咽肌及呼吸肌痉挛,可出现恐水,吞咽和呼吸困难等症状。交感神经受损时,可引起病人心血管功能紊乱或猝死。

病理变化主要为急性弥漫性脑脊髓炎,以大脑基底面海马回和脑干部位(中脑、桥脑和延髓)及小脑损害最为明显。外观有充血、水肿、微小出血等。镜下脑实质有非特异的神经细胞变性与炎性病变,如血管周围单核细胞浸润等。具特征性的病变是嗜酸性包涵体,称内基小体(Negri body),最常见于海马及小脑 Purkinje 细胞中,为狂犬病毒的集落,在神经细胞的胞浆内,呈圆形或椭圆形,直径 3～10 μm,具有诊断意义。

【临床表现】

潜伏期长短不一,最短 5 日,最长 19 年,多数在 3 个月内,国内报道平均为 66.9 日。被狼、狐等野生动物咬伤者潜伏期短。受寒、惊吓、劳累或悲痛可能为发病诱因。临床上可分为狂躁型及麻痹型两型。我国常见为狂躁型,临床经过可分为 3 期。

(一) 前驱期

常有低热、倦怠、头痛、恶心、周身不适,继而出现恐惧不安,烦躁失眠,对声、光、风、痛等刺激敏感,并有喉头紧缩感。在愈合的伤口及其神经支配区有麻、痒、痛及蚁走感等异样感觉,为最有意义的早期症状。本期持续 2～4 日。

(二) 兴奋期或痉挛期

表现为高度兴奋状态、极度恐怖表情、恐水、怕风、发作性咽肌痉挛。体温常升高(38～40℃)。恐水为本病的特征,典型病人虽渴极而不敢饮,见水、闻及流水声、饮水,或仅提及饮水时均可引起咽喉肌严重痉挛。严重发作时可出现全身肌肉阵发性抽搐,因呼吸肌痉挛致呼吸困难和发绀。病人交感神经功能常亢进,表现为唾液分泌增多而出现大量流涎、乱吐唾液、大汗淋漓、心率加快、血压上升。病人神志多清晰,少数病人可出现精神失常、幻视、幻听等。本期约持续 1～3 日。

(三) 麻痹期或昏迷期

病人渐趋安静,肌肉痉挛停止,出现各种瘫痪,尤以肢体弛缓性瘫痪最为多见。病人由安静进入昏迷状态,最后因呼吸、循环衰竭而死亡。该期持续时间较短,一般仅为 6～18 小时。

本病整个病程一般不超过 6 日。除上述狂躁型外,尚有以脊髓或延髓受损为主的麻痹型,该型我国少见。该型病人无兴奋期和典型的恐水表现,常见高热、头痛、呕吐、腱反射消失和尿失禁,软弱无力常自被咬肢体向四肢蔓延,呈横断性脊髓炎或上行性麻痹,最终因肌肉瘫痪而死亡。

【实验室检查】

(一) 周围血象及脑脊液

白细胞总数轻至中度增多,中性粒细胞可达 80%以上。脑脊液压力正常或稍高,细胞数稍增多,以淋巴细胞为主,蛋白质亦稍增多,糖及氯化物正常。

(二) 免疫学检查

应用荧光抗体法可在脑组织涂片或病人唾液和尿的沉渣、角膜印片等标本中查病毒抗原,数小时内可得到结果,阳性率约 40%。测定血清中和抗体对未接种疫苗者有诊断价值。但由于病人发病后很快死亡,其早期血清抗体检出率一般不超过 20%。

(三) 病毒分离

取病人的唾液、脑脊液、泪液接种鼠脑分离病毒,至少需 1 周才有结果。

(四) 内基小体检查

均于死后进行,取死亡动物或死者的脑组织作切片染色,镜检找内基小体,阳性者可确诊。

【诊断与鉴别诊断】

(一) 诊断

本病诊断依据有被狂犬或病畜咬伤或抓伤史,出现典型症状,如恐水、怕风、咽喉痉挛,或怕光、怕声、多汗、流涎和咬伤处出现麻木、感觉异常等。确诊有赖于检查病毒抗原,或尸检脑组织检出内基小体。

(二) 鉴别诊断

本病尚需与破伤风、病毒性脑膜脑炎、脊髓灰质炎等鉴别。破伤风有牙关紧闭、苦笑面容及角弓反张等特点,而无恐水症状。病毒性脑膜脑炎多有早期意识障碍和脑膜刺激征。脊髓灰质炎无恐水,无痉挛性抽搐等兴奋期症状。接种狂犬病疫苗后,偶可出现发热、肢端麻木、运动失调、各种瘫痪等称疫苗脑炎或疫苗多发性神经炎,与本病麻痹型不易区别,但前者经停止接种,采用肾上腺皮质激素治疗后多可恢复,其血清和脑脊液中 90% 出现狂犬病毒中和抗体,而麻痹型仅 15% 出现该抗体。

【预后】

本病发病后缺乏有效的治疗手段,临床曾试用多种药物如 α-干扰素、阿糖腺苷、转移因子和大剂量人抗狂犬病球蛋白治疗,均告失败。其病死率几达 100%。

【治疗】

目前发病后以对症综合治疗为主,包括:① 隔离病人,防止唾液污染,尽量保持病人安静,减少光、风、声等刺激。② 加强监护及对症治疗,包括给氧,必要时气管切开,纠正酸中毒,维持水、电解质平衡。狂躁时用镇静剂。有心动过速、心律失常、高血压等可用 β-受体阻滞剂或强心剂。有脑水肿时给予脱水剂。

【预防】

(一) 管理传染源

以犬的管理为主。捕杀野犬,对家养犬进行登记并做好预防接种。发现病犬、病猫应立即捕杀。病死动物应予焚毁或深埋处理。

(二) 伤口处理

应尽快用 20%肥皂水或 0.1%新洁尔灭(季胺类消毒液)反复冲洗至少半小时,力求去除狗涎。季胺类与肥皂水不可合用。冲洗后用 70%酒精擦洗及浓碘酒反复涂拭,伤口一般不予缝合或包扎,以便排血引流。若咬伤头颈部、手指或严重咬伤时,除用疫苗外,还需用抗狂犬病免疫血清在伤口及周围行局部浸润注射(皮下及肌内),用量每次 40 IU/kg,若过量注射免疫血清能抑制疫苗的免疫作用。免疫血清为马血清,过敏试验阳性者要进行脱敏注射。伤口如能及时彻底清洗、消毒,可明显降低发病率。此外,尚要注意预防破伤风及其他细菌感染。

(三) 预防接种

细胞培养疫苗抗原性好,不良反应小。我国现用地鼠肾细胞疫苗,全程 5 针,在 30 日内注完,按程序分别在 0、3、7、14 和 30 日各肌注 1 针(2 ml)。严重咬伤者,疫苗可加用全程 10 针,即当日至第 6 日每日 1 针,以后分别于 10、14、30、90 日再各注 1 针。据我国 100 万人观察，注射该疫苗后未发现神经系统并发症，过敏反应发生率约1/20万。对高危人群，如接触狂犬病的工作人员，要预先作疫苗注射。可疑接触后的处理方法如下：

1. 触摸或饲养动物，完整皮肤被舔时，不需处理。

2. 无防护皮肤被啃咬，无流血的轻度擦伤或抓伤，破损皮肤被舔时，立即接种疫苗。

3. 一处或多处皮肤的穿透性咬伤或抓伤，唾液污染粘膜（如被舔）时，立即接种疫苗并注射抗狂犬病免疫球蛋白。

复习思考题

1. 狂犬病毒固定毒株与街毒株有何不同？前者有何使用价值？

2. 试述狂犬病的流行病学特点及预防措施。

3. 试述狂犬病的典型临床表现及鉴别诊断要点。

（黄祖瑚）

第八节　传染性单核细胞增多症

传染性单核细胞增多症（infectious mononucleosis）是EB病毒（Epstein－Barr virus，EBV）引起的单核－巨噬细胞系统，主要是淋巴组织良性增生性的急性传染病。临床表现为发热、咽峡炎、淋巴结肿大和脾肿大，血液中淋巴细胞增多，并出现异常淋巴细胞，血清中可测得嗜异性凝集素和抗－EBV抗体。

【病原学】

本病的病原为EBV，是一种DNA病毒，属疱疹病毒群，形成结构与疱疹病毒相似，但具有嗜B淋巴细胞特性和独特的抗原系统。EBV有5种抗原成分：核抗原（EBNA）、淋巴细胞检定的膜抗原（LYDMA）、膜抗原（MA）、早期抗原（EA）和衣壳抗原（VCA）。机体感染后产生各自相应的抗体。

【流行病学】

本病遍及全球，一般散发，也可见流行，流行以晚秋至初春为多。

（一）传染源

病人及隐性感染者为传染源。感染后口咽部排毒可持续数周至数月。

（二）传播途径

主要通过密切接触经口传播，也可经飞沫传播，偶经输血传播。

（三）人群易感性与免疫力

人群普遍易感。6月内婴儿有来自母体的抗体，其后抗体水平下降，继则通过自然感染，抗体阳性率逐渐增长。一般婴幼儿时期即受感染，6岁以下多为隐性感染或症状轻微，典型发病以15～30岁多见，35岁以上甚少。病后获持久免疫。

【发病机制与病理解剖】

发病机制尚未完全阐明。病毒经口至咽部淋巴组织内复制，然后侵入血流，引起病毒血症，继而累及全身淋巴器官（淋巴结、扁桃体、脾）和脏器中散在的淋巴组织。因B细胞表面有 EBV 受体，故被累及而导致抗原性改变，进而激发 T 淋巴细胞的防御反应，血中出现异常的 T 淋巴细胞。其中细胞毒性 T 淋巴细胞可直接破坏带病毒的 B 淋巴细胞，抑制性 T 淋巴细胞能阻遏受 EBV 感染的 B 淋巴细胞的增殖，对本病的自限性有重要作用。

本病主要病变在单核－巨噬细胞系统，病理特征为淋巴组织良性增生。常有肝肿大，呈间质性肝炎改变，肝窦及汇管区有淋巴细胞等单核细胞浸润，枯否细胞增生，肝细胞病变轻，可有局灶性坏死。脾肿大，脾窦及脾髓内充满单核细胞。淋巴结肿大，淋巴细胞高度增生，鼻咽部淋巴组织也常见增生。骨髓有少量单核细胞浸润，不影响造血机能。

本病也可波及心肌、肾、肾上腺、肺、皮肤及中枢神经系统，在血管周围形成轻重不等的单核细胞浸润及局限性病灶，引起多种临床症状。

【临床表现】

潜伏期 5～15 日。起病或急或缓。近半数病例有乏力、食欲差、头痛、畏寒等前驱症状，历时数天。本病波及范围较广，临床表现不一，多数病人有发热、咽痛、淋巴结肿大等症状。

（一）发热

除极轻病例外，大多有发热。38～40 ℃不等，热型不定，热程数日至数周，少数可长达数月，伴有畏寒、寒战、出汗等。中毒症状一般不显著。

（二）淋巴结肿大

70％病人淋巴结肿大，以颈淋巴结肿大最显著，全身淋巴结均可累及。肿大的淋巴结分布不对称，直径 0.5～4 cm 不等，中等硬度，不粘连，无明显触痛，消退缓慢，常持续数周以至数月。肠系膜淋巴结肿大时可引起腹痛、按压痛。

（三）咽峡炎

约半数病人诉咽痛，而咽部和扁桃体、悬雍垂充血相当普遍，少数有溃疡或伪膜形成，软腭及咽弓处可见小出血点。喉和气管的水肿及阻塞少见。

（四）肝脾肿大

50％～75％病例脾肿大，一般属轻度。约 10％的病例有肝肿大，多数病人有转氨酶升高，少数可有黄疸。肝脏病变很少转为慢性。

（五）皮疹

约 10％的病例在病程 1～2 周时出现多形性皮疹，多见于躯干及四肢近端，以丘疹及斑丘疹最为常见，也可呈猩红热样或荨麻疹样，偶见出血性皮疹。一周内隐退。

（六）神经系统症状

较少见。临床表现为无菌性脑膜炎、脑干脑炎、周围神经炎等。脑脊液蛋白质和淋巴细胞可轻、中度增多，并可见异常淋巴细胞。预后大多良好。

（七）其他

偶可发生心包炎、心肌炎、肾炎、间质性肺炎等。

本病病程一般 2～3 周，少数可迁延 1～6 个月。偶有复发者。多数病人预后良好，病死率低于 1％。死亡多发生于严重并发症，如脑干脑炎导致呼吸衰竭、脾破裂未及时诊治、心肌炎等。有先天免疫缺陷者患本病时，病情常迅速恶化，导致死亡。

【诊断与鉴别诊断】

（一）诊断

1. 流行病学资料　出现流行时，流行病学资料有重要参考价值。

2. 临床综合征　发热、咽痛、颈淋巴结肿大、肝脾肿大，而中毒症状不显著。

3. 实验室检查

（1）血象：白细胞总数正常或增高，高者可达 $30\times10^9\sim50\times10^9$/L，部分病例早期可偏低。分类中单核细胞占 50%以上，其中异常淋巴细胞在 10%以上。

（2）嗜异性凝集试验：EB 病毒作为 B 淋巴细胞的致裂原，引起 B 淋巴细胞多克隆活化，产生多克隆免疫球蛋白，其中之一为 IgM 型嗜异性抗体。这种抗体能凝集绵羊和马的红细胞，并被豚鼠肾少量吸收。病人血清经豚鼠肾吸收后，凝集价在 1∶64 以上者具有诊断价值。本试验第一周阳性率为 40%，第 2 周升至 60%，第 3 周可达 80%以上，逐周连测效价上升 4 倍者，意义更大。恢复期内效价迅速下降。约 10%病例的嗜异凝集试验始终阴性，多属轻型病人，尤以儿童多见，可测定 EBV 抗体作出诊断。

（3）EBV 抗体测定：EBV 抗体有多种，以特异性 IgM 型衣壳抗体（IgM－VCA）测定较常用。此抗体于发病早期出现，3 周左右达高峰，2～3 月后效价下降，故其出现表明近期感染或疾病持续活动，对嗜异凝集试验阴性病人尤具诊断价值。

（二）鉴别诊断

1. 本病的咽峡炎应与急性渗出性扁桃体炎、疱疹性咽炎、白喉等相鉴别。

2. 淋巴结肿大应与淋巴结结核、淋巴瘤、淋巴细胞白血病等相鉴别。

3. 本病的皮疹应与风疹、肠道病毒感染、血清病、药物疹相鉴别。

4. 有黄疸、肝功能异常时，需与巨细胞病毒感染、病毒性肝炎相鉴别。

【治疗】

本病以对症治疗为主，病人多能自愈。急性期特别是并发肝炎、心肌炎时，应卧床休息。继发细菌性感染时应选用抗菌药物。对咽部、扁桃体的继发感染可用红霉素或青霉素治疗；有报道甲硝哒唑及氯林可霉素也有疗效，可能与咽峡炎时合并厌氧菌感染有关。忌用氨苄青霉素或羟苄青霉素，因服后常引起多形性皮疹。

重症病人，如有严重咽喉水肿，或有中枢神经系统并发症或心肌炎时，可应用较大剂量、短疗程肾上腺皮质激素。阿糖腺苷、无环鸟苷、干扰素等抗病毒药对本病可能有效。

【预防】

本病目前尚难预防，急性期病人应进行呼吸道隔离。疫苗正在研制中。

复习思考题

1. 叙述传染性单核细胞增多症的诊断依据。

2. 叙述传染性单核细胞增多症病人末梢血中出现异常淋巴细胞的机制。

（吴文漪）

第九节 艾滋病

艾滋病是获得性免疫缺陷综合征(acquired immunodeficiency syndrome,AIDS)的简称,是由人类免疫缺陷病毒(human immunodeficency virus,HIV)引起的进行性致死性传染病。病毒特异性侵犯 $CD4^+$ T 细胞,造成机体细胞免疫功能受损。病毒感染后初期表现为无症状病毒携带状态,继之发展为持续性全身淋巴结肿大综合征的症状显现期,最后因免疫系统被严重破坏而出现各种严重的机会性感染和恶性肿瘤。

【病原学】

HIV 是逆转录病毒,曾分别称之为人类嗜 T 淋巴细胞Ⅲ型(human T cell lymphotrophic virus－Ⅲ,HTLV－Ⅲ)和淋巴结病相关病毒(lymphadenopathy－associated virus,LAV),后证实两者是同一种病毒。1986 年国际病毒分类委员会统一命名为人类免疫缺陷病毒(HIV),又称艾滋病病毒。

HIV 属逆转录病毒科,慢病毒亚科,直径 90～140 nm,呈椭圆形或圆柱形,外有类脂包膜。外膜蛋白有 gp120 和 gp41。病毒核呈钝头圆锥形,位于中央,核心蛋白 p24 和 p25 是主要构成成分。核内含两条完全相同的病毒 RNA 链、Mg^{2+} 依赖性逆转录酶和 DNA 聚合酶。

目前发现 HIV 有两个不同的成员:HIV－Ⅰ型和 HIV－Ⅱ型,两者在基因结构上有部分同源性,但 HIV－Ⅱ型主要分布在西非,致病性较 HIV－Ⅰ型弱。HIV－Ⅰ型共有 A、B、C、D、E、F、G、H、O 等 9 种亚型。

HIV 通过 $CD4^+$ 细胞的内吞作用、细胞膜融合作用和吞噬作用进入细胞。首先是包膜糖蛋白(gp120)与靶细胞表面的 CD4 分子结合,继之在 gp41 的参与下发生膜的融合,病毒即脱去外膜,将其核心部分注入细胞质中。病毒 RNA 在逆转录酶的作用下转录成一单链 DNA,以此 DNA 为模板,在 DNA 聚合酶的作用下复制第 2 条 DNA 链。所形成的双链 DNA 既可以游离形式存在细胞质内,又能整合进入宿主的染色体 DNA 中,从而造成持续感染。整合的病毒 DNA 称为前病毒 DNA,通过转录和翻译而产生新的病毒 RNA 和病毒蛋白,装配成新的病毒体后,以芽生方式将病毒释放至细胞外。

HIV 在外界的抵抗力不强,加热 56 ℃ 30 分钟能灭活,一般消毒剂如 70% 乙醇、0.2% 次氯酸钠、5%～8% 甲醛等均能灭活。

【流行病学】

本病呈全球分布,据 WHO 最新估计,至 1997 年年底全球共有 HIV 和 AIDS 感染者 3 060 万,在 2 940 万成人感染者中,妇女感染人数达 1 220 万,15 岁以下的儿童感染 HIV 数为 110 万。在 1997 年约有 580 万人是新感染者(其中 59 万儿童),提示全球每天有 16 000 人新感染 HIV。估计到 2000 年感染人数将达 3 000～4 000 万。

我国自 1985 年发现第一例艾滋病至 1998 年 6 月底,全国 31 个省、市、自治区报告发现 HIV 感染者 10 676 人,其中 AIDS 病人 301 例。然而,权威专家估计我国实际 HIV 感染人数可能超过 40 万,占亚洲的第 4 位。如果控制艾滋病的力量得不到明显加强,到 2000 年实际感染人数有可能超过百万。

(一) 传染源

本病的传染源是人,包括无症状 HIV 感染者及 AIDS 病人。现已证实,HIV 感染者及 AIDS 病人的血液、唾液、乳汁、精液及阴道分泌物等体液中有病毒存在,能造成传播。

(二) 传播途径

主要有 3 条途径,即性接触传播、血液传播和母婴传播。

1. 性接触传播　艾滋病病人或 HIV 感染者通过性行为(包括正常性交、肛交及口交)可将艾滋病病毒传给对方。此途径将可能成为我国艾滋病传播的主要途径。

2. 血液传播　在各种体液中,HIV 聚集最多的地方是血液、精液和脑脊液。通过输入被艾滋病病毒污染的血液和血制品亦是重要的传播途径;使用受艾滋病病毒污染而未消毒或消毒不合格的注射器、针头、手术器械、理发刀具,破溃的皮肤粘膜接触了含有艾滋病病毒的血液、体液时,都有可能感染艾滋病病毒;器官移植也能成为感染的途径之一。

3. 母婴传播　母亲为 HIV 感染者或 AIDS 病人,其在怀孕、分娩过程中通过血液或产后通过母乳喂养可将艾滋病病毒传播给胎儿或新生儿。据报道 HIV－Ⅰ的母婴传播感染率为 30%～50%,而 HIV－Ⅱ的母婴传播感染率不到 10%。

(三) 人群易感性

人群普遍易感,但与个人的生活方式、卫生习惯及社会因素的影响有关,50 岁以下的性活跃期青壮年发病率高。高危人群有同性恋或双性恋的男性,卖淫和嫖娼者,性病病人,与他人共用注射器的吸毒者,血友病病人及接受输血、血制品或器官移植者,带病毒母亲的新生婴儿等。感染者中男女性别差异已趋接近。

【发病机制与病理解剖】

(一) 发病机制

HIV 主要感染 $CD4^+$ 的免疫细胞,如 T 辅助淋巴细胞和一些巨噬细胞。HIV 感染后导致机体免疫细胞数量和功能减退,可能有下列机制:

1. HIV 感染后,刺激机体产生免疫反应,使受染的 $CD4^+$ 细胞受到细胞毒性 T 细胞、NK 细胞的攻击,以清除被 HIV 感染的细胞和限制 HIV 感染新的细胞,可使 HIV 感染者长期处于无症状状态。然而,当免疫反应持续发生或过强时,则导致 $CD4^+$ 细胞数量减少,甚至耗竭。

2. 受染的 $CD4^+$ 细胞在 HIV 呈活跃复制时,病毒的包膜糖蛋白(gp120 和 gp41)介导受感染细胞与未受染细胞发生融合,形成多核巨细胞,即合胞体细胞。合胞体细胞在形成后 48 小时内死亡和溶解。胸腺和骨髓干细胞也可因 HIV 感染而不能成熟和补充 $CD4^+$ 细胞群。

3. 血中游离的病毒蛋白 gp120 可与未受染的 $CD4^+$ 细胞结合,介导抗体依赖性细胞毒作用,使 $CD4^+$ 细胞成为靶细胞。

4. 由于 HIV 感染扰乱了免疫系统细胞的功能,导致持续的 B 细胞激活和 B 细胞功能异常,发生自身免疫反应。如 MHCII 类抗原分子与 gp120 的构型相似,机体对 gp120 产生的抗体和特异性细胞毒性 T 细胞将对表面带有 MHCII 类抗原的细胞(如巨噬细胞)发生反应而导致细胞破坏。

机体大量的免疫细胞被破坏,导致免疫功能受损,特别是细胞免疫功能低下或衰竭,发生各种顽固性的机会感染或肿瘤,最终导致死亡。某些单核－巨噬细胞被 HIV 感染后,很少发生病变，但可成为病毒的储存场所，能够携带病毒进入中枢神经系统，造成神经系统的病变。

（二）病理解剖

艾滋病的病理变化呈多样化、非特异性。主要表现有机会性感染所致的病变、淋巴结病变和中枢神经系统病变。

1. 艾滋病病人由于严重的免疫缺陷而发生多种机会性病原体反复重叠感染，感染组织中病原体繁殖多而炎症反应轻。淋巴结呈反应性病变和肿瘤性病变两种。

2. 早期表现淋巴组织反应性增生，随后出现类血管免疫母细胞性淋巴结病，继之发生淋巴细胞缺失的淋巴结病，晚期部分病人发生卡氏肉瘤和不同类型的淋巴瘤。

3. HIV 感染的中枢神经系统主要表现为胶质细胞增生、灶状坏死、血管周围炎性浸润、多核巨细胞形成和脱髓鞘病变。

【临床表现】

潜伏期 2～10 年(平均 5 年)，其潜伏期的长短与 HIV 感染的剂量有关。经输血感染的剂量一般较大，潜伏期相对较短；性接触感染剂量较少，潜伏期则较长。

（一）急性感染期

HIV 感染后，部分病人出现一过性单核细胞增多症样症状或急性脑膜炎症状，典型表现为发热、出汗、头痛、咽痛、腹泻、皮疹、肌肉和关节酸痛、淋巴结肿大、神经症状和脑膜刺激征。此期一般持续 3～21 天。

（二）持续性全身淋巴结病综合征

经过持续数月至数年不等的无症状 HIV 感染状态后，多数病人发生全身淋巴结病综合征。其特点为除腹股沟淋巴结以外，其他部位两处或两处以上淋巴结肿大，直径大于 1 cm，持续 3 个月以上而无其他原因可解释。淋巴结活检显示反应性增生，同时有疲劳、发热、体重下降(＞10%)、腹泻等症状。

（三）艾滋病相关综合征

除具有持续性全身淋巴结病综合征外，还有一定程度的 T 淋巴细胞功能缺陷。如皮肤粘膜感染(单纯疱疹、带状疱疹及口腔白色念珠菌感染等)，体重明显减轻(＞10%)，持续性腹泻，持续性发热(＞38 ℃)3 个月以上，疲乏，盗汗，白细胞、淋巴细胞下降，淋转率下降，Th 下降，Th/Ts 比值倒置。

（四）艾滋病

除发热、消瘦、疲乏及淋巴结肿大等表现外，尚具有 3 个基本特点：严重的免疫缺陷，特别是 $CD4^{+}$ 细胞的严重缺损；发生各种致命性的机会感染，如卡氏肺孢子虫病(PCP)；发生各种恶性肿瘤。AIDS 病人的机会感染主要分 4 型：

1. 呼吸系统感染　最常见的病原是卡氏肺孢子虫，表现为急性或亚急性起病，引起呼吸困难和肺部浸润。其他病原有体巨细胞病毒、念珠菌、隐球菌、弓形体、结核杆菌和鸟型分支杆菌等，可引起肺部感染。

2. 中枢神经系统感染　除 HIV 感染引起的进行性亚急性脑炎外，巨细胞病毒、弓形体、隐球菌、疱疹病毒等可以引起脑炎或脑膜炎，表现为精神错乱、性格改变、头痛、癫痫、偏瘫、偏身感觉障碍，甚至痴呆等。

3. 消化系统病变　3/4 的艾滋病病人可出现消化系统病变，波及消化道的各个器官。

念珠菌、巨细胞病毒、疱疹病毒等侵犯口咽部及食道,引起溃疡;隐孢子虫、鸟分支杆菌、结核杆菌及药物等导致肉芽肿性肝炎、脂肪肝及肝硬化;隐孢子虫、溶组织阿米巴、空肠弯曲菌、痢疾杆菌、沙门菌、巨细胞病毒等感染肠道引起腹泻和吸收不良综合征,其中隐孢子虫感染较常见,病人表现为慢性持续性腹泻,水样便可达数月之久,易致病人死亡。

4. 其他　艾滋病病人肾损害的发生率约为20%～50%。机会性感染是导致肾损害的主要因素之一。皮肤感染有复发性单纯疱疹性口炎、慢性单纯疱疹性肛周溃疡、带状疱疹、水痘、皮肤真菌感染及甲癣等。巨细胞病毒及弓形体感染引起视网膜炎,早期仅是眼底渗出及出血,后期则导致视力缺损。

Kaposi 肉瘤(KS)是多灶性的肿瘤,表现为皮肤多发的血管性结节,少数可累及内脏。

少数艾滋病病人可患淋巴母细胞肉瘤、免疫母细胞肉瘤及霍奇金病等。

【实验室检查】

(一) 血象

红细胞及血红蛋白降低,网织红细胞不增高。白细胞总数减少,分类中性粒细胞增加,淋巴细胞明显减少。血小板一般无变化。

(二) 免疫学变化

T细胞下降至38%～50%(正常69%～81%),Th(CD4)下降为9%～20%(正常为44%～55%),Ts(CD8)可高达35%～50%(正常为27%～29%),CD4/CD8比例小于1(正常为1.2～1.5)。自然杀伤细胞的活力下降。

(三) 病原学检查

包括血清学和病毒学检查两大类。

1. 血清学检查　主要是测定抗HIV抗体,大多数HIV感染者在3个月内血清抗体转为阳性,故测定血清抗体是目前确定有无HIV感染的最简便、快速而有效的方法。一般先用ELISA作初步筛选,阳性者再用RIBA(重组免疫印迹法)或Western blot(电泳免疫印迹法)确诊。

2. 病毒学检查　① 抗原检测:采用ELISA法检测HIV的gp120和gp24抗原,其灵敏性高,特异性强;② 病毒核酸检测:应用核酸杂交或PCR(多聚酶链反应)检测HIV-RNA;③ 病毒分离:直接从病人的淋巴细胞、血液、精液和其他体液中分离病毒,阳性率高,反复多次分离阳性率可达100%。

3. 其他检查　尿常规常有蛋白尿,血尿素氮、肌酐升高。X线检查可以及早发现机会性感染和恶性肿瘤。

【诊断与鉴别诊断】

(一) 诊断

我国1996年制订了HIV感染和AIDS的诊断标准,分为急性HIV感染、无症状HIV感染及AIDS等。

1. 急性HIV感染

(1) 流行病学资料: ① 同性恋或异性恋者有多个性伴侣,或配偶、性伴侣抗HIV抗体阳性; ② 有静脉吸毒史; ③ 用过进口第Ⅷ因子等血液制品; ④ 与HIV感染者或AIDS病人有密切接触史(主要是性接触); ⑤ 有过梅毒、淋病、非淋菌性尿道炎等性病史; ⑥ 有出国史；⑦ 抗 HIV 抗体阳性者所生的子女；⑧ 输入未经抗 HIV 检测的血液。

(2) 临床资料：① 有发热、乏力、咽痛、全身不适等上呼吸道感染症状；② 个别有头痛、皮疹、脑膜脑炎或急性多发性神经炎等表现；③ 颈、腋及枕部有肿大淋巴结，类似传染性单核细胞增多症；④ 肝、脾肿大。

(3) 实验室检查：① 起病后周围血白细胞及淋巴细胞总数下降，以后淋巴细胞总数上升，可见异型淋巴细胞；② CD4/CD8 比值>1；③ 抗 HIV 抗体由阴性转阳性者，一般经2～3个月才转为阳性。最长可达6个月，在感染窗口期抗体阴性；④ 少数病人初期血液 P_{24}抗原阳性。

2. 无症状 HIV 感染

(1) 流行病学资料：同急性 HIV 感染者。

(2) 临床资料：常无任何症状及体征。

(3) 实验室检查：① 抗 HIV 抗体阳性，经试验证实者；② CD4 淋巴细胞总数正常，CD4/CD8>1；③ 血液 P_{24}抗原阴性。

3. AIDS

(1) 流行病学资料：同急性 HIV 感染

(2) 临床资料：① 原因不明的免疫功能低下；② 持续不规则低热超过1个月；③ 持续原因不明的全身淋巴结肿大(淋巴结直径>1 cm)；④ 慢性腹泻每日4～5次以上，3个月内体重下降大于10%；⑤ 合并有口腔念珠菌感染、卡氏肺囊虫肺炎、巨细胞病毒(CMV)感染、弓形体病、隐球菌脑膜炎、进展迅速的活动性肺结核、皮肤粘膜的 Kaposi 肉瘤、淋巴瘤等；⑥ 中青年病人出现痴呆症。

(3) 实验室检查：① 经试验证实抗 HIV 抗体阳性者；② P_{24}抗原阳性；③ CD4 淋巴细胞总数<0.2×10^9/L 或 0.2×10^9～0.5×10^9/L；④ CD4/CD8 <1；⑤ 白细胞、血红蛋白下降；⑥ β_2 微球蛋白水平增高；⑦ 可找到上述各种合并感染的病原学或肿瘤的病理依据。

(二) 鉴别诊断

HIV 感染急性期应与传染性单核细胞增多症和其他传染性疾病相鉴别(如结核病)；淋巴结肿大应与血液系统疾病鉴别，如淋巴瘤、良性淋巴结综合征等；免疫缺陷改变需与原发性或继发性免疫缺陷病鉴别。其鉴别的主要手段是病原学检查。

【预后】

AIDS 是进行性、致死性疾病，病死率很高。病死率与伴发的疾病有关，以同时患 KS 和 PCP 者最高，仅患 PCP 者次之。死亡率随病程的延长而上升，一年以内的死亡率为 50%，3年内死亡率高达 80%以上，病程5年以上几乎全部死亡。

【治疗】

目前尚未发现特效的抗 HIV 药物，因而强调综合治疗。主要包括两方面，即抗感染及抗肿瘤治疗，重建或恢复已被破坏的免疫系统。

(一) 一般治疗

应加强支持治疗，维持水及电解质的平衡。给予高热量、高维生素饮食。不能进食者采用静脉补充营养。

（二）抗感染及抗肿瘤治疗

1. 抗病毒治疗　目前用于AIDS的抗病毒药物主要分为3大类：① 非核苷类逆转录酶抑制剂；② 核苷类逆转录酶抑制剂，如叠氮胸苷（AZT）、双脱氧肌苷（DDI）、双脱氧胞苷（DDC）、拉米夫定（3TC）；③ 蛋白酶抑制剂。治疗宜采用3类药物搭配应用的联合疗法。

剂量和用法：AZT是广泛用于临床的一线抗HIV药物，通过抑制逆转录酶而阻止病毒复制。成人每日400～600 mg，分3～5次口服。不良反应有贫血、中性粒细胞减少、恶心和肝功能损害等。DDI用于对AZT不敏感、不能耐受或用AZT后免疫功能恶化的病人。成人每日250～400 mg，分2次口服。DDC成人为0.375～0.75 mg，每天3次。

2. 抗机会性感染治疗　治疗PCP采用复方SMZ－TMP或戊烷脒，疗程14～21天。隐球菌病的治疗宜用两性霉素B，剂量每日0.3～0.6 mg/kg，总量2～3 g。酮康唑或氟康唑也可选用。磺胺嘧啶、乙胺嘧啶、螺旋霉素等对弓形体感染有效。鸟型分支杆菌选用阿齐红霉素，每日500 mg或克拉红霉素500 mg，每日2次。治疗至少持续18～24个月。结核杆菌则用2～4种抗结核药物联合治疗6～9个月。其他细菌感染根据不同病原体选用有效抗菌药物。疱疹病毒治疗宜用无环鸟苷，巨细胞病毒感染可用无环鸟苷、丙氧鸟苷及磷甲酸治疗。

3. 抗肿瘤治疗　局限性的KS可采用放射治疗，对少数孤立病灶可行外科手术切除；病变广泛者可选用氮芥、长春新碱、阿霉素、皮质类固醇等治疗。

（三）调节、重建免疫功能

采用免疫刺激剂，如淋巴因子、白细胞介素－2（IL－2）、转移因子、胸腺刺激素、干扰素等。

【预防】

目前尚无治愈AIDS的方法，预防是控制HIV和AIDS感染的唯一有效措施。切断传播途径是其关键环节，主要是避免接触HIV感染者的血液、精液、脑脊液、阴道分泌物及其他有传染性的体液。预防措施有：

1. 加强卫生宣教　加强对艾滋病的宣传教育工作，使医务人员和群众对艾滋病有正确的认识，熟悉有效的预防方法。

2. 重视对艾滋病的监测　对高危人群定期采集血清进行HIV抗体的检测，掌握流行特征，为更好地控制本病和制定评估措施提供有力依据。

3. 避免性接触传播　加强HIV感染者和AIDS病人的有关性知识、性行为的健康教育，洁身自好，防止与HIV感染者发生性接触。

4. 防止注射途径传播　严禁吸毒，加强缉毒、戒毒工作，消除毒患。不共用针头、注射器和药物，要使用一次性的注射器和针灸针。

5. 加强血液和血制品的管理　严格执行《输血法》，所有血液应进行HIV抗体检测。抗体阳性者应禁止献血、血浆、器官、组织或精液。

6. 阻断母婴传播　女性HIV感染者应尽量避免妊娠及母乳喂养。近年来，有学者提出口服AZT能防止母婴垂直传播。

7. 注意个人卫生　不与他人共用牙刷、刮脸刀具等可能接触到传染性体液的用具。

8. HIV疫苗　正处于研制和临床试用阶段，近期要获得有效而且能广泛应用的疫苗尚有困难。

复习思考题

1. 试述艾滋病的定义和特点。
2. 试述艾滋病的传播途径及高危人群。
3. 如何确定艾滋病的诊断?
4. 如何预防艾滋病?

（李　军）

第三章　立克次体病

第一节　流行性斑疹伤寒

流行性斑疹伤寒(epidemic typhus)又称虱传斑疹伤寒，系普氏立克次体通过人虱传播的急性传染病。临床特征为起病急骤、持续高热、剧烈头痛、皮疹及明显的中枢神经系统症状。病程2～3周。解放前我国每年均有流行，目前已基本控制。

【病原学】

普氏立克次体呈微小球杆状，革兰染色阴性，姬姆萨染色呈紫蓝色。胞壁中有肽聚糖和脂多糖，后者有内毒素活性，病原体裂解时释出。普氏立克次体含有群特异性可溶性抗原、型特性颗粒抗原和与变形杆菌OX_{19}部分相同的抗原，后者可藉外斐试验用于辅助诊断。这种立克次体不耐热，56℃ 30分钟或37℃ 5～7小时即灭活；对紫外线及一般消毒剂敏感；耐低温和干燥，在干燥虱粪中可存活数月。普氏立克次体可在鸡胚卵黄囊及组织培养中繁殖。接种于雄性豚鼠腹腔可引起发热，但无明显阴囊红肿，据此可与引起地方性斑疹伤寒的莫氏立克次体相鉴别。

【流行病学】

本病由虱传播，故其流行与人虱孳生密切相关。冬季、战争年代及灾荒时期易于流行。

(一) 传染源

病人是本病的传染源，自潜伏期末至热退后数日均有传染性，以发病第一周传染性最强。近年发现可能还存在某些动物贮存宿主，尚待进一步证实。

(二) 传播途径

体虱是主要传播媒介，头虱次之。虱吸病人血时，立克次体随血吸入，在虱肠壁上皮细胞中繁殖，然后经虱粪排出。受染虱复叮健康人时，常排粪于皮肤，粪中的立克次体可通过搔痒的伤痕侵入人体。干虱粪中的立克次体偶可经呼吸道及眼结膜感染人体。

(三) 人群易感性与免疫力

人群普遍易感，病后产生持久免疫，与地方性斑疹伤寒有一定的交叉免疫。

【发病机制与病理解剖】

立克次体侵入人体后，先在局部小血管内皮细胞中繁殖，细胞破裂后，侵入血流引起立克次体血症；随后在全身小血管内皮细胞中大量繁殖，引起第二次立克次体血症；病原体死亡后释出内毒素样物质，引起全身毒血症状。病程一周末，产生特异性抗体，形成免疫复合物，使血管病变和临床症状加重。危重病人可出现微循环障碍、DIC及休克等。

本病病理变化特点是血管内皮细胞增生性、血栓性或坏死性血管炎，血管周围有炎症细胞浸润，形成特征性的粟粒状斑疹伤寒结节。小血管病变可遍及全身，常以真皮、心肌、脑及脑膜、肺、肾和肾上腺、睾丸间质等处较著。

【临床表现】

潜伏期平均10～12日(5～23日),临床表现可分3型:

(一) 典型斑疹伤寒

病程经过可分3期:

1. 初期　突发高热,常有寒战,体温于2～3日内达高峰,伴剧烈头痛、肌肉酸痛、兴奋、不安、失眠,眼结膜及面部充血,呈酒醉貌。

2. 发疹期　主要表现有:

(1) 高热稽留:体温稽留在40℃以上,呼吸、脉搏加速,全身中毒症状加重。

(2) 皮疹:见于90%以上的病人,为本病重要特征之一。多于第4～5病日出现,先见于躯干,很快蔓延至上肢,数小时后波及全身,但面部极少出疹。皮疹大小性状不一,直径1～4 mm,初为浅红色充血性斑疹,以后转为暗红色斑丘疹,亦见出血性皮疹。一般持续1～2周后消退,遗有色素沉着。

(3) 神经系统症状:表现极明显,于第2周达高峰。有剧烈头痛、失眠、耳鸣、听力减退、明显兴奋甚至谵妄、狂躁、两手震颤、摸空、反应迟钝等。可有虚性脑膜炎征象。

(4) 心血管症状:随体温升高,脉搏加快,毒血症严重者可发生中毒性心肌炎、低血压,甚至循环衰竭。

(5) 其他:有食欲减退、恶心、呕吐、腹胀。多数病人于第3～4病日出现脾肿大,部分病人肝肿大。此外,在发疹期容易并发支气管肺炎。

3. 恢复期　病程第11～14日开始退热,一般于2～4日内体温降至正常(热程平均2周左右),症状亦逐渐消失,进入恢复期。多数病人短期内恢复健康。重症者恢复较慢,尤其是耳鸣、手震颤、精神不集中等神经系统症状往往持续较长时间。

(二) 轻型斑疹伤寒

近年来由于采用疫苗接种和抗生素治疗,故本病以散发、轻型者多见。其临床特点为:① 发热较轻(39℃左右)、热程较短(一周左右)。② 除头痛、全身酸痛较明显外,毒血症症状较轻。③ 皮疹数量少,主要为充血疹,1～2日消退。④ 神经系统症状不明显。⑤ 肝、脾肿大少见。

(三) 复发型斑疹伤寒

我国很少见。第一次发病后,立克次体长期潜伏于体内,数月至数十年后复发。由于病人已有部分免疫力,故病程短,病情轻,可无皮疹,但头痛仍较明显,补体结合试验早期即呈阳性,且效价升高显著。

【诊断与鉴别诊断】

(一) 诊断

1. 流行病学资料　在发病季节去过疫区,与病人接触,或被人虱叮咬等情况,对诊断有重要参考价值。

2. 临床资料　突然起病,稽留高热,脉速,发病4～5日出疹,皮疹多,由充血性转呈暗红色或出血疹,剧烈头痛,兴奋,酒醉貌等均对诊断有帮助。

3. 实验室检查　① 血象:白细胞计数正常,中性粒细胞常增高。② 血清学检查:以变

形杆菌 OX_{19} 凝集试验(外斐试验)最为常用,早期效价在 1:160 以上或病程中效价升高 4 倍以上者,结合临床表现,可辅助诊断。特异性 IgM 抗体检测阳性可助早期诊断。用颗粒性抗原与病人血清作补体结合试验,特异性强,可与地方性斑疹伤寒相鉴别。③ 病原体分离:取发病 5 日内病人血液接种于鸡胚卵黄囊或雄性豚鼠腹腔,可分离得到病原体。接种 1 周后豚鼠阴囊仅见轻度发红,可与地方性斑疹伤寒鉴别。

(二) 鉴别诊断

1. 伤寒　起病较缓,体温阶梯性上升,经 5~7 日达高峰,有相对缓脉,表情淡漠,第 6~12 病日出现几个充血性皮疹。血白细胞数减少,肥达反应阳性,血及骨髓培养可分离出伤寒杆菌。

2. 流行性出血热　早期亦有发热、头痛及出血点。但本病具有发热、出血及肾脏损害 3 大主症。典型病例有 5 期经过。血清学检测特异性 IgM 抗体阳性。

3. 地方性斑疹伤寒　由莫氏立克次体通过鼠蚤传播,临床特点与轻型斑疹伤寒相似,外斐试验呈阳性。可借补体结合试验及豚鼠阴囊反应相鉴别。

4. 恙虫病　临床表现酷似斑疹伤寒,但有焦痂,淋巴结肿大,有一定地区性,变形杆菌 OX_{19} 凝集试验阴性而 OX_k 阳性。

【治疗】

(一) 一般治疗与对症治疗

病人更衣灭虱,按虫媒传染病隔离。卧床休息,给予足够的液体及热量。高热以物理降温为主,慎用退热剂。剧烈头痛、神经系统症状明显、毒血症状重时可分别给予止痛镇静剂及肾上腺皮质激素。

(二) 病原治疗

四环素、氯霉素(不良反应大不做首选)均对本病有效,服药后 1~2 日开始退热,毒血症状可迅速改善。成人剂量每日 1.5~2 g,分 3~4 次口服,体温正常后续服 3 日。强力霉素疗效亦好,不良反应较少,成人每日 200 mg,分 2 次口服,疗程同上。如合用甲氧苄氨嘧啶疗效更好,成人每日 0.2~0.4 g,分 2 次口服。近年来报告多西环素、氟喹诺酮类药物对本病亦有较好疗效。

【预防】

(一) 管理传染源

病人灭虱,隔离治疗到热退后 12 日。对密切接触者灭虱并医学观察 23 日。

(二) 切断传播途径

广泛进行卫生宣教,大力灭虱防虱。对流行区和易传播单位(如旅店、浴室等)尤应加强卫生管理。

(三) 保护易感者

对流行区居民或新入疫区者,可预防注射鸡胚或鼠肺灭活疫苗。灭活疫苗能使病情减轻,但不能完全防止发病。

复习思考题

1. 试述流行性斑疹伤寒的临床表现、病原治疗。
2. 什么是外斐反应？其临床意义是什么？

（吴文漪）

第二节 恙 虫 病

恙虫病(tustusgamushi disease)是由恙虫病立克次体(又称东方立克次体)所致的急性传染病。临床以持续发热、焦痂或溃疡、淋巴结肿大及皮疹等为特征。

【病原学】

本病的病原体为恙虫病立克次体，呈短杆状，常成双排列，在活细胞的胞质内近细胞核处聚集生长，姬姆萨染色呈紫蓝色。本病原体的抗原性复杂，不同株的抗原性有较大差异，致病力也不相同。除特异性抗原外，它还具有与变形杆菌 OX_k 株部分相同的抗原。恙虫病立克次体对热和化学消毒剂较其他立克次体敏感。

【流行病学】

（一）传染源

传染源主要是鼠类。鼠类感染后常无症状成为贮存宿主。人得病后虽然血中有立克次体，但再被恙螨叮咬的机会很少，且人与人之间不直接传染，故一般不成为传染源。

（二）传播途径

传播媒介是恙螨。恙螨多生活于温度较高、湿度较大的丛林边缘、草莽地带、江湖沿岸及农田土壤中，这些地区也是鼠类活动的场所。恙螨成虫产卵于泥土中，幼虫孵出附于鼠体，叮吸组织液或淋巴后，经数次蜕变，发育为成虫。如幼虫所叮鼠含有病原体，即可受染。病原体在恙螨体内繁殖，经产卵传至第二代。第二代受染幼虫叮咬人或动物时引起传播。

（三）人群易感性与免疫力

人群对此病普遍易感。野外工作者、青壮年发病率较高。病后对同株病原体持久免疫，但对异株的免疫仅维持数月，故可再次感染(不同株)发病。

（四）流行特征

本病主要流行于亚洲太平洋地区，以东南亚为主要流行区。我国西南、东南沿海地区较常见；近年来长江以北的江苏、安徽、山东等地也发生本病流行。本病一般散发，夏秋季农忙和洪水期间也可发生流行。此时温度适于恙螨滋生，雨水使地面恙螨扩散，导致发病率升高。

【发病机制与病理解剖】

病原体随恙螨叮刺侵入人体，先在局部繁殖，引起丘疹、焦痂或溃疡，继而进入血流(立克次体血症)，散发全身，在小血管内皮细胞和单核－巨噬细胞系统内生长繁殖，产生毒素，引起全身毒血症状和各脏器的病变。本病的基本病理变化为全身小血管炎、血管周围炎及单核－巨噬细胞系统增生。

【临床表现】

潜伏期4～21日，一般10～14日。本病的临床经过大致可分3期：

（一）初期（第1周）

起病急，体温在1～2日升至39～40℃以上，多为弛张热，常伴有畏寒、寒战、头痛、全身酸痛、疲乏思睡、食欲不振。病人有颜面潮红、结膜充血、特征性焦痂、淋巴结肿大、皮疹、肝脾肿大等征象。

1. 焦痂与溃疡　见于40%～98%的病人。被受染恙螨幼虫叮咬处的皮肤先出现红色丘疹，继成水泡，后发生坏死、出血，形成褐色或黑色焦痂，其外观呈圆形或椭圆形，直径4～10 mm，边缘稍隆起，周围有红晕。痂皮脱落后，形成小溃疡。无继发感染的焦痂和溃疡无痛痒。焦痂多见于腹股沟、肛周、会阴、外生殖器、腋窝、腰带围束处，多数病人只有1个，个别可有2～3个。

2. 淋巴结肿大　焦痂附近局部淋巴结肿大，可大如蚕豆或核桃，有压痛，可移动，不化脓，消退较慢。全身浅表淋巴结亦轻度肿大。

3. 皮疹　出疹率35%～100%不等，一般于第4～6病日出现，多系暗红色充血性斑丘疹，偶见出血疹，直径2～5 mm，不痒，散见于躯干，也可扩及四肢，但面部很少。皮疹持续3～7日后消退，可遗留少许色素沉着。

4. 肝脾肿大　30%～50%病人脾肿大，10%～20%病人肝肿大，均属轻度，质软。

（二）极期（第2周）

上述典型征象充分发展。与此同时，全身中毒症状加重，病人持续高热、脉快、表情淡漠、重听，甚至有谵妄、神志改变或出现脑膜刺激征，并可有心肌炎、肺炎等。少数病人有广泛出血现象。

（三）恢复期（第3周）

体温逐渐降至正常，症状随之减轻至消失，病人恢复健康。

本病如早期诊断，经有效治疗，大多数预后良好，但如合并肺炎、心肌炎、心力衰竭或DIC时，预后较差，目前死亡率为1%～5%。

【诊断与鉴别诊断】

（一）诊断

1. 流行病学史　流行季节，发病前3周有疫区野外活动史，当时共同活动者如有发病，对诊断有重要价值。

2. 临床表现　起病急、寒战、高热、特征性焦痂、溃疡、淋巴结肿大、皮疹、肝脾肿大等。

3. 实验室检查　白细胞数减少或正常，有并发症时则增多。变形杆菌OX_k凝集试验阳性（外斐反应效价1:160以上）有诊断意义。补体结合试验特异性较高。特异性IgM抗体阳性有早期诊断价值。必要时取高热病人全血0.3～0.5 ml，接种于小白鼠腹腔内，以检测病原体。

（二）鉴别诊断

本病应与流行性感冒、伤寒、斑疹伤寒、疟疾、钩端螺旋体病、急性淋巴结炎、丝虫病淋巴结肿、腺鼠疫、皮肤炭疽等相鉴别。

【治疗】

与流行性斑疹伤寒基本相同。氯霉素、四环素对本病有特效。发热期剂量同斑疹伤寒的治疗。退热后剂量减半，续用7～10日。早期短程的抗生素治疗易致复发，因早期短程用药虽可使病原体受抑，但难以将其消灭，而机体感染本病后需经12～14日才能获得完全免疫，故不宜停药过早。重症病人应加强观察，及时发现心肌炎、心力衰竭等并发症，并正确处理。

【预防】

大力灭鼠，消灭传染源。清除杂草，消灭恙螨孳生地，喷洒灭虫剂，杀灭恙螨，以切断传播途径。保护易感者，目前尚无理想疫苗，主要在于个人防护。在流行区野外活动时应扎紧领口、袖口、裤脚口，外露皮肤可涂避虫剂，以防恙螨叮咬。

复习思考题

1. 恙虫病的诊断依据有哪些？
2. 恙虫病应如何进行治疗？

（吴文漪）

第四章　细菌性疾病

第一节　伤寒与副伤寒

一、伤寒

伤寒(typhoid fever)是由伤寒杆菌引起的急性肠道传染病，以回肠下段淋巴组织增生、坏死为主要病变。典型病例临床表现以持续发热、相对缓脉、神情淡漠、食欲减退、脾肿大、玫瑰疹与白细胞减少等为特征。主要并发症为肠出血和肠穿孔。

【病原学】

伤寒杆菌属D组沙门菌，革兰染色阴性，有鞭毛，能运动，在普通培养基上能生长，在含胆汁的培养基上生长更好。菌体裂解时释放内毒素，是致病的重要因素。伤寒杆菌具有菌体("O")抗原、鞭毛("H")抗原及表面("Vi")抗原，在机体内诱生相应抗体。通常检测血清中"O"、"H"抗体(肥达反应)以辅助临床诊断；Vi抗体检测主要用于调查伤寒带菌者。应用噬菌体可将伤寒杆菌分型，有助于流行病学调查，对追溯传染源有重要意义。

近年来全国多处发现耐氯霉素及多重耐药伤寒菌株，它们多属于噬菌体 M_1 型菌株，带有传递耐药性的R质粒。

伤寒杆菌在水中能存活2～3周，在粪便中可存活1～2个月，在牛奶中能生存、繁殖，在冰冻环境中可持续数月；但其耐热性不强，60℃ 15分钟或煮沸后即可杀死；对一般化学消毒剂也很敏感，在5%苯酚溶液中5分钟内死亡，消毒饮水余氯达0.2～0.4 mg/L时迅速死亡。

【流行病学】

(一) 传染源

为病人和带菌者。病人在潜伏期内即由粪便排菌，发病后2～4周排菌最多，恢复期排菌渐少，但少数病人(2%～5%)可持续排菌3个月以上，成为慢性带菌者，个别病例终生带菌。慢性带菌者是引起伤寒不断传播流行的重要传染源。

(二) 传播途径

伤寒杆菌可通过水、食物、日常接触、苍蝇和蟑螂而传播。水源污染是传播本病的重要途径，常是引起爆发流行的主要原因。食物污染也可引起流行。散发病例大多与日常生活接触传播有关。

(三) 人群易感性与免疫力

人对伤寒杆菌普遍易感，病后可产生持久免疫力，很少二次得病。本病与副伤寒之间无交叉免疫。

（四）流行特征

本病终年可见，但以夏秋季为多。通常系散发，偶有爆发流行。发病以儿童与青壮年为多，无明显性别差异。

【发病机制与病理解剖】

伤寒杆菌随污染的饮食进入消化道，未被胃酸杀死者进入小肠后，侵入肠粘膜淋巴组织及肠系膜淋巴结进行繁殖，经胸导管入血流，形成第一次菌血症，但因菌量少，不引起临床症状，此阶段即潜伏期。细菌随血流进入肝、脾、骨髓、胆囊等器官后大量繁殖，再次进入血流，形成二次菌血症并释放内毒素，引起临床症状，此时相当于发病初期（第1周）。病程第2～3周，伤寒杆菌继续随血流散布。在胆囊中，细菌繁殖旺盛并随胆汁排入肠道，再度侵入肠壁淋巴组织，使原已致敏的淋巴组织产生严重的炎症反应，导致孤立和集合淋巴滤泡坏死，溃疡形成，大量细菌随大便排出。至病程第4周，随着机体免疫力的逐渐增强，主要通过细胞免疫作用，将血液与脏器中的伤寒杆菌逐渐消灭，病情缓解，临床进入恢复期。少数病人病愈后，胆囊长期带菌，成为慢性带菌者。

伤寒杆菌的内毒素血症是伤寒发病的重要因素。但伤寒持续发热主要是由病灶中单核细胞、巨噬细胞和中性粒细胞释放内源性致热原引起的。

伤寒的病理特点是全身单核－巨噬细胞系统的增生性反应。回肠下段集合淋巴滤泡与孤立淋巴滤泡病变最为显著。病变过程分增生、坏死、溃疡形成与溃疡愈合4期，每期约1周。溃疡形成时（第3周）若波及血管可引起肠出血，若侵蚀肌层与浆膜可导致肠穿孔。肠系膜淋巴结肿大、充血，也可发生坏死。脾肿大、充血，可有灶性坏死。肝肿大，肝细胞浊肿、变性和灶性坏死。骨髓粒细胞系统受内毒素抑制，粒细胞分布异常，同时破坏增多，且受骨髓内单核细胞、巨噬细胞增生排挤，导致外周血白细胞减少。由于应激性肾上腺皮质激素大量分泌，导致外周血嗜酸性粒细胞明显减少或消失。

【临床表现】

潜伏期7～23日，一般10～14日。

（一）典型伤寒

临床经过可分下述4期：

1．发病初期　病程第1周。多数起病缓慢，最早的症状是发热，体温呈阶梯形上升，5～7日内升达40℃。热前可有畏寒，但少见寒战，出汗不多。发热时常伴有乏力、食欲减退、腹部不适等。

2．极期　病程第2～3周。出现伤寒特有的临床表现：

（1）高热：多为稽留高热，少数呈弛张热或不规则热，持续10～14日。

（2）消化系统表现：食欲不振更显著；舌苔厚腻，舌尖及舌缘无苔，舌质红（伤寒舌）；腹胀，便秘，少数有腹泻，稀便每日2～3次。右下腹轻压痛。

（3）神经系统表现：病人表情淡漠，听力减退，重症病人可有谵妄、昏迷或出现脑膜刺激征。

（4）循环系统表现：常有相对缓脉，少数病人有重脉，儿童病例或并发中毒性心肌炎时，缓脉不显。重症病人脉细速，血压下降，出现循环衰竭。

（5）肝脾肿大：多数病人在第1周末出现轻度脾肿大，质软。部分病人肝肿大，若出现黄疸或肝功能明显异常时，提示有中毒性肝炎存在。

(6) 玫瑰疹：病程6～12天，部分病人胸、腹部出现淡红色斑丘疹，直径2～4 mm，一般在10个以下，分批出现，2～3日内隐退。

3. 缓解期　病程第4周。体温逐渐下降，各种症状减轻，脾开始回缩。但须警惕此期仍可出现各种并发症。

4. 恢复期　病程第5周。体温降至正常，症状、体征消失，食欲好转，通常在1个月左右康复。

近年来，由于抗生素的广泛应用，上述典型临床经过已较少见，不典型的轻症病例较前多见。体弱病人或原有慢性疾患者，伤寒病程往往延长。耐药伤寒菌株感染时，临床病情重，病程长，并发症多，复发率也较高。

(二) 临床类型

1. 轻型　体温38℃左右，症状轻，病程短，1～3周即恢复。多见于儿童或早期应用有效抗菌治疗或经伤寒菌苗预防接种者。此型病人易漏诊和误诊。

2. 普通型　具有典型伤寒临床表现与病程经过。

3. 迁延型　初期与普通型表现相同，但由于病人免疫功能低下，发热可持续5周以上，甚至数月。常见于合并慢性血吸虫病、慢性肝炎等病人。

4. 逍遥型　症状轻，病人常不自知，部分病人因肠出血、肠穿孔而就医。

5. 暴发型　骤起高热，常有休克、中毒性脑病、DIC等，如及时确诊并积极抢救，仍可治愈。

小儿伤寒起病较急，多呈弛张热型，胃肠道症状较明显，肝脾肿大较常见，易并发支气管肺炎，但白细胞数通常不减少。一般病情轻，病程短，肠道并发症少，病死率亦低。

老年伤寒通常发热不高，但常持续不退，虚弱明显，胃肠功能持续紊乱，常并发支气管肺炎和心功能不全。病程迁延，恢复慢，病死率较高。

(三) 复发与再燃

少数病人体温正常1～3周后症状再现，血培养阳性，称为复发。复发病情较初发轻，病程短，并发症少，采用原治疗方案仍可奏效。复发多见于抗菌治疗不充分的病人，在机体免疫力低下时，病灶内未被消灭的细菌再度繁殖，侵入血流，引起复发。有的病人在缓解期体温逐渐下降但尚未降至正常时再次升高，称为再燃。再燃与菌血症未被完全控制有关。

【实验室检查】

(一) 血象

白细胞数一般为3×10^9～5×10^9/L，中性粒细胞减少，嗜酸性粒细胞减少或消失，病情好转后逐渐恢复正常，复发时再度减少或消失，对诊断及估计病情有一定意义。

(二) 伤寒杆菌培养

① 血培养：是最常用于确诊伤寒的依据。病程第1～2周阳性率最高，约达80%，以后逐渐下降，第4周时常呈阴性，复发时再呈阳性。如已接受抗菌治疗者，应作血凝块培养，以除去血清中的抗生素。② 骨髓培养：骨髓中巨噬细胞摄菌较多，培养阳性率可达90%，高于血培养。不论病程早晚，或已接受抗菌治疗，或血培养阴性者均宜作骨髓培养。③ 粪培养：整个病程中均可出现阳性，第3～4周阳性率达75%。④ 尿培养：第3～4周阳性率约为25%。

(三) 肥达(Widal)反应

用已知的伤寒杆菌"O"抗原、"H"抗原、副伤寒杆菌甲、乙、丙的鞭毛抗原(A、B、C)与病人血清作定量凝集试验,测定各相应抗体的凝集效价,视其高低及其增长情况,对伤寒、副伤寒有辅助诊断价值。抗体在发病1周后出现,第3～4周阳性率达90%,第4～6周效价达高峰,病愈后可持续数月,乃至数年之久。

评价肥达反应时应注意以下各点:① 正常人因隐性感染或经伤寒菌苗预防接种,血清中有一定量的抗体,因此一般"O"凝集价在1:80,"H"凝集价在1:160时,才有辅助诊断意义。② 病程中应逐周复查,若效价依次递增或恢复期效价增高4倍者,诊断意义更大。③ 若仅有"O"抗体凝集价升高,提示为沙门菌属感染,且为发病早期。因伤寒菌,副伤寒菌甲、乙均有部分相同的"O"抗原。"O"抗体系IgM型抗体,出现较早,持续半年后即消失。④ 若仅有"H"抗体凝集价升高,提示不久前患过伤寒或接种过伤寒菌苗,也可能是其他发热疾患引起的非特异性回忆反应。"H"抗体系IgG抗体,出现较晚,持续时间可长达数年。⑤ 若"O"抗体增加时,某种鞭毛抗体也增加并超过正常值,即可初步诊断为伤寒,或某种副伤寒。⑥ 约10%的伤寒病人肥达反应始终阴性。这些情况多见于婴幼儿及年老体弱、免疫功能低下或免疫球蛋白缺乏的病人,也可见于早期应用有效的抗菌治疗,病原菌很快被消灭,或感染轻、抗体产生少的病人。⑦ 某些疾病,如慢性活动型肝炎、粟粒结核、溃疡性结肠炎、急性血吸虫病、恶性组织细胞增多症等,由于机体免疫功能紊乱而产生的免疫球蛋白可导致假阳性肥达反应,但"O"、"H"抗体效价不随病程递增,原发病控制后即下降或转阴。⑧ Vi抗体检测仅用于慢性带菌者的调查,效价1:32以上即有诊断意义。效价平稳地下降,提示带菌状态消除。

【并发症】

(一) 肠出血

较常见,发生率为2.4%～15%,多发生于病程第2～3周,腹泻、饮食不当常为其诱因,临床表现可从大便隐血阳性、暗红色便到大量血便,甚至发生出血性休克。

(二) 肠穿孔

发生率为1%～4%,为最严重的并发症,多发生于病程第3周。常先有腹胀、腹泻、肠出血等症 。穿孔发生时,突发腹痛,以右下腹为主,伴冷汗、脉快、体温及血压下降,稍后体温再度升高,出现腹膜炎体征,肝浊音界缩小至消失,X线检查膈下可见游离气体,血白细胞数增高伴核左移。

(三) 中毒性心肌炎

发生率为3%～5%,多见于极期毒血症严重者。表现为心率加速、第一心音低钝、心律失常、奔马律、血压偏低等。心电图有异常改变。

(四) 支气管肺炎

发生于极期和病程后期,为继发感染,常见于小儿和老年病人。

(五) 中毒性肝炎

发生率为12%～60%,多见于发热阶段,表现为肝肿大、触痛,ALT升高,少数发生黄疸,热退后恢复较快。

(六) 其他

急性胆囊炎、血栓性静脉炎、溶血性尿毒综合征、肾盂炎等。

【诊断与鉴别诊断】

(一) 诊断

1. 流行病学资料　在流行地区和流行季节，有与病人密切接触史，并须注意既往病史、预防接种史等。

2. 临床资料　持续发热1周以上，消化道症状较显著，血白细胞数减少，即应考虑有伤寒之可能。若高热持续不退，伴相对缓脉、表情淡漠、脾肿大、玫瑰疹时，伤寒的临床诊断便可基本成立。如发生了肠出血或肠穿孔，则更有助于诊断。但应注意轻症不典型伤寒病人的表现，以免误诊。

3. 实验室检查　白细胞减少，淋巴细胞相对增多，嗜酸性粒细胞减少或消失。肥达反应阳性。确诊的依据则是在血或骨髓中检出病原菌。

(二) 鉴别诊断

1. 病毒感染　呼吸道和肠道病毒感染均可引起发热、乏力、白细胞减少，易与早期伤寒混淆。但病毒感染起病急，中毒症状轻，往往伴有上呼吸道或肠道症状，而无缓脉、脾肿大及玫瑰疹等征象。血片检查有时可见异常淋巴细胞，肥达反应及细菌培养均阴性。一般1～2周自愈。

2. 钩端螺旋体病(流感伤寒型)　近期有疫水接触史，起病急，畏寒发热，全身酸软乏力显著，结合膜充血，腓肠肌疼痛与压痛，腹股沟淋巴结肿痛，尿中有蛋白、红白细胞及管型，血中白细胞总数与中性粒细胞轻度增高，血沉加快。血清凝溶试验和钩端螺旋体分离阳性。病程一般5～10日，热退病愈。

3. 败血症　革兰阴性杆菌败血症时，白细胞总数也可不增高，应与伤寒鉴别。这种败血症常可由胆道、尿路、肠道等原发感染灶引起。起病急，中毒症状重，高热常伴有寒战、多汗、脉速，皮疹以淤点为常见。重症者早期出现中毒性休克，并且持续时间较长，有出血倾向(DIC较多见)。白细胞虽正常或稍低，但常伴有核左移，细胞内出现中毒颗粒。血培养可检出病原菌。

4. 血行播散型肺结核　有结核病史或密切接触史，热型不规则，伴脉速、盗汗、气促，呈消耗性表现。血沉快、结核菌素试验阳性，发病两周后胸片示粟粒型病灶。抗结核治疗有效。

5. 恶性组织细胞病　不规则高热、多汗，进行性贫血、出血，淋巴结及肝脾肿大，消耗明显，病情进展快。外周血象检查示全血细胞减少，骨髓检查可发现恶性组织细胞。

【预后】

自抗菌药物应用以来，伤寒的病死率从20%下降至1%，主要死于严重毒血症及肠出血、肠穿孔、心肌炎等严重并发症。老年人、婴幼儿、营养不良以及免疫功能低下者预后较差。

【治疗】

(一) 一般治疗

1. 隔离与休息　病人按肠道传染病隔离，严格卧床休息，排泄物作彻底消毒。

2. 护理与饮食　注意观察体温、脉搏、血压、腹部情况及大便性状。重症病人须注意口腔卫生。经常变换体位,以防发生褥疮和肺部感染。给予富营养、易消化的无渣饮食;多饮水,以利毒素排泄。必要时静脉输液,以维持足够热量及水、电解质平衡。恢复期病人食欲明显好转时,切忌饮食不节,以免诱发肠出血、肠穿孔。

3. 对症处理　高热时可用温水或酒精擦身,酌用冰敷,不宜用发汗退热剂,以免虚脱。便秘时用生理盐水低压灌肠或用开塞露,禁用泻药。腹泻时可用铋剂或复方苯乙哌啶,不宜用含鸦片制剂,以免减低肠蠕动引起鼓肠。腹胀时宜调节饮食,宜少糖低脂,少食牛奶,以减少发酵胀气,必要时用松节油涂腹部及肛管排气,禁用新斯的明。毒血症严重者,可用地塞米松,每日 2～5 mg 静脉滴注,不超过 3 日。

(二) 病原治疗

1. 氟喹诺酮类　属第三代喹诺酮类广谱抗菌药,如诺氟沙星(氟哌酸)、氧氟沙星(氟嗪酸)、环丙沙星(环丙氟哌酸)、左旋氧氟沙星(可乐必妥)等。此类药抑制细菌 DNA 旋转酶,干扰其 DNA 复制,导致细菌死亡。药物在细胞内浓度高,对伤寒杆菌杀灭作用强,尤其适用于耐氯霉素菌株的治疗,为目前治疗伤寒的首选药物。

剂量及用法:诺氟沙星成人每日 800～1 200 mg,分 3 次口服。氧氟沙星成人每日 600～800 mg,分 3 次口服。左旋氧氟沙星剂量减半。环丙沙星成人每次 200 mg 静脉滴注,一日 2 次。以上四种任选一种应用。一般用药 5 日左右退热,退热后继续用药 10～14 日。

此类药不良反应轻微,可有胃肠道反应、皮疹、转氨酶升高、一过性白细胞减少、头晕、失眠,偶有神经精神症状等。癫痫、精神病病人慎用,孕妇、哺乳期妇女及幼儿忌用。

2. 氯霉素　用于氯霉素敏感病例。成人每日 1.5～2 g,分 3～4 次口服,治疗 1～2 日后毒血症改善,3～5 日体温下降。体温正常后剂量减半,再服 10～14 日。必要时可静脉滴注给药。为降低复发率,亦可采用间歇疗法,初用剂量同上,体温正常后停药 7 日,再用全量或半量 7 日。使用氯霉素治疗时,少数病人可发生粒细胞减少,偶见血小板减少、再生障碍性贫血和中毒性精神病,用药期间应密切观察血象变化。

3. 头孢菌素类　第二、三代头孢菌素临床治疗也有良好效果。头孢哌酮成人每日 2～4 g,分 2 次静脉注射,疗程 10～14 日。对多重耐药伤寒杆菌感染,特别是重症病例可以氟喹诺酮类为主,联合应用第三代头孢菌素。

4. 复方磺胺甲基异噁唑(SMZ－TMP)　疗效与氯霉素相近,对非耐药菌株有一定疗效。成人每次 3 片(每片含 SMZ 400 mg,TMP 80 mg),每日 2 次,体温正常后减至 2 片,每日 2 次,续服 7～10 日。磺胺药过敏、肝肾功能不良、孕妇、贫血病人、粒细胞减少者忌用。

5. 羟氨苄青霉素(阿莫西林)　对非耐药菌株有一定疗效,成人每日 2～4 g,分 3～4 次口服,疗程 2～3 周。

(三) 并发症治疗

1. 肠出血　静卧、禁食,严密观察血压、脉搏、便血情况及神志变化。使用一般止血剂,酌情输血。大量出血经积极治疗无效者,考虑手术治疗。

2. 肠穿孔　应及时确诊,创造条件及时进行手术治疗。术前禁食,胃管减压,静脉补充热量及维持水、电解质和酸碱平衡。联合应用抗生素以控制腹膜炎。

3. 中毒性心肌炎　绝对卧床休息。在足量有效抗菌治疗的同时,应用肾上腺皮质激素。

(四) 慢性带菌者治疗

氨苄青霉素成人每日 3～6 g,分 3～4 次口服,联用丙磺舒,每日 1～1.5 g,分次口服,全程4～6周,疗效更好。氟哌酸每次0.4 g,每日2次口服,连服4周,疗效亦好。内科治疗无效且伴有胆石症或胆囊病变者,可行胆囊切除术。

【预防】

(一) 控制传染源

伤寒病人隔离治疗至体温正常后15日,或粪便培养两次阴性(热退后每周一次)。病人的排泄物及用具须严格消毒。对密切接触者,医学观察23天。重点检查饮食行业人员,及时发现带菌者,进行监督、管理和治疗。

(二) 切断传播途径

切断传播途径是预防和控制肠道传染病的关键性措施。加强对饮水、食物、粪便的卫生管理,消灭苍蝇。养成良好的个人卫生与饮食卫生习惯。

(三) 提高人群免疫力

易感人群可预防接种伤寒与副伤寒甲、乙三联菌苗。但不良反应较大,保护效果不理想,已很少应用。口服伤寒菌苗及注射用多糖疫苗现场试验仍在评估。

二、副伤寒

副伤寒(paratyphoid fever)是由副伤寒甲、乙、丙3种沙门菌所引起的急性传染病。副伤寒的流行病学、发病机制、病理解剖、临床表现、诊断、治疗及预防基本上与伤寒相似。

副伤寒甲、乙潜伏期为2～15日,一般为8～10日。起病较急,有腹痛、呕吐、腹泻等急性胃肠炎症状,2～3日后胃肠症状减轻,而体温渐升,出现轻症伤寒样症状。发热多呈弛张型,热程2～3周,毒血症较轻。皮疹出现较早、较多、较大、色较深。肠道病变表浅,出血与穿孔少见。本病病死率较低。副伤寒甲复发率高于伤寒。

副伤寒丙的肠道病变不明显,有弥漫性炎症而无溃疡形成,但可在其他脏器组织形成局限性化脓病灶。临床主要表现为脓毒血症型,其次为伤寒型或胃肠炎型。起病急,体温迅速升高,常有寒战,热型不规则,热程1～3周,其后体温逐渐下降,但重症者发热持续时间较长。脓毒血症型常在肺部、骨及关节等处形成局限性化脓病灶,偶可并发化脓性脑膜炎、心内膜炎、肝脓肿等。

治疗同伤寒。并发化脓性病灶者,脓肿形成可手术排脓,同时加强抗菌治疗。

思考病例

1. 男,14岁,学生,持续发热10天,于1997年9月27日住院。起病时体温38 ℃,近3天高热39.5～40 ℃,轻咳无痰,进食少,上腹部不适。体格检查:体温40 ℃,脉搏100次/分,呼吸20次/分,血压12/8 kPa。神志清楚,精神稍差。心律规整,心音正常。两肺散在干鸣音。下胸部见2个3 mm×3 mm大小的浅红色斑丘疹,脾肋下及边,质软。实验室检查:白细胞4.2×10^9/L,中性粒细胞0.60,淋巴细胞0.40,肥达反应“O”1∶40,“H”1∶40。考虑为何病?诊断依据是什么?如何确诊?

2. 女,30岁,船民,持续发热2周,伴食欲减退,腹胀,尿少色黄。体格检查:体温39.5 ℃,脉搏90次/分。精神差,全身浅表淋巴结不肿大,巩膜可疑黄染。心律规整,心音正常。两肺少许干鸣音。肝肋下1.5 cm,质稍韧,有轻度触痛。脾肋下1.0 cm,质偏软。实验室检查：白细胞 3.8×10^9/L，中性粒细胞 0.60，淋巴细胞 0.40，ALT 92 U/L，血清总胆红素 32 μmol/L，血清乙肝病毒标记物阴性，肥达反应"O"1∶80，"H"1∶160。可能的诊断是什么？如何确诊？应与哪些疾病相鉴别？

3. 男性，40 岁，因便血 2 天伴头晕于 1997 年 10 月 4 日来院急诊。追问病史，半月来午后低热，稍感乏力，进食不香，便稀，每天 1～2 次，无粘膜、脓血，仍能工作。近两天来共解暗红色大便 4 次，每次约 200～300 g，无腹痛。既往无结核、胃病及肝炎病史，亦无痔疮。体格检查：体温 38 ℃，脉搏 82 次/分，血压 12/8 kPa，精神较差，面色稍苍白，心肺正常。腹平软，右下腹轻压痛，肝脾未及。实验室检查：血红蛋白 90 g/L，白细胞 4×10^9/L，中性粒细胞 0.70，淋巴细胞 0.30，肥达反应"O"1∶80，"H"1∶160。诊断为何病？急诊如何处理？

复习思考题

1. 典型伤寒的临床表现有哪些？
2. 试述评价肥达反应时的注意点。
3. 伤寒应如何进行治疗？

（吴文漪）

第二节 细菌性食物中毒

细菌性食物中毒（bacterial food poisoning）是由于进食被细菌或细菌毒素污染的食物而引起的急性感染中毒性疾病，临床上可分为胃肠型与神经型两大类。

一、胃肠型食物中毒

胃肠型食物中毒多发生于夏秋季。其特点是潜伏期短，常集体发病，临床上主要表现为急性胃肠炎。

【病原学】

很多细菌均可引起此型食物中毒，常见有沙门菌属、副溶血性弧菌、大肠杆菌及金黄色葡萄球菌（毒素），其次为蜡样芽胞杆菌等。

（一）沙门菌属（*Salmonella*）

沙门菌属为最常见的病原菌之一，其中又以鼠伤寒沙门菌、肠炎沙门菌、猪霍乱沙门菌、病牛沙门菌、鸭沙门菌等较常见。此菌能在水、牛奶、蛋及肉类食品中存活数月，在适宜温度下（22～30 ℃）能在食物中大量繁殖，不耐热，60 ℃ 15～30 分钟可杀死。进食未煮熟的受污染肉类、内脏或蛋类、乳类而发病。

（二）副溶血性弧菌（*vibrio parahaemolyticus*）

副溶血性弧菌为革兰染色阴性多形态球杆菌，在无盐的培养基中不能生长。此菌广泛存在于墨鱼、海鱼、海虾、海蟹、海蜇等海产品及含盐分较高的腌制食品中，如咸菜、腌肉等。本菌存活能力强，在抹布和砧板上能生存 1 个月以上，海水中可存活 47 日。对酸与热极为敏感，普通食醋中 3～5 分钟死亡；加热至 56 ℃ 5 分钟可杀灭。本菌与食物中毒有关的血清型为 B、E、H 等型。

（三）大肠杆菌（*E. Coli*）

大肠杆菌为肠道的正常菌群，但某些血清型可引起腹泻或食物中毒。主要有 4 种类型：① 产肠毒素大肠杆菌（ETEC）：可引起旅游者及婴幼儿腹泻；② 致病性大肠杆菌（EPEC）：是婴儿腹泻的重要病原菌；③ 侵袭性大肠杆菌（EIEC）：常引起类似菌痢样的腹泻表现；④ 肠出血性大肠杆菌（EHEC）：其中 O_{157} 型引起的食物中毒近年有明显上升趋势，1996 年 7 月 12 日起在日本大阪地区短短 12～13 天有 6 259 名学生和 92 名教学人员发病，并有 11 人死亡。

（四）金黄色葡萄球菌（*S. aureus*）

金黄色葡萄球菌只限于产生肠毒素的菌株，人进食含此肠毒素的食物而发病。本菌存在于人体的皮肤、鼻腔、鼻咽部、指甲下或皮肤化脓感染灶，受污染的淀粉类、鱼、肉、乳类及蛋类等，室温存放 5 小时以上，则足以大量繁殖并产生肠毒素。该毒素煮沸 30 分钟仍能保持毒性。

（五）蜡样芽胞杆菌（*B. cereus*）

蜡样芽胞杆菌为革兰染色阳性的粗大杆菌，有芽胞，耐高温，煮沸后仍能存活。广泛分布于土壤、尘埃以及米、面粉、奶粉、香料等食物中，在适宜温度下可大量繁殖，产生肠毒素。人进食被本菌污染的隔夜或隔餐食物而发病。

【流行病学】

（一）传染源

传染源是被致病细菌感染的动物或人。

（二）传播途径

进食被细菌或其毒素污染的食物而传播。

（三）人群易感性

人群普遍易感，并可重复感染。

（四）流行特征

多发生于夏秋季。可为散发，亦可爆发流行。爆发流行的特征为：流行突然发生，潜伏期短，时间集中；发病限于进食同一种被污染食物者，病情轻重常与进食量有关；停止进食受污染的食物，疫情便可控制。

【发病机制与病理解剖】

发生食物中毒的基本条件是细菌污染食物，并大量繁殖产生毒素（肠毒素或细菌裂解后释出的内毒素等）。发病与否及病情轻重则与细菌或其毒素污染的程度、进食量的多少、人体的抵抗力等因素有关。因发病后吐泻症状显著，细菌及其毒素能被迅速排出体外，较少引起败血症或严重毒血症症状，病程亦短暂。重症病例可有胃与小肠充血、糜烂、出血；部分病例有结肠炎症与出血，肝、肾、肺等脏器有中毒性病变。

沙门菌食物中毒，细菌在肠道繁殖并排菌，具有传染性。病人有感染的表现，属于感染性食物中毒。金黄色葡萄球菌食物中毒主要是肠毒素致病，属于毒素性食物中毒。

【临床表现】

潜伏期短，常于进食后数小时发病。蜡样芽胞杆菌引起者多为 1～2 小时；金黄色葡萄球菌为1～5小时；副溶血性弧菌为6～12小时；大肠杆菌为2～20小时；沙门菌属为4～24小时，亦可达2～3日。

胃肠型食物中毒的临床表现主要为腹痛、呕吐、腹泻等胃肠炎症状。一般起病急，腹部不适，上、中腹部持续或阵发性绞痛，恶心、呕吐。呕吐物多为进食之食物。剧烈呕吐可见葡萄球菌或蜡样芽胞杆菌性食物中毒，呕吐物可呈胆汁性，有时可含血液或粘液。腹泻轻重不一，每日数次至数十次，多为黄色稀便、水样便或粘液便。鼠伤寒沙门菌食物中毒的粪便呈水样或糊状，有腥臭味，也可见脓血便。肠出血性大肠杆菌或副溶血性弧菌食物中毒可出现血性腹泻。吐泻严重者可出现口干、舌燥、眼眶下陷、皮肤弹性差等脱水表现，血压下降，酸中毒，甚至休克。感染性食物中毒可有畏寒、发热、头痛、乏力等全身感染中毒症状。体检可有中、上腹轻压痛，肠鸣音亢进。病程较短，多在1～3日内恢复。

近年来不断有细菌性食物中毒发生危及生命的并发症的报告。如$O_{157}H_7$血清型感染后可发生溶血尿毒综合征，引起急性肾功能衰竭、溶血性贫血及血小板减少；弯曲菌感染可引起格－林巴利综合征(GBS)。

几种常见细菌性胃肠型食物中毒的鉴别见表4－1。

【诊断与鉴别诊断】

(一) 诊断

1. 流行病学资料　病人有进食变质食物、海产品、腌制食品、未煮熟的肉类、蛋品等病史。如同食者在短期内集体发病，有重要诊断参考价值。

2. 临床资料　主要为急性胃肠炎症状，病程较短，恢复较快。

3. 实验室检查　收集可疑食物、病人呕吐物、粪便等标本作细菌培养，能分离到同一病原菌。疑似金黄色葡萄球菌食物中毒者，可进行动物实验，确定耐热的葡萄球菌肠毒素的存在。

(二) 鉴别诊断

1. 非细菌性食物中毒　包括化学性(如砷、升汞、有机磷农药等)和生物性(如毒物、河豚、生鱼胆等)食物中毒。病人有进食毒物史。潜伏期短至数分钟或数小时。除胃肠道症状外，可有神经系统与肝肾功能损害等表现。可疑食物、呕吐物与粪便标本可检出毒物。

2. 急性细菌性痢疾　全身感染中毒症状较明显，恶心、呕吐少见。腹泻为脓血粘液便，量少，伴里急后重。粪便可培养到痢疾杆菌。

3. 霍乱　常先泻后吐，吐泻较为严重。腹泻为无痛性。特征性的吐泻物为米泔水样。常出现明显脱水、酸中毒及周围循环衰竭。粪便镜检或培养可检出病原菌。

4. 急性坏死性肠炎　全身中毒症状严重，发病早期易发生休克。病人脐周或上腹剧痛，血水样大便中常伴有坏死组织。重症者可有肠麻痹及腹膜刺激征。

【治疗】

本病的病原菌或肠毒素多于短期内排出体外，病程较短，应以对症治疗为主。

(一) 一般治疗

沙门菌食物中毒应作床边隔离。早期饮食应为易消化的流质或半流质饮食，病情改善后逐渐恢复正常饮食。

表 4－1　常见细菌性食物中毒的鉴别要点

鉴别要点	沙门菌属食物中毒	副溶血性弧菌食物中毒	蜡样芽胞杆菌食物中毒	大肠杆菌食物中毒	金黄色葡萄球菌食物中毒
潜伏期	4～24小时，可长至2～3日	6～12小时	1～2小时(肠毒素)，8～16小时(活菌)	2～20小时，通常4～6小时	1～5小时
起病情况	先腹痛、呕吐，继之腹泻，多伴恶寒、发热	先腹痛、寒热，后腹泻、呕吐	呕吐为主(肠毒素)，腹痛、腹泻为主(活菌)	先食欲不振、腹痛，后腹泻、水样便、粘液便或血样便	先恶心、头痛，后迅速发生呕吐、腹痛
体温	升高	绝大部分有发热	少有发热	低热至高热	正常
脱水	＋～2＋	＋～2＋	－	＋	－～＋
呕吐	多数有	可有可无	较剧烈	少有	较剧烈，有胆汁呕出
腹泻	水样便，少有脓血，臭而量多	水样或血水样便，可有脓血便	较显著，呈水样便	水样便、粘液便或血样便，有恶臭	黄水样便，量少，可有恶臭
腹痛	＋	3＋	－～2＋	＋	＋
里急后重	±	±	－	－	±
大便培养	沙门菌属	副溶血性弧菌	蜡样芽胞杆菌	大肠杆菌	金黄色葡萄球菌
中毒食物	肉类、禽类、蛋类	海产品	隔夜剩饭菜、肉类及牛奶	隔夜剩饭菜、肉类及淀粉食物	淀粉食物、肉类、乳及乳制品
病死率	低，0%～2%	低，0%～3%	无	无	低

(二) 对症治疗

腹痛明显者,可口服或注射阿托品和山莨菪碱。剧吐或腹泻频繁者,用葡萄糖生理盐水作静脉滴注。酸中毒时应酌情补充适量5%碳酸氢钠溶液或11.2%乳酸钠溶液。脱水严重甚至休克者,应积极补充液体,保持水、电解质平衡及抗休克处理。

(三) 病原治疗

一般可不用抗生素。伴有毒血症的严重病人,可按不同的病原菌选用有效的抗菌药物。如沙门菌、副溶血性弧菌、大肠杆菌可选用喹诺酮类药物,如氧氟沙星、诺氟沙星等,亦可应用阿米卡星等氨基糖甙类药物。

【预防】

搞好饮食卫生,加强食品卫生管理是预防本病的关键措施。加强食品加工、运输与贮存过程的卫生监督以及对禽畜的宰前检疫与宰后检验。饮食行业要建立严格的卫生管理制度,防止污染;其工作人员要定期体检,如发现带菌、腹泻、皮肤化脓感染等情况应立即给予治疗,必要时调离岗位。进行群众性卫生宣传教育,不暴饮暴食,不吃不洁、腐败、变质食物。一旦发现食物中毒后,立即报告卫生防疫部门,调查、分析、制订防疫措施,及早控制疫情。

二、神经型食物中毒(肉毒中毒)

肉毒中毒是食用被肉毒杆菌外毒素污染的食物而引起的急性中毒性疾病。其临床表现以神经系统症状,如眼肌及咽肌瘫痪为主要特征,病死率较高。

【病原学】

肉毒杆菌是严格厌氧的梭状芽胞杆菌,革兰染色阳性,能运动。芽胞对热及化学消毒剂抵抗力强,在沸水中能存活5~22小时,高压蒸气灭菌120℃ 30分钟才能灭活,5%苯酚或2%福尔马林24小时才能将其杀灭。

本菌主要存在于土壤及家畜中,或附着于水果、蔬菜及谷物上。火腿、腊肠、罐或瓶装食物被肉毒杆菌污染后,细菌可在缺氧状态下大量繁殖并产生外毒素。进食含有这种外毒素的食物后即可发生中毒。肉毒杆菌毒素有A、B、Ca、Cb、D、E、F、G等8个型,引起人类疾病的主要是A、B和E型外毒素,偶可由F型引起。在已知的化学和生物毒素中,肉毒杆菌毒素的毒性极强,是一种嗜神经毒素。一般对人的致死量约为0.1~1 μg。但毒素不甚耐热,80℃ 30分钟或煮沸10分钟即被破坏。外毒素经甲醛处理制备的类毒素注射于动物体内可产生抗毒素,并能中和同型的外毒素。

【流行病学】

(一) 传染源

动物是主要传染源。细菌从动物肠道排出后其芽胞在土壤中长期存活,污染食品后在适宜的条件下细菌大量繁殖并产生毒素。

(二) 传播途径

经食用肉毒杆菌外毒素污染的食物,如罐头、香肠、腊肉等肉制品,发酵豆制品(臭豆腐、豆瓣酱、豆豉等)和发酵面制品(发酵馒头、面酱等)传播,偶可因伤口感染肉毒杆菌而发生中毒。

（三）人群易感性与免疫力

人群普遍易感，病人无传染性，病后不产生免疫力。

【发病机制与病理解剖】

毒素进入消化道后，胃酸及消化酶均不能将其破坏，经肠粘膜吸收入血，主要作用于脑神经核、肌肉神经连接处及植物神经末梢，抑制神经传导递质乙酰胆碱的释放，使肌肉收缩运动障碍而致软瘫。

病理表现为脑及脑膜显著充血、水肿，有广泛的点状出血与小血栓形成。镜下可见脑神经核及脊髓前角退行性变。

【临床表现】

潜伏期多为12～36小时，可短至2小时或长达10日。潜伏期越短，病情越重。

突然起病，以神经系统症状为主，早期症状为乏力、软弱、头痛、头晕或眩晕，继而视力模糊、复视、瞳孔散大、眼肌瘫痪。重症出现吞咽、咀嚼、发音困难等脑神经麻痹症状，而肢体瘫痪较少见。体温常正常，神志始终清楚，知觉存在。胃肠炎症状缺如或轻微。病程长短不一，通常于4～10日后逐渐恢复，但乏力、眼肌瘫痪可持续数月之久。病重或抢救不及时者，则可在2～3日内死于中枢性呼吸衰竭。

婴儿的首发症状常为便秘，随后迅速出现脑神经麻痹，很快因中枢性呼吸衰竭而突然死亡，是婴儿猝死综合征的原因之一。

【诊断与鉴别诊断】

（一）诊断

1. 流行病学资料　曾进食可疑被污染食品，同进食者可集体发病。

2. 临床资料　典型的神经系统表现，如眼肌瘫痪，吞咽、发音、呼吸困难等。

3. 实验室检查　可疑食物厌氧菌培养可发现肉毒杆菌。早期血清作间接血凝试验或食物渗出液动物试验观察动物有无外毒素所致的瘫痪现象。

（二）鉴别诊断

应与河豚、毒蕈所致食物中毒或流行性乙型脑炎、脊髓灰质炎等疾病作鉴别。

【预后】

本病预后与进食的毒素类型、数量及治疗时机有关。病死率一般A型为60%～70%，B型为10%～20%，E型为30%～50%。早期应用多价抗毒素血清治疗，可明显降低病死率。

【治疗】

（一）一般治疗

外毒素在碱性溶液中易被破坏，在氧化剂作用下毒力减弱。因此，应尽早（进食可疑食物4小时内）用2%～5%碳酸氢钠溶液或1∶4 000高锰酸钾溶液洗胃。服泻剂并作清洁灌肠，以清除毒素。保持呼吸道通畅，有呼吸困难者应予氧气吸入，必要时及早作气管切开、人工呼吸，加强监护。吞咽困难者可用鼻饲饮食或静脉补充营养；继发感染时应用抗生素。创伤性肉毒中毒，伤口要用高锰酸钾冲洗，可应用抗生素治疗，但疗效常不明显。

（二）抗毒素治疗

早期、足量使用多价抗毒血清（包括 A、B 及 E 型）治疗有效，尤以起病后 24 小时内，或肌肉瘫痪出现前应用更好。一次给予 5 万～10 万 U，由静脉及肌肉注射各半量，必要时 6 小时后同剂量重复使用 1 次。用药前须先作皮肤过敏试验，阳性者可进行脱敏治疗。

【预防】

本病预防同胃肠型食物中毒。特别要重视罐头食品、腊肉制品以及发酵豆制品、面制品的卫生监督检查。禁止出售与食用变质食品。

如果进食了已证明有肉毒杆菌或其外毒素存在的食物，未发病者应立即注射多价抗毒血清 1 000～2 000 U，以防止发病。

复习思考题

1. 细菌性食物中毒的流行病学特征是什么？
2. 试述神经型食物中毒的临床特点和治疗措施。
3. 如何预防细菌性食物中毒？

（李　军）

第三节　细菌性痢疾

细菌性痢疾（bacillary dysentery）简称菌痢，是志贺菌（通称痢疾杆菌）引起的肠道传染病。其临床主要表现为发热、腹痛、腹泻、里急后重和粘液脓血便。常年散发，夏秋多见，为我国常见病、多发病之一。

【病原学】

痢疾杆菌属肠杆菌科志贺菌属，革兰染色阴性，无鞭毛，有菌毛，能粘附于结肠粘膜的上皮细胞，能在普通培养基上生长。

志贺菌属细菌的菌体 O 抗原有群和型的特异性。根据 O 抗原的差异，可将志贺菌属分为 4 群，A 群痢疾志贺菌、B 群福氏志贺菌、C 群鲍氏志贺菌、D 群宋内志贺菌，进一步可分为 47 个血清型（包括亚型），各群、型之间多无交叉反应。群、型的划分对调查传染源，判定复发与再感染，了解流行菌群、菌型的变迁，以及菌苗制备均有重要意义。

世界各地流行的菌群，每二三十年发生一次变迁。本世纪初以痢疾志贺菌群为主，目前发达国家流行以宋内菌群为主，发展中国家以福氏菌群为主。我国以福氏占首位，宋氏次之，鲍氏又次之，局部地区有痢疾志贺菌流行。

各群、型痢疾杆菌均可释放内毒素，但产生外毒素的能力差别很大。外毒素按其生物学活性可分细胞毒素、肠毒素及神经毒素。痢疾志贺菌产生外毒素的能力强，感染时临床症状较重，其他痢疾杆菌产生的量少，症状较轻。

痢疾杆菌在蔬菜、水果及在 10 ℃水中能生存 1～2 周，但对理化因素抵抗力较弱，日光照射 30 分钟，加热 56 ℃ 10 分钟或煮沸 2 分钟即被杀死。对化学消毒剂很敏感。

【流行病学】

（一）传染源

传染源为病人及带菌者，其中不典型病人、慢性病人在流行病学上意义更大。

（二）传播途径

与其他肠道传染病一样，痢疾杆菌从传染源的粪便排出，污染食物、水、生活用品或手，经口感染。苍蝇是重要的传播媒介。生活接触是非流行季节散发病例的主要传播途径。经水和食物传播则主要流行于夏秋季节。

（三）人群易感性与免疫力

人群普遍易感，儿童发病率最高，青壮年次之。病后免疫力短暂且不稳定，不同群、型之间多无交叉免疫，故易重复感染。

（四）流行特征

本病全年均可发生，但以夏秋季多见。一般呈散发，时有流行。

【发病机制与病理解剖】

痢疾杆菌经口侵入人体，在胃内未被胃酸杀灭则进入肠道。如肠道局部分泌型 IgA 抗体不足，杆菌即可借菌毛粘附于大肠和回肠末段的粘膜上皮细胞上，然后侵入固有层继续繁殖，形成感染灶，引起炎症反应，极少侵入血流引起菌血症。

痢疾杆菌产生的内、外毒素是引起临床症状的基础。杆菌初入肠内时，繁殖产生的肠毒素可使小肠粘膜渗出增加，引起发病 1～2 日内的水样便。杆菌侵入结肠粘膜后释放的细胞毒素可加剧粘膜的破坏和炎症反应，引起粘液脓血便。志贺菌产生的神经毒素可能与神经系统症状有关。各型痢疾杆菌菌体裂解时均释放内毒素，与全身一系列毒血症状有关，如发热、意识障碍、感染性休克等。此外，局部炎症刺激和毒素作用于肠壁植物神经，可引起肠功能紊乱、肠痉挛，尤以直肠为著，因而有腹痛、里急后重等症状。

中毒性菌痢是机体对内毒素发生异常强烈反应，儿茶酚胺等多种血管活性物质释放增加，引起急性微循环障碍所致。常伴发弥散性血管内凝血，导致重要脏器功能衰竭。循环衰竭、脑血管痉挛及脑组织缺氧引起脑水肿、脑疝、呼吸衰竭，是中毒性菌痢死亡的主要原因。

菌痢的病理变化主要见于乙状结肠与直肠，严重病例可累及全部大肠及回肠下段。急性菌痢的基本病变表现为粘膜弥漫性纤维蛋白渗出性炎症，分泌大量粘液脓性渗出物；肠上皮细胞变性坏死脱落，形成多数不规则的浅表溃疡，恢复后溃疡愈合。慢性菌痢肠粘膜水肿、增厚、溃疡不断形成与修复，可形成囊肿与息肉，偶因肠壁瘢痕组织收缩引起肠腔狭窄。中毒性菌痢病变以大脑、脑干的弥漫性充血水肿、神经细胞变性为主，而肠道病变轻微。

【临床表现】

潜伏期数小时至 7 日不等，一般 1～2 日。其临床表现的轻重缓急与菌群、菌型、菌量以及机体状况有关。根据病程长短和病情特点可分下列类型。

（一）急性菌痢

1. 普通型（典型）　起病急，有畏寒、发热、腹痛、腹泻。大便每日 10 次以上，初为糊状或稀水便，1～2 日内转为粘液脓血便，每次量不多，里急后重明显。体检常见左下腹压痛，肠鸣音亢进。本型常持续 1～2 周后逐渐痊愈，也可变为慢性。少数重症病人，尤其是年老体弱者，每日腹泻可达30次以上，以至大便失禁，常伴有脱水、酸中毒、电解质紊乱、神志模糊、循环衰竭等。

2. 轻型(非典型)　无明显发热，腹泻每日数次，粘液稀便，常无脓血，腹痛轻。镜检可见少量脓细胞。病程数日即可痊愈，亦可演变为慢性。

3. 中毒型　多见于2～7岁儿童，主要表现为严重的毒血症。起病急骤，突发高热、反复惊厥、嗜睡、昏迷，迅速发生循环、呼吸衰竭。肠道症状常不明显，经灌肠或肛拭粪检方可发现异常。根据中毒症状的主要表现，又可分为以下3型。

(1) 休克型：早期由于全身微血管痉挛，影响血流供应，导致组织细胞缺血性缺氧，病人精神萎靡，面色苍白，四肢冷，脉细速，呼吸急促，血压正常或偏低，脉压小，眼底动脉痉挛。后期微循环处于淤血性缺氧阶段，病人出现紫绀，皮肤花纹，血压明显降低，脉细难触及，少尿或无尿，不同程度意识障碍等。

(2) 脑型：由于脑血管痉挛引起脑缺氧、脑水肿、颅内压增高以至脑疝。病人表现不安、嗜睡、惊厥、昏迷和呼吸衰竭。先是呼吸节律不齐、深浅不匀，随后可出现双吸气、叹息样呼吸、下颌呼吸及呼吸暂停。在此过程中，可见瞳孔忽大忽小，继而两侧不等大，对光反应迟钝、消失。病人常因呼吸骤停而死亡。

(3) 混合型：兼有以上两型表现，最为凶险。

(二) 慢性菌痢

病程长达2个月以上。病程迁延可能与下列因素有关：① 急性期治疗不及时，不彻底。② 病人抵抗力低下，如营养不良，原有胃肠道疾患或肠寄生虫病，肠道分泌性IgA减少等。③ 福氏菌或耐药菌株的感染。

慢性菌痢可分为3型：

(1) 慢性迁延型：急性菌痢迁延不愈，有轻重不等的痢疾症状。大便不成形或较稀，带粘液，偶有脓血便或便秘与腹泻交替出现。左下腹有压痛，乙状结肠增粗可扪及，因长期腹泻可致营养不良、贫血、乏力。

(2) 急性发作型：半年内有菌痢史，因受凉、进食生冷食物或劳累等诱因引起急性发作，有腹痛、腹泻和脓血便，而发热等毒血症状不明显。

(3) 慢性隐匿型：一年内有痢疾史，平时无症状，乙状结肠镜检见慢性菌痢改变，大便培养可呈阳性。

【实验室检查】

(一) 血象

急性病人白细胞总数和中性粒细胞中度增加。慢性者可有轻度贫血。

(二) 粪便检查

急性典型菌痢粪便每次量少，常只有脓血粘液而无粪质。镜检可见大量脓细胞、红细胞，并有巨噬细胞。确诊有赖于细菌培养。为提高培养阳性率，宜在抗菌治疗前采新鲜粪便的脓血部分，不要混入尿液，立即送检，可进行连续多次检查。

【诊断与鉴别诊断】

(一) 诊断

应根据下列资料进行综合分析，确诊的根据是检出痢疾杆菌。

1. 流行病学资料　当地流行情况、季节、接触史、不洁食物史和年龄等有参考价值。

2. 临床资料　急性典型菌痢有发热、腹痛、腹泻、脓血便、里急后重等症状，易于诊断。不典型病例仅有粘液稀便，应予注意。夏秋季遇急性高热或惊厥的学龄儿童需排除中毒型菌痢的可能，应及时用肛拭子或盐水灌肠取粪便作检查。

3. 实验室检查

(1) 粪便检查：急性典型菌痢为脓血粘液便。镜下有大量脓细胞、红细胞与巨噬细胞，对诊断有意义。确诊有赖于细菌培养。

(2) 乙状结肠镜检查：急性菌痢一般不用。慢性菌痢可见结肠粘膜轻度充血、水肿，呈颗粒状，有溃疡、息肉与增生性改变。刮取粘液脓性分泌物培养可提高阳性率。

(3) X 线检查：慢性菌痢钡剂灌肠，可见肠道痉挛，袋形消失，肠壁增厚，粘膜纹理紊乱，肠腔狭窄等改变。

（二）鉴别诊断

1. 急性菌痢应与下列疾病相鉴别

(1) 阿米巴痢疾：散在发生，起病慢，发热等全身中毒症状较轻。大便次数不太多，量中等，混有粘液及血液，呈暗红色或紫红色，糊状，有腥臭。腹痛轻，里急后重少见，右侧腹部轻压痛。粪便镜检红细胞多，找到溶组织阿米巴即可确诊。乙状结肠镜检可见散在而典型的边缘深切的溃疡。

(2) 霍乱：病人来自疫区，有接触史。起病急，不发热，先泻后吐，不恶心，无腹痛及里急后重。初为黄水样便，后转为米泔水样便，重者致脱水性酸中毒。粪便培养可分离出霍乱弧菌或埃尔托弧菌。

(3) 其他感染性腹泻：例如侵袭性大肠杆菌、空肠弯曲菌、沙门菌、变形杆菌等肠道感染都可引起腹泻、稀便或水样便，可带粘液或有脓血。确诊均需病原学证据。

(4) 流行性乙型脑炎：与中毒型菌痢相比，发病与病情发展相对缓慢。常在发热数日后进入昏迷或呼吸衰竭，休克少见。常有脑膜刺激征和脑脊液改变，粪便检查无异常。

2. 慢性菌痢应与下列疾病相鉴别

(1) 直肠癌与结肠癌：常有慢性腹泻，大便带血或脓血便，因常继发感染，抗菌治疗后症状可缓解，极易误诊为慢性菌痢。因此，对慢性腹泻病人，均应常规作肛门指检和乙状结肠镜检，对疑有高位肿瘤者应行钡剂 X 线检查或纤维结肠镜检查。

(2) 慢性血吸虫病：可有腹泻与脓血便。有流行区疫水接触史，伴有肝、脾肿大及血中嗜酸性粒细胞增多，粪便孵化与直肠粘膜活检压片可获阳性结果。

(3) 溃疡性结肠炎：属自身免疫性疾病，病程长，反复发作，粘液脓血便，培养无志贺菌生长。乙状结肠镜检查肠粘膜弥漫性充血、水肿，轻触易出血，有溃疡形成。钡剂灌肠 X 线检查可见结肠袋形消失，呈铅管状。可伴其他自身免疫性疾患。抗菌治疗无效。

【预后】

急性菌痢大多在 1～2 周内痊愈，少数转为慢性，个别长期带菌。病死率低于 1%。通常痢疾志贺菌感染症状较重，宋内菌感染常较轻，福氏菌感染易成慢性。婴幼儿易患中毒型菌痢。年老体弱者病情较重。中毒型及急性普通型中病情严重者可危及生命。治疗及时恰当与否也影响菌痢的预后。

【治疗】

(一) 急性菌痢

1. 一般处理与对症治疗　卧床休息。按肠道传染病隔离。进流质、半流质易消化饮食。高热、呕吐、失水者可静脉或口服补液(参阅霍乱章)。腹痛明显者可酌用阿托品。

2. 病原治疗　痢疾杆菌对常用抗菌药物的耐药率已达70%～90%,且多重耐药菌株增多。治疗应根据当地的药敏情况选用抗菌药,剂量要足,疗程不宜短于5～7天。

(1) 氟喹诺酮类:氟哌酸、氟嗪酸及环丙沙星等,对痢疾杆菌有良好的抗菌作用。氟哌酸成人每次0.2～0.4 g,每日3次,与甲氧苄氨嘧啶合用,效果更好。喹诺酮类不良反应少,少数病人有恶心、呕吐。本药影响骨骼发育,孕妇不宜使用,儿童慎用或短期应用。

(2) 庆大霉素:成人每日16万～24万U,卡那霉素每日1～1.5 g,分2～3次注射。两药口服,疗效亦好。

(3) 复方磺胺甲基异噁唑:此药耐药菌株较前增加,但对多数病人仍有疗效。成人每次2片,每日2次;儿童酌减。孕妇、有严重肾病、对磺胺过敏或白细胞明显减少者忌用。

(4) 黄连素和中草药:黄连素0.2～0.4 g,每日4次,儿童酌减。生大蒜口服,马齿苋煎服,白头翁汤及葛根芩连汤等方剂加减应用也有效。

(二) 中毒型菌痢

1. 病原治疗　选用强有力的杀菌药物。如环丙沙星,成人0.2～0.4 g,每日2次静脉滴注。亦可用头孢氨噻肟每次2 g,每日2次,加入液体内静脉滴注。

2. 高热和惊厥治疗　高热者采用物理降温,或安乃近滴鼻等药物降温。高热而频繁惊厥者可给予冬眠合剂氯丙嗪及异丙嗪各1～2 mg/kg,肌注。惊厥不止者可静脉注射安定0.2～0.3 mg/kg(一次量不超过10 mg)。

3. 循环衰竭的治疗　① 解除微血管痉挛:针对中毒性菌痢的高阻低排性休克,可用山莨菪碱(654－2),儿童每次0.2～2 mg/kg(成人每次10～20 mg),静脉注射,每5～15分钟1次,至面色转红、四肢温暖、血压回升后减量,并逐渐延长给药间隔时间,维持24小时。② 补充血容量:早期快速滴注低分子右旋糖酐(儿童10～15 ml/kg,成人500 ml),或同时用平衡盐液(儿童15～20 ml/kg,成人500 ml),力争在数小时内改善微循环,逆转休克。情况好转后,继续滴注葡萄糖生理盐水。全日补液量50～80 ml/kg,应根据病人心、肺功能和尿量酌定。③ 纠正酸中毒:5%碳酸氢钠5 ml/kg静滴可提高二氧化碳结合力4.4 mmol/L。④ 维持血压及强心:经上述治疗,血压仍不稳定者可用多巴胺及阿拉明或酚妥拉明。老年人和幼儿易发生左心功能不全,可预防性使用西地兰等。⑤ 短期使用较大剂量的肾上腺皮质激素。

4. 呼吸衰竭的治疗　脑水肿引起呼吸衰竭时,可用20%甘露醇1.5～2.0 g/kg,静脉推注,每6～8小时重复1次,同时静脉给予地塞米松,应保持呼吸道通畅,给氧,给予呼吸兴奋剂,必要时用人工呼吸器。

(三) 慢性菌痢

应采取以抗菌治疗为主的综合性措施。

1. 增强机体抵抗力　生活有规律,饮食应易消化、富营养、少刺激性,适当锻炼强身。积极治疗胃肠道疾患及肠道寄生虫病。

2. 抗菌治疗　① 选急性期用之有效或未曾用过的抗菌药物,最好根据大便培养药敏试验选用抗生素，联合用药或交叉用药 2～3 个疗程，每个疗程延长到 10～14 天。② 久治不愈者宜用保留灌肠治疗。常用 0.5%～1% 庆大霉素、卡那霉素溶液，1% 新霉素液，或 5%～10% 大蒜素，灌肠量 200 ml，每日 1 次，10～14 日为一疗程。灌肠液内可加 0.25% 普鲁卡因 10 ml 以减轻刺激，加锡类散以促进溃疡愈合，加泼尼松 20 mg 以增加药物渗入和减轻肠道过敏。

3. 处理肠道菌群失调和肠功能紊乱　慢性菌痢长期使用抗菌药物，常有肠道菌群失调，应注意大便涂片检查结果，并可用微生物制剂，如乳酸杆菌或双歧杆菌制剂等进行纠正。

【预防】

采取以切断传播途径为主的综合措施。

(一) 管理传染源

隔离治疗病人至症状消失后 1 周或两次粪便培养阴性。饮食行业从业人员、保育员和自来水厂人员定期粪检，发现带菌者即令离岗，彻底治疗。

(二) 切断传播途径

加强对饮水、食品和粪便的管理，消灭苍蝇，改善环境卫生。注意个人卫生，饭前便后洗手。

(三) 保护易感人群

口服痢疾活菌苗，能刺激肠粘膜产生分泌型 IgA，可防止痢疾杆菌附着于肠上皮，保护率达 66%～99%，免疫期可维持 6～12 个月。但不同菌型之间多无交叉免疫作用。

流行期间，口服大蒜、马齿苋、地锦等，也有一定预防效果。

思考病例

1. 男，30 岁，10 天前因畏寒、发热、解脓血便(每日 10 次)，伴有里急后重，在本厂就诊，口服黄连素 3 天，症状好转。昨日进食凉菜，今晨又腹痛、腹泻，解脓血便 10 余次。体格检查：神清，一般情况好，心肺正常，腹平软，左下腹有压痛，无肌卫，无反跳痛。实验室检查：大便镜检：脓细胞 20 个/HP，红细胞 3～5 个/HP，吞噬细胞 1～2 个/HP。血象：白细胞 12×10^9/L，中性粒细胞 0.85，淋巴细胞 0.15。此病人诊断是什么病？怎样治疗？

2. 男，48 岁，反复解粘液便 2 年。初起因受凉后出现腹痛、腹泻，曾自服复方新诺明 3 天，症状消失。此后每当饮食不当，即出现腹泻，反复发作至今。体格检查：神清，消瘦，体温 36 ℃，心肺正常，腹平软，左下腹扪及一约 2 cm×5 cm 条索状物，无触痛。肝脾肋下未及。实验室检查：血象：白细胞 6.6×10^9/L，中性粒细胞 0.70，淋巴细胞 0.30。大便镜检：白细胞 7～8 个/HP，大便培养未分离到致病菌。此例首先考虑诊断是什么病？应与哪些疾病相鉴别？还需要做什么检查？提出治疗方案。

3. 女，2 岁，6 月 25 日高热 6 小时，抽搐 1 小时，呕吐 2 次，急诊入院。体格检查：体温 41 ℃，昏睡，面色苍白，血压 6.6/0 kPa，颈似有抵抗，肢端凉，皮肤花纹状。血象：白细胞 20×10^9/L，中性粒细胞 0.89，淋巴细胞 0.11。大便镜检：白细胞 2～8 个/HP。脑脊液无色透明，蛋白 0.20 g/L，糖 3.5 mmol/L，细胞数 1.0×10^6/L。此患儿拟诊断什么疾病？应与哪些疾病相鉴别？如何明确诊断？怎样处理？

复习思考题

1. 叙述急、慢性菌痢的临床类型。
2. 叙述急性典型菌痢的治疗。
3. 试述中毒型菌痢的发病机制与临床表现的特点。

（吴文漪）

第四节　霍　　乱

霍乱(cholera)是由霍乱弧菌引起的烈性肠道传染病。多见于夏秋季。本病发病急，传播快，属三大国际检疫传染病之　，也是我国法定管理的甲类传染病。其病理变化主要是由霍乱弧菌肠毒素(cholera enterotoxin)所致。临床表现轻重不一，轻者仅有腹泻，重者有剧烈吐泻、脱水、代谢性酸中毒及周围循环衰竭等。

霍乱弧菌包括两个生物型，即古典生物型(classical biotype)和埃尔托生物型(El－Tor biotype)。以前由古典生物型霍乱弧菌引起的疾病称为霍乱，由埃尔托生物型霍乱弧菌引起的疾病称为副霍乱。由于霍乱与副霍乱的临床表现、流行病学特点和防治措施等方面基本相同，因此1962年5月第15届世界卫生大会决定将副霍乱列入《国际卫生条例》检疫传染病——"霍乱"项之内，并与霍乱同样处理。目前世界流行的霍乱，基本上都是埃尔托型。古典型霍乱只是在孟加拉国和印度等地有时出现。

【病原学】

霍乱弧菌(*vibrio cholerae*)为革兰染色阴性，短小稍弯曲的杆菌，如逗点状。菌体末端有一根鞭毛，其长度为菌体的4～5倍。在人工培养条件下，可呈多态。

根据菌体O抗原的不同可将霍乱弧菌分为OⅠ血清群和非OⅠ血清群。OⅠ血清群主要有古典生物型和埃尔托生物型。根据O抗原成分的不同又可将OⅠ血清群分为稻叶型、小川型、彦岛型3个亚型。非OⅠ血清群包括近年来新发现引起流行的O_{139}霍乱弧菌。

两种生物型可用霍乱第Ⅳ组噬菌体裂解试验、多粘菌素B和E敏感试验以及鸡血球凝集试验等方法加以区别。

霍乱弧菌在环境中生存活力很有限，但埃尔托型比古典型抵抗力强，能在一些自然条件适宜的地区存活较长时间，因而难以清除，并易形成局部流行。一般在未处理的水、食物、水果、蔬菜以及水产品中可生存1～3周。霍乱弧菌对热、干燥、直射日光、酸及常用消毒剂，如漂白粉、来苏尔、碘、季胺盐和高锰酸钾等都很敏感。在正常胃酸中霍乱弧菌能生存4分钟，直接接触1:4 000的过氯乙酸溶液即刻死亡。用氯处理过的自来水中，霍乱弧菌一般不能生存。特殊情况下，可以按1升水加2～4滴普通碘酊来处理生活用水，20分钟即可达到灭菌效果。霍乱弧菌对磺胺类、氟哌酸、强力霉素等抗生素敏感。

【流行病学】

(一) 传染源

霍乱的传染源是病人和带菌者。重症病人短时间内排菌量多。每毫升粪便含有10^7～10^9个霍乱弧菌，是重要的传染源。轻症病人和带菌者常因缺乏特异性症状而不被发现，但排菌时间长且未隔离，其传染性也不能忽视。

（二）传播途径

为粪－口途径传播。其中常通过日常生活接触、苍蝇传播引起散发病例。如果饮用水遭污染常引起爆发流行，沿交通线蔓延。近年来，通过食物传播而引起的局部爆发流行也屡见报道。

（三）人群易感性与免疫力

人群普遍易感，病后有一定的免疫力，能产生抗菌和抗毒素抗体。在新感染区，病人主要为成年人；在多次流行的区域，病人主要为儿童。预防接种霍乱菌苗后可使机体获得一定程度的免疫力，但保护率低，有效时间短。

（四）流行特征

霍乱是古老的疾病，自古以来，印度恒河三角洲是古典型霍乱弧菌的流行区域，后来向外传播。1817～1923年共发生6次世界大流行。埃尔托生物型自被发现以来，以局部地区小流行为主，但近年来已逐渐向外扩展，于1991年引起霍乱第7次世界大流行。自1992年开始，发现了非OⅠ血清群的一个新的血清型——O_{139}霍乱弧菌引起的霍乱爆发流行，自印度向外蔓延，已波及我国。

霍乱在热带地区全年均可发病，在我国以夏秋季为流行季节，一般以长江中下游以及东南沿海地区为主要流行地区。

【发病机制与病理解剖】

霍乱弧菌经口入胃后，在正常情况下，一般可被胃液杀灭，但当胃酸分泌减少或被高度稀释时，或因侵入的细菌量足够多，胃酸不能将其全部杀灭时，霍乱弧菌可进入小肠，粘附于小肠上皮细胞表面并迅速繁殖，产生外毒素性质的霍乱肠毒素。霍乱肠毒素由A、B两个亚单位组成。B亚单位与小肠上皮细胞膜的受体神经节苷脂结合后，A亚单位进入到细胞内，激活腺苷酸环化酶(AC)使三磷酸腺苷(ATP)变成环磷酸腺苷(cAMP)，由于细胞内cAMP浓度急剧增高，抑制肠粘膜绒毛细胞对钠的正常吸收，并刺激隐窝细胞过度分泌氯化物、水和碳酸氢盐，以致出现大量水和电解质聚积在肠腔，超过肠道的正常吸收功能，因而出现剧烈的水样腹泻及呕吐。体液的大量丢失，导致严重脱水及周围循环衰竭、电解质紊乱以及酸碱平衡失调。

病人死亡后尸体解剖主要为脱水表现，尸体迅速僵硬，皮肤干而有许多紫红色斑点。心、肝、脾等脏器缩小。肠腔内充满米泔水样液体，偶见血水样物。小肠粘膜肿胀、充血、松弛，主要位于十二指肠、空肠及回肠。肾小球及间质毛细血管扩张，肾小管上皮细胞浊肿、变性及坏死。其他内脏及组织亦可见有出血及变性。

【临床表现】

OⅠ群霍乱弧菌两种生物型所致症状基本相同，但古典型以重型多见，轻型较少，而埃尔托型相反，无症状的病原携带者也较多。潜伏期为1～3天，短者3～6小时，最长者可达7天。大多数病人起病急骤，少数病例在病前1～2天有头昏、倦怠、腹胀及轻度腹泻等前驱症状。

（一）典型霍乱

临床经过可分下述3期：

1. 泻吐期　腹泻常是发病的第一个症状，多为无痛性。埃尔托型霍乱个别病例有阵发性绞痛。腹泻次数由每日数次至10余次或更多。重者可有大便失禁，持续外流。无里急后重，但排便后有腹部轻松感。大便性质初为黄色稀便，继为混有肠粘膜上皮的水样便，以后即排出特征性的白色混浊“米泔水”样便。如出血较多，病人可有水样血便。出血多者后期有柏油样便。此种情况以埃尔托型霍乱为多见。腹泻的同时或之后常伴有呕吐，多无恶心。呕吐为喷射性、连续性。呕吐物初为胃内容物，以后可呈米泔水样。轻症病人亦可无呕吐。本期可持续数小时至1～2日。

2. 脱水期　由于剧烈吐泻，体内大量液体与电解质丢失，因而可出现下列表现：

(1) 脱水：轻度脱水仅有皮肤、口唇干燥，眼窝稍陷，无神态改变。重度脱水则出现“霍乱面容”(眼窝下陷、两颊深凹、目闭不紧、唇干舌燥、神志淡漠甚至不清)。皮肤干而皱缩，失去弹性。口渴，声音嘶哑。腹部凹陷成舟状腹，指纹皱瘪，酷似“洗衣工”手。体表温度低于正常，但肛温可略升高。脉搏细数，或摸不到，血压下降。如不及时抢救，可因极度脱水而危及生命。脱水的轻重决定临床表现的轻重。

(2) 循环衰竭：主要为失水性休克的表现，一般见于中度及重度脱水病例。表现为烦躁不安或神志不清；四肢厥冷，脉搏细速，血压迅速下降，甚至不能测得；呼吸浅促，皮肤粘膜紫绀；尿量减少，血尿素氮升高。

(3) 肌肉痉挛：主要由于严重泻、吐而引起体内盐类大量丧失，当钠盐大量丢失时，体内碱储备下降，在补液治疗过程中可出现低钠血症，引起肌肉疼痛性痉挛，以腓肠肌、腹直肌最为突出。

(4) 低钾综合征：钾盐大量丧失时，血钾显著降低，可出现肌肉张力减退，反射消失，腹胀鼓肠，心动过速、心搏无力、心律不齐等症状，以及心电图变化(Q－T时限延长，U波出现，T波平坦或倒置等)。

(5) 其他：代谢性酸中毒较重者可有Kussmaol呼吸(深大呼吸)，易引起肺水肿。由于血液浓缩，血细胞总数、血红蛋白均明显增高。此期一般为数小时至3日。

3. 反应期及恢复期　病人脱水纠正后，大多数症状消失，逐渐恢复正常。但亦有部分病例出现发热反应，可能因循环改善后肠毒素吸收所致。发热轻重不一，一般为38～39℃，持续1～3天自行消退，以儿童多见。自泻吐期到恢复期，整个病程平均3～7天，有的长达10天，多为老年、有并发症的病人。

(二) 临床类型

通常根据脱水程度、血压、尿量等将病人分为轻、中、重3型。另有中毒型，病情危重，但属罕见。

1. 轻型　仅有短期腹泻，症状常不明显，起病较缓。无典型米泔水样便。大便性状为软便、稀便或黄水便，个别带有粘液或呈血性。极少伴有呕吐，无明显脱水表现，血压、脉搏正常。大便1日2次以上，但一般不超过10次。病程短，多数3～5天可恢复。

2. 中型　有典型的症状、体征及粪便。腹泻每日10～20次。脱水明显(相当于体重的4%～8%)，血压降低，收缩压在9.33～12 kPa，24小时尿量在400 ml以内。

3. 重型　病人极度软弱，脱水严重，其程度相当于体重的8%以上，呈休克状态，血压测不出，脉搏细速，常无法触及，24小时尿量在50 ml以下或无尿。可于典型症状发生数小时后死亡。

4. 中毒型　亦称为“干性霍乱”(cholerasicca)，甚为罕见。起病急骤，不待泻吐症状出现即迅速出现中毒性循环衰竭而死亡。

【实验室检查】

(一) 血液检查

因液体丢失可引起血液浓缩,使红细胞压积增高,血红蛋白增高,白细胞可达 10×10^9～30×10^9/L。中性粒细胞和大单核细胞增多。血清钾、钠在疾病初期多数在正常范围,经输液后普遍降低,但氯化物多数高于正常,尿素氮增加,HCO_3^-下降(<15 mmol/L)。

(二) 尿液检查

多数病人尿液呈酸性,可有蛋白,红、白细胞和管型。

(三) 粪便检查

1. 镜检

(1) 粪常规:半数病例粪便中有粘液,镜检仅见少数白细胞。

(2) 取粪便标本立即进行直接悬滴检查,可发现运动力强、呈穿梭状运动的弧菌。用暗视野检查可见细菌呈流星样特征性运动。

(3) 涂片染色:取粪便粘液直接涂片,用革兰染色镜检,可见革兰阴性弧菌排成鱼群状。

(4) 制动试验:粪便滴片观察细菌呈穿梭样运动时,加霍乱免疫血清 1 滴,运动立即停止并凝集成块。免疫血清最好不加防腐剂,效价一般为 1:64。

2. 培养　在作镜检的同时,将标本接种于碱性(pH 8.4)蛋白胨水进行增菌,然后作分离培养。

(四) 血清学检查

常用血清凝集试验及杀菌试验,一般不能作为早期、快速诊断的依据,常用作流行病学调查或回顾性诊断。

【并发症】

(一) 急性肾功能衰竭

由循环衰竭、肾脏缺血所致,为肾前性少尿。在脱水休克纠正后仍持续少尿(每日尿量<400 ml)或无尿(每日尿量<50 ml)。血中尿素氮、肌酐逐日上升,则为休克所致的肾小管坏死,缺钾亦可导致肾小管上皮细胞发生退行性变,并发急性肾功能衰竭,多发生于病后7～9天。

(二) 急性肺水肿

代谢性酸中毒可导致肺循环高压,促进肺水肿,如以大量不含碱的盐水快速输注,很容易发生肺水肿。如输液同时注意纠酸,并避免快速过量输液,肺水肿一般可以避免。

(三) 低钾综合征

由于血液浓缩,血钾虽然正常,但实际体内严重缺钾。在治疗时输入不含钾的溶液,可立即产生低钾综合征,表现为全身肌肉张力减低,甚至出现肌肉麻痹、鼓肠、心律失常。

【诊断与鉴别诊断】

(一) 诊断

凡有腹泻、呕吐症状,粪便培养霍乱弧菌阳性者可确诊。流行期间疫区内凡有典型症状者,即应按临床诊断的霍乱病人处理。腹泻不严重,但有密切接触史者也应作为高度疑似病人处理,根据细菌培养确立或排除诊断。对无接触史的轻型腹泻病人也要密切观察,进行粪便培养。对离开疫区不满5日,有腹泻症状者,均应按上述条件进行诊断。霍乱的确诊需要依靠粪便培养阳性或血清凝集试验、杀弧菌抗体测定呈4倍以上增长等指标。

(二) 鉴别诊断

1. 食物中毒性胃肠炎　包括副溶血性弧菌沙门菌、金葡菌、变形杆菌以及致病性大肠杆菌等所引起的食物中毒。有不洁食物史,同餐者往往集体发病。本病起病急,有阵发性腹痛,常先吐后泻,大便为黄水样,偶有粘液或脓血便,早期常有发热及其他中毒症状。

2. 急性细菌性痢疾　多有发热,大便有脓血,里急后重,镜检有大量脓细胞,培养可得痢疾杆菌。

3. 病毒性肠炎　多见于婴幼儿。病人可伴有上呼吸道感染及低热,流行时同一地区有许多轻型病例出现,腹泻次数多,多无呕吐,大便为稀便或黄水。常由轮状病毒、腺病毒等引起。

【预后】

霍乱的预后与病情轻重、治疗措施是否恰当有关,重型病例治疗不及时死亡率可达20%,轻型病例死亡率不超过1%,儿童、老人及有并发症者预后差。病人早期多死于周围循环衰竭,脱水期多死于尿毒症或其他感染等并发症。

【治疗】

治疗原则:迅速、及时补充水和电解质,并辅以适当的抗菌药物以消除病原菌。

病人应及时严格隔离至症状消失6日后,每日1次粪便培养致病菌,连续2次阴性,可解除隔离,出院。慢性带菌者需连续1周培养阴性,才能解除隔离。对病人的吐泻物、用具以及污染的衣被应彻底消毒。

(一) 补液疗法

补液是治疗本病的关键环节,应遵循"先盐后糖、先快后慢、纠酸补钙、见尿补钾"的原则。输液的剂量和速度应视病情轻重、脱水程度、血压、脉搏、尿量及血浆比重而定。

1. 液体的配制

(1) 含糖541溶液:每升含氯化钠5 g、碳酸氢钠4 g、氯化钾1 g,另加50%葡萄糖液20 ml。

(2) 3∶2∶1溶液:5%葡萄糖3份、生理盐水2份,1.4%碳酸氢钠或11.2%乳酸钠1份。

(3) 2∶1溶液:生理盐水2份,1.4%碳酸氢钠或4.2%乳酸钠1份。

2. 液体选择、输液量及速度

(1) 重度脱水:多数病例前24小时补液总量约为8 000～12 000 ml。

纠正休克期:立即由静脉加压输入2∶1溶液或生理盐水1 500～3 000 ml,成人按每分钟50～70 ml甚至100 ml的速度输入。重度脱水者必须开放两处静脉,加压输液,争取在治疗后5～10分钟使血压回升,半小时内使收缩压稳定在12.0 kPa以上。

维持血压期:改用含糖541溶液或3∶2∶1溶液,按每分钟20～40 ml速度,维持2～3小时或更长时间。如病情许可时,可加用口服补液。

纠正组织脱水期:生理盐水与10%的葡萄糖液交替等量使用,按每分钟5～10 ml输入,维持3～72小时。

维持补液期：用口服补液。配方为：每升水中含葡萄糖 20 g、氯化钠 3.5 g、碳酸氢钠 2.5 g、氯化钾 1.5 g。维持 2～3 天，每日 2 000～3 000 ml。

（2）中度脱水：前 24 小时补液量一般为 4 000～8 000 ml。开始给予生理盐水或 2∶1 溶液 2 000 ml，后用 4∶3∶2 液。最初 2 小时输液速度为每分钟 20～30 ml，血压正常后降至每分钟 5～10 ml。

（3）轻度脱水：以口服补液为主，但老人、儿童仍以静脉补液为主。儿童入院 24 小时的总输液量按轻、中、重型分别以 100～150 ml/kg、150～200 ml/kg、200～250 ml/kg 计算。输液速度 4 岁以内每分钟 10 ml，4 岁以上每分钟 20～30 ml，15 分钟以后，再根据病情调整。

（二）抗菌药物治疗

抗菌药物的应用是补液疗法的辅助治疗。可以选强力霉素（成人 200 mg，每日 3 次）、氟哌酸（成人 200 mg，每日 3 次）、复方磺胺甲基异噁唑（SMZ－TMP，每次 2 片，每日 2 次）等口服，一般 3～5 日为 1 疗程。

（三）并发症的治疗

重症病人在积极补足液体后，若血压仍低或测不出，提示可能存在中毒性休克，可用氢化可的松 100～300 mg 或地塞米松 10～20 mg 加入补液中静脉滴注，并可加用多巴胺、间羟胺等血管活性药物。可酌情使用利尿剂及强心剂等。在补液过程中如出现低钾综合征，可口服氯化钾，较重者应静脉内滴注氯化钾。急性肾功能衰竭病人应及时纠正酸中毒及维持水、电解质平衡，氮质血症明显者应实施血液透析。

【预防】

（一）控制传染源

发现病人，尽早严格隔离治疗，对密切接触者应严格检疫 5 天，并给予预防性服药。

（二）切断传播途径

改善环境卫生，加强饮水消毒和食品管理。对病人物品和排泄物严格消毒。杀蛆灭蝇。

（三）保护易感人群

霍乱菌苗的接种对于降低人群发病率有一定效果，但保护期只有 3～6 个月。口服菌苗免疫时间短，价格也较高，目前还不能推广应用。

思考病例

男性，32 岁，船民，因腹泻 4 小时伴呕吐入院。解水样便，约 20 分钟 1 次，无粘液、脓血便及里急后重感，亦无明显腹痛。伴明显乏力、口渴、呕吐。呕吐初为食物残渣，后为水样。曾在当地卫生所治疗，腹泻未感缓解。体格检查：体温 37.5 ℃，脉搏 108 次/分，血压 10/7 kPa，神清，面色苍白，眼窝凹陷，心肺未见明显异常，腹软，轻度舟状腹，无明显压痛及反跳痛。肝脾肋下未及，手及腹壁皮肤轻度皱缩。实验室检查：白细胞 2.8×10^9/L，中性粒细胞 0.80。大便常规：稀水便，白细胞少许。考虑为何病？请拟订治疗方案。

复习思考题

1. 试述霍乱的发病机制。
2. 霍乱的临床表现有哪些？
3. 如何诊断霍乱？

（甘建和）

第五节　流行性脑脊髓膜炎

流行性脑脊髓膜炎(epidemic cerebrospinal meningitis)，简称流脑，是一种由脑膜炎双球菌引起并经呼吸道传播的化脓性脑膜炎。其主要临床表现是突发高热、剧烈头痛、频繁呕吐、皮肤粘膜淤点和脑膜刺激征。脑脊液呈化脓性改变。本病多见于冬春季，儿童发病率高。

【病原学】

脑膜炎奈瑟菌(又称脑膜炎双球菌)属奈瑟菌属。为革兰染色阴性双球菌，菌体呈肾形或豆形，凹面相对成双排列，或四个菌相联。该菌仅存在于人体，可自带菌者鼻咽部及病人血液、脑脊液及皮肤淤点中发现。在脑脊液及淤点涂片中，该菌多见于中性粒细胞内，仅少数在细胞外。

本菌在普通培养基上不能生长，常用巧克力色血琼脂平板，在5%～10%二氧化碳、pH 7.4～7.6环境下生长更好。

脑膜炎双球菌用血清凝集试验分群，可分为A、B、C、D、X、Y、Z、E、W135、H、I、K、L等13个群。还可根据细胞壁脂蛋白－多糖复合物分子，进一步分成不同血清亚群。但90%以上的病例由A、B、C三群引起。大流行均由A群引起，B群和C群引起散发和小流行。本菌体外生活力及抵抗力均很弱，对干燥、寒、热和常用消毒剂均甚敏感，温度低于30℃或高于50℃皆易死亡，并可产生自溶酶，在体外自溶而死亡。

【流行病学】

(一) 传染源

人是本病唯一的传染源。病人在潜伏期末和急性期均有传染性。传染期多不超过发病后10日，且治疗后细菌很快消失，故病人作为传染源的意义远不如带菌者重要。本病隐性感染率高，感染后病菌存在于人的鼻腔，不引起症状而成为不易被发现的带菌者。流行期间人群带菌率显著增高，可达50%以上。流行期间A群带菌率高，非流行期间则B群是最多的带菌菌群。

(二) 传播途径

病原菌主要通过咳嗽、喷嚏等经飞沫直接由空气传播。由于本菌在外界生活力极弱，故很少间接传播。但密切接触，如同睡、怀抱、喂奶、接吻等，对2岁以下婴幼儿发病有重要意义。

（三）人群易感性与免疫力

人群的易感性与杀菌抗体水平密切相关。6个月以内的婴儿因自母体获得免疫而很少发病。5岁以下儿童，尤其是6个月至2岁的婴幼儿发病率最高，以后又逐渐下降。人感染后可产生持久免疫力。各群间有交叉免疫，但不持久。

（四）流行特征

本病全年均可发生，但有季节性，多发生在冬春季，即11月～次年5月，3～4月为高峰。平均每隔10年左右有一次流行高峰，这是由于间隔一定时间后人群免疫力逐渐下降及新易感者逐渐增加之故。

【发病机制与病理解剖】

（一）发病机制

病原体侵入人体后是否发病不仅取决于细菌数量及毒力强弱，更重要的是人体防御功能。如人体免疫力强，则迅速消灭入侵的细菌；如免疫力较弱，细菌在鼻咽部繁殖而成为带菌者，或仅有轻微上呼吸道感染症状。少数情况下因机体免疫力低下或细菌毒力较强，细菌进入血循环，形成短暂菌血症，出现轻微症状，如皮肤出现出血点而自愈。仅极少数病人发展为败血症，病原菌可通过血脑屏障进入脑、脊髓引起化脓性炎症，或伴发化脓性关节炎、心内膜炎等迁徙性病灶。

细菌进入血循环并在其中大量繁殖，释放内毒素，是本病致病的重要因素。内毒素作用于小血管和毛细血管，引起局部出血、坏死、细胞浸润及栓塞，临床上可出现皮肤粘膜淤点；并使全身小血管痉挛，出现严重微循环障碍，有效循环血容量减少，引起感染性休克、酸中毒及内脏广泛出血。广泛血管内皮细胞损伤及内毒素作用，胶原暴露及内、外凝血系统被激活，凝血物质大量消耗，而引起DIC及继发纤溶亢进，更加重微循环障碍、出血及休克，造成多器官功能衰竭。

脑膜及脊髓膜血管内皮细胞坏死、水肿、充血、出血及通透性增加，引起脑脊髓膜化脓性炎症及颅内压增高，可产生惊厥、昏迷等症状。严重者脑实质亦有炎症、水肿及充血。严重脑水肿可导致小脑幕裂孔疝及枕骨大孔疝，病人出现昏迷、瞳孔变化及呼吸衰竭。

（二）病理解剖

败血症期主要病变是血管内皮损害，血管壁炎症、坏死及血栓形成，血管周围出血。皮肤、粘膜及浆膜局灶性出血。暴发型败血症的皮肤及内脏血管有内皮细胞破坏和脱落，心、肺、胃肠道及肾上腺均有广泛出血。

脑膜炎期病变以软脑膜和蛛网膜为主，早期为脑膜血管充血、出血、炎症和水肿，可引起颅内压增高；后期大量纤维蛋白、中性粒细胞及血浆外渗，引起脑脊液混浊。亦可引起颅底部炎症、粘连，而发生视神经、外展神经、动眼神经、面神经或听神经等脑神经损害，并出现相应的临床表现。

暴发型脑膜脑炎型的脑实质病变严重，脑组织坏死、出血及水肿，颅内压显著增高，可发生脑疝。少数慢性病人可引起脑室孔阻塞，造成脑脊液循环障碍，引起脑积水。

【临床表现】

潜伏期1～10日（一般2～3日）。根据病情和病程分为4种临床类型：

（一）普通型

普通型最常见，占全部病例的90%以上。

1. 上呼吸道感染期　多数病人可无症状，20%～30%的病人有低热、咽痛、咳嗽及鼻炎等上呼吸道感染症状，持续1～2日。

2. 败血症期　病人突发寒战、高热，体温39～40℃，伴头痛、全身不适及精神萎靡等毒血症症状。此期特征性体征是病人有皮肤、粘膜淤点或淤斑，大小1～2 mm至1～2 cm，开始为鲜红色，继之转为紫红色，病情严重者淤斑迅速扩大，中央可呈紫黑色坏死或大疱。少数病人出现口周疱疹或脾肿大。持续1～2日后发展至脑膜炎期。

3. 脑膜炎期　败血症的症状仍持续存在，同时表现出中枢神经系统症状，剧烈头痛、频繁呕吐、烦躁不安，并出现颈项强直、克氏征及布氏征阳性等脑膜刺激征，重者可有谵妄、神志障碍等。如经合理治疗，病人在2～5日内进入恢复期。

4. 恢复期　体温逐渐下降至正常，皮疹停止发展并逐渐吸收，中央坏死部位结痂而愈；神经系统体征消失。病人一般在1～3周内痊愈。

（二）暴发型

此型多见于儿童。起病急骤，病势凶险，如不及时治疗可于24小时内危及生命，病死率高。按其临床特点又分为3型：

1. 败血症休克型　旧称华－佛综合征。突发剧烈寒战、高热，迅速出现全身严重中毒症状，精神萎靡、烦躁不安及意识障碍。全身皮肤粘膜广泛淤点、淤斑，可迅速融合成大片伴中央坏死。循环衰竭是本型的特征，表现为面色苍白，四肢末端厥冷、发绀，皮肤呈花斑状，脉搏细速，血压下降或测不出，脑膜刺激征大多缺如，易并发DIC。脑脊液检查大多澄清，细胞数正常或轻度增加。

2. 脑膜脑炎型　除严重毒血症状及皮肤粘膜淤斑外，严重颅内高压是其特征。主要表现为剧烈头痛，频繁呕吐，反复或持续惊厥，意识障碍加深，迅速进入昏迷状态，锥体束征阳性。可有血压升高，心率减慢，瞳孔忽大忽小或一大一小。可发生脑疝，常见的是枕骨大孔疝，因压迫延髓出现昏迷加深、瞳孔散大、肌张力增高，并迅速出现呼吸衰竭、呼吸节律异常，可有抽泣样呼吸或呼吸暂停等异常呼吸。发生天幕裂孔疝，则致脑干和动眼神经受压，出现昏迷，同侧瞳孔散大及对光反应消失，眼球固定或外展，对侧肢体瘫痪。继之呼吸衰竭。

3. 混合型　以上两型兼有，病情极严重，病死率高。

（三）轻型

病变轻微，临床表现为低热、轻微头痛及咽痛等上呼吸道感染症状，皮肤粘膜可有少数细小出血点，出现脑膜刺激征。脑脊液多无明显变化，咽拭子和淤点培养可有病原菌。多见于流脑流行后期的感染者。

（四）慢性败血症型

此型罕见，多发生于成人。病程迁延数周至数月，表现为间歇性发热、皮肤淤点或皮疹、关节痛，少数病人脾肿大，但一般情况良好，须反复多次血培养或淤点涂片检查才可查到病原菌，易误诊及漏诊。

婴幼儿流脑的特点：临床表现不典型。可有咳嗽等呼吸道症状及拒食、呕吐、腹泻等消化道症状；有烦躁不安、尖叫、惊厥及囟门隆起，但脑膜刺激征可不明显。

老年流脑的特点：上呼吸道感染症状多见，热程长；意识障碍明显，皮肤粘膜淤点、淤斑发生率高；并发症多，预后差，病死率高；暴发型发病率较高。

【实验室检查】

(一) 血象

白细胞计数明显增高,多在 $20\times10^9/L$ 以上,中性粒细胞>0.80。并发 DIC 者血小板减少。

(二) 脑脊液检查

脑脊液检查是诊断流脑的重要依据。可有颅内压增高,脑脊液外观混浊,白细胞数可达 $1\times10^9/L$ 以上,以中性粒细胞为主。蛋白质含量增高,糖及氯化物显著减低。但在病程早期,脑脊液检查除颅内压增高外,其他检查可无明显改变。

对颅内压明显增高者,腰穿检查要注意防止发生脑疝,须先静脉滴注甘露醇降低颅内压后再操作。腰穿时不要完全拔出穿刺针心,使脑脊液缓慢流出,以防颅内压急剧下降诱发脑疝。操作后病人须平卧 6~8 小时。

(三) 细菌学检查

细菌学检查是确诊的重要方法。

1. 涂片　皮肤淤点、脑脊液离心沉淀后做涂片染色。脑脊液的细菌阳性率可达 60%~80%,皮肤淤斑的阳性率较低。

2. 细菌培养　可取血或脑脊液检测,但阳性率较低,应在使用抗菌药物前进行检测。因本病病原菌体外易自溶,故标本采集后应及时送检。

(四) 免疫学检测

用 ELISA 及 RIA 法检测病人早期血及脑脊液中的细菌抗原,或检测 A 群脑膜炎双球菌特异性抗体可协助诊断。尤适用于已用抗菌药物治疗,细菌学检查阴性者。

【并发症与后遗症】

并发症及后遗症均已少见。

(一) 并发症

并发症有中耳炎、化脓性关节炎、心内膜炎、心包炎、肺炎等。

(二) 后遗症

少数病人可出现硬膜下积液、脑积水、脑神经损害而引起动眼神经麻痹、耳聋及失明等,亦可有肢体瘫痪、癫痫或精神障碍。

【诊断与鉴别诊断】

(一) 诊断

1. 流行病学资料　冬春季发病,儿童多见。当地有本病发生及流行。

2. 临床资料　突发高热,剧烈头痛,频繁呕吐,皮肤粘膜淤点、淤斑及脑膜刺激征。严重者出现感染性休克、循环衰竭、神志障碍、惊厥及呼吸衰竭。

3. 实验室检查　血白细胞总数及中性粒细胞均明显增高;脑脊液检查表现为颅内压增高及化脓性改变。细菌学检查阳性即可确诊。

(二) 鉴别诊断

1. 其他细菌引起的化脓性脑膜炎　发病无季节性,散发而不引起流行,无皮肤粘膜淤点、淤斑。确诊则有赖于细菌学检查查出不同病原菌。

2. 结核性脑膜炎　起病缓慢，病程较长。有低热、盗汗、消瘦等症状，皮肤粘膜无淤点、淤斑。多有结核病史或密切接触史。脑脊液检查颅内压增高更明显，脑脊液外观微混呈毛玻璃状，白细胞在 50×10^6/L 以下，以淋巴细胞增多为主。蛋白质增加，糖及氯化物减低。抗酸染色可检出结核杆菌。

3. 流行性乙型脑炎　发病在夏秋季，有严格的季节性。以脑实质损伤为主，无皮肤淤点，休克罕见。脑脊液检查颅内压增高，脑脊液外观清亮，白细胞多在 $50\times10^6\sim500\times10^6$/L，早期中性粒细胞增多，后期则淋巴细胞增多，蛋白质轻度增加，糖及氯化物正常。特异性 IgM 抗体阳性可做出早期诊断。

4. 其他细菌引起的败血症及感染性休克　可有原发病灶，发病无季节性。确诊则有赖于血培养检出其他致病菌。

【预后】

本病如及时诊断，合理治疗，预后良好。暴发型流脑则病死率较高，其中脑膜脑炎型及混合型预后更差。婴幼儿及老年病人预后差。

【治疗】

(一) 普通型

1. 一般治疗　强调早期诊断，就地隔离治疗。注意水及电解质平衡，保证足够液体量和热量。密切监护，做好护理，预防并发症。

2. 病原治疗　早期足量应用有效并能透过血脑屏障的抗菌药物。近年来，脑膜炎双球菌已出现耐药情况，应引起注意。常用抗菌药物有：

(1) 青霉素 G：青霉素对脑膜炎双球菌仍为一种高度敏感的杀菌药物。但青霉素不易透过血脑屏障，即使脑膜炎症时亦仅有 10%～30% 药物透过，加大药物剂量则在脑脊液中能达到治疗有效浓度，尤其用于败血症病人疗效更好，为目前国内外治疗流脑病人的高效、低毒及价廉之抗菌药物。剂量：成人每日 20 万 U/kg，儿童 20 万～40 万 U/kg，分次加入 5% 葡萄糖液内静脉点滴，疗程 5～7 日。

(2) 磺胺类药物：可联合应用磺胺嘧啶(Sulfadiazine, SD)或磺胺甲唑(Sulfamethoxazole, SMZ)与甲氧苄啶(TMP)。此类药物对脑膜炎双球菌敏感，且在脑脊液中浓度高，达血浓度的 50%～80%。一般用于对青霉素过敏者、轻症病人或流行期间大面积治疗者。磺胺嘧啶剂量成人每日 6～8 g，小儿 75～100 mg/kg，分 4～6 次口服。同时须口服碳酸氢钠，亦可静脉滴注。

(3) 氯霉素：对脑膜炎双球菌有良好的抗菌性，易通过血脑屏障，脑脊液浓度为血浓度的 30%～50%。成人每日 2～3 g，儿童 50 mg/kg，分次加入葡萄糖液内静脉滴注，症状好转后可改为口服或肌肉注射，疗程 5～7 日。因其对骨髓造血功能有抑制作用，故一般不首选。

(4) 头孢霉素：包括头孢呋辛(Cefuroxime)、头孢氨噻肟(Cefotaxime)或头孢曲松(Ceftriaxone)。上述药物抗菌活性强，易透过血脑屏障，毒副作用小，但价格昂贵，适用于不能用青霉素 G 或氯霉素的病人。

3. 对症治疗　高热时可用物理降温及应用退热药物；用 20% 甘露醇 1～2 g/kg，脱水降颅压，每间隔 4～6 小时 1 次，静脉快速滴注。

（二）暴发型

1. 休克型

(1) 尽早应用上述强有效的抗生素。

(2) 迅速纠正休克：在纠正血容量及酸中毒的基础上，可选用血管活性药物。用山莨菪碱改善微循环，每次 0.3～0.5 mg/kg，重症可用 1 mg/kg，每隔 10～15 分钟静脉推注 1 次，应用数次后面色转红，四肢温暖，血压上升后，减少剂量及延长注射间隔时间。

(3) 肾上腺皮质激素：短期应用，减轻毒血症，有利于纠正休克。氢化可的松，成人每日 100～500 mg，儿童 8～10 mg/kg，休克纠正即停用，一般应用不超过 3 日。

(4) DIC 治疗：如皮肤淤点、淤斑不断增加，且融合成大片淤斑，并有血小板明显减少者，可及早应用肝素治疗，每次 0.5～1.0 mg/kg 加入 10% 葡萄糖 100 ml 内静脉滴注，4～6 小时可重复 1 次，应用 1～2 次见效而停用。同时应输入新鲜血、血浆及应用维生素 K，以补充被消耗的凝血因子。

(5) 保护重要脏器功能：如心率明显增快时可用强心剂。

2. 脑膜脑炎型

(1) 尽早应用有效抗菌药物，用法与休克型相同。

(2) 减轻脑水肿及防止脑疝：本型病人治疗的关键是早期发现，治疗颅内压增高，防止脑疝及呼吸衰竭。可用 20% 甘露醇与 50% 葡萄糖 40～60 ml 交替使用，直到颅内高压症状好转。同时注意补充电解质。

(3) 肾上腺皮质激素：有减轻脑水肿、降颅压作用，常用地塞米松，成人每日 10～20 mg，儿童 0.2～0.5 mg/kg，分 1～2 次静脉滴注。

(4) 呼吸衰竭予以吸氧，脱水治疗同时应用山梗菜碱等呼吸兴奋剂，保持呼吸道通畅。如症状仍不见好转或加重则应尽早气管切开及应用人工呼吸器。应进行血气分析监测。

(5) 有高热及惊厥者，应用物理及药物降温，及早应用镇静剂，必要时行亚冬眠疗法。

【预防】

（一）管理传染源

早发现并就地隔离治疗病人，隔离至症状消失后 3 日，一般不少于病后 7 日。密切接触者应医学观察 7 日。

（二）切断传播途径

搞好环境卫生，保持室内通风。儿童尽量避免到人多拥挤的公共场所。托幼机构及集体单位如有本病发生及流行，应及早隔离病人。

（三）保护易感人群

1. 菌苗预防注射　国内应用脑膜炎双球菌 A 群多糖体菌苗，保护率达 90% 以上，剂量为 0.5 ml 皮下注射 1 次，无明显毒副作用。国外已制备 A、C、Y、W135 群四价菌苗。

2. 药物　对密切接触者可用复方磺胺甲基异噁唑，成人每日 2 g，儿童 50～100 mg/kg，连用3 日。亦可用利福平，成人每日 600 mg，儿童 5～10 mg/kg，分 2 次服用，连服 3 日。

思考病例

1. 6岁男孩,因发热10小时,呕吐2次、惊厥1次于11月20日就诊。查体:体温39℃,血压偏低,神志清楚,皮肤散在淤点数十个。白细胞25×10^9/L,中性0.95,淤点涂片见革兰阴性球菌。考虑为何病?依据何在?确诊方法有哪些?

2. 10岁女孩,因发热、头痛、呕吐1天半于2月10日住院。查体:急性病容,神志模糊,颈有抵抗感,眼结膜、皮肤有出血点和淤斑,克氏征、布氏征阴性。白细胞30×10^9/L,中性0.90,淋巴0.10。脑脊液微混,蛋白1.5 g/L,细胞数9 000/L,多核细胞0.90,单核细胞0.10。可能为何病?如何鉴别诊断?

复习思考题

1. 普通型流脑的临床表现有哪些?
2. 暴发型流脑的临床特点有哪些?
3. 流脑的主要治疗措施有哪些?

(李　军)

第六节　白　　喉

白喉(diphtheria)是由白喉杆菌引起的急性呼吸道传染病。病变主要由白喉杆菌外毒素引起。临床特征为咽、喉、鼻等处灰白色假膜以及发热、乏力、食饮不振、面色苍白等全身中毒症状。重者可并发中毒性心肌炎和周围神经麻痹。

【病原学】

白喉棒状杆菌革兰染色阳性,菌体细长稍弯曲,其一端或两端膨大,内有异染颗粒,称为极体,此可作为形态学诊断的依据。在奈瑟染色时菌体呈黄褐色,异染颗粒为蓝黑色。在亚磷酸钾培养基上生长能使磷盐还原,菌落呈灰黑色。白喉杆菌能产生外毒素,是一种具有高度抗原性的复合蛋白质,是致病的主要物质,主要侵犯神经、心肌和肾上腺。该菌能耐寒冷、干燥,在污染的玩具上可生存1~3个月,但对热抵抗力弱,58℃ 10分钟可被杀死;对一般消毒剂,如3%来苏尔、3%~5%苯酚等均敏感。

【流行病学】

(一) 传染源

传染源为病人和带菌者。健康带菌者一般占总人口的1%左右,流行时可高达10%~20%,恢复期带菌一般不超过12日。

(二) 传播途径

主要通过呼吸道飞沫传播,亦可通过污染的手、玩具、食具、食物等传播。还可通过侵入破损皮肤与粘膜而感染。

（三）人群易感性与免疫力

人群对白喉普遍易感，儿童易感性更高。一次患病后可获得持久的免疫力。人对白喉是否易感可用锡克试验(Schick test)来测定：即取稀释的白喉外毒素 0.1 ml 皮内注射后观察皮肤反应，阳性示易感。近年来有应用间接血凝或 ELISA 法测定人群血清中的抗毒素水平以替代锡克试验。

本病一年四季均可发病，但以秋冬季为多。过去以儿童发病多见，近年发病年龄后移。

【发病机制与病理解剖】

白喉杆菌侵入上呼吸道粘膜后，仅在粘膜表层组织内繁殖，通常不侵入深部组织和血流。细菌造成局部组织的炎症，使血管扩张及纤维蛋白渗出。外毒素对细胞的强烈毒性加重了局部的疾症，大量渗出的纤维蛋白与坏死的组织、炎症细胞、细菌等凝结在一起，形成了本病特有的假膜。咽部的假膜与组织粘连甚紧，不易脱落，假膜周围及其深部组织明显水肿。假膜范围越大，毒素吸收越多，临床症状越重。在喉及气管部位由于粘膜上皮具有纤毛，则假膜易脱落引起窒息，但毒素吸收较咽白喉少，全身症状较轻。

外毒素吸收致全身毒血症状，以心肌、周围神经及肾上腺受累为著。心肌表现为脂肪变性、玻璃样变性及颗粒样变性，心肌坏死和单核细胞浸润，心肌纤维断裂并累及传导系统。周围神经受累以运动神经为主，距咽部较近的第Ⅸ、Ⅹ对颅神经亦较易受损，表现为髓鞘变性，神经轴肿胀，但少有坏死，故神经系统病变多为可逆性。肾可有浊肿，肾小管上皮脱落。肾上腺退行性变。肝细胞脂肪变等。

【临床表现】

潜伏期 1～7 日，多为 2～4 日。依假膜部位可分为咽白喉、喉白喉、鼻白喉和其他部位白喉等临床类型。

（一）咽白喉

约占白喉病人的 80%。根据假膜范围大小及中毒症状轻重可分为 4 型：

1. 轻型　局部感染及全身中毒症状轻，表现为轻微发热和咽痛。假膜呈点状或小片状，多局限于扁桃体上。有时假膜不明显而白喉杆菌培养可呈阳性。此型极易漏诊和误诊。

2. 普通型　即典型白喉。起病缓慢，全身不适，轻度至中度发热，食欲不振、乏力及咽部疼痛。婴幼儿可表现为流涎、神态不活泼。咽部充血，扁桃体肿大，病后 24 小时在其上有片状假膜形成，可渐增厚扩大。假膜呈灰白色，边缘清晰，不易剥离。若强行剥离，可使基底裸面出血。颌下淋巴结可肿大伴压痛。

3. 重型　全身中毒症状重，常出现高热、极度乏力、面色苍白、咽部疼痛等；假膜范围广且厚，常可扩大到腭弓、腭垂及咽后壁，色灰黄，污秽；有口臭；颈淋巴结周围软组织可有水肿；大多数并发心肌炎或周围神经麻痹。

4. 极重型　起病急骤，局部假膜迅速扩大且呈黑色，口中有明显臭味。颈部软组织显著水肿、变粗，状似“牛颈”。呼吸急促，烦躁不安。全身中毒症状极为严重，表现为心脏扩大、心律失常或中毒性休克等，不及时治疗常可导致死亡。

（二）喉白喉

约占白喉病人的 20%，其中约 1/4 为原发性喉白喉，多由咽白喉向下蔓延而成。其特征表现为“犬吠”样咳嗽，声音嘶哑甚至失声，吸气性呼吸困难，严重者吸气时出现喉梗阻所致“三凹征象”,可伴明显发绀、恐惧、冷汗等。假膜延伸至气管、支气管或假膜脱落,可引起窒息,是白喉引起死亡的原因,必须立即抢救。

(三) 鼻白喉

原发性鼻白喉少见,约为5%左右。继发者多来自咽白喉。表现为鼻塞,血性浆液性鼻涕,鼻孔周围皮肤受侵蚀而发红、糜烂或结痂。鼻前庭处可有假膜。全身症状轻,可有张口呼吸。

(四) 其他部位白喉

如眼结膜、耳、口腔、外阴、新生儿脐带、食管、皮肤创口等处可发生白喉病变。

【实验室检查】

(一) 血象

白细胞多在 10×10^9～20×10^9/L,中性粒细胞0.80以上。

(二) 细菌学检查

采取假膜与粘膜交界处分泌物涂片镜检可找到白喉杆菌。但与非致病的类白喉杆菌鉴别时需行细菌培养。

(三) 荧光抗体法(IFA)

取假膜分泌物涂片,用荧光素标记的特异性抗体染色后,在荧光镜下检查白喉杆菌,阳性率和特异性均较高,可作早期诊断。

【并发症】

(一) 中毒性心肌炎

中毒性心肌炎是本病最常见的并发症。多发生于病程2～3周。表现为面色苍白、呼吸困难等,第一心音低钝、奔马律。心电图常示T波或S-T段改变,亦可见传导阻滞与心律失常,严重者发生心力衰竭。

(二) 外周神经麻痹

此类并发症多发生于病程3～4周。以运动神经元受累为主,软腭麻痹最常见,病人鼻音重,进流质饮食呛咳,腭垂反射消失。其次为眼肌、颜面肌、四肢肌麻痹。一般可在数周或数月内恢复,大多不留后遗症。

(三) 其他

可并发其他细菌感染、中毒性肾病等。

【诊断和鉴别诊断】

(一) 诊断

1. 流行病学资料　年龄、季节、白喉病史、预防接种史、白喉接触史。

2. 临床资料　咽部有光滑的灰白色伪膜不易擦去,伴全身中毒症状,应考虑咽白喉。声音嘶哑、犬吠样咳嗽或伴有进行性喉梗阻症状,通过喉镜可见伪膜,提示喉白喉。婴儿有顽固性鼻塞、浆液性血性分泌物,鼻孔周围糜烂,表皮脱落,要警惕鼻白喉。

3. 实验室检查　假膜涂片镜检出革兰阳性棒状杆菌,并有异染颗粒,或从假膜边缘取材进行细菌培养,培养出白喉杆菌可确诊。亦可行荧光抗体检测,以早期诊断。

（二）鉴别诊断

咽白喉主要与急性化脓性扁桃体炎、奋森（Vincent）咽峡炎、鹅口疮等相鉴别；喉白喉则需与急性喉炎、喉头异物、变态反应性喉水肿等相鉴别。

【预后】

联合应用抗毒素和抗生素治疗后，本病病死率明显降低，近年为5%以下。病死率与年龄、治疗早晚、临床类型、有无并发症及是否接受预防接种有关。

【治疗】

（一）一般治疗

必须严格卧床休息，轻者卧床2～4周，重者需4～6周。合并心肌炎者，应绝对卧床休息，过早活动极易引起猝死。中毒症状重者可短期应用肾上腺皮质激素。

（二）病原治疗

可有效缩短带菌时间，控制病情，减少并发症。应合用抗毒素与抗生素，两者缺一不可。

1. 白喉抗毒素　尽早足量应用抗毒素为本病特异的治疗手段。抗毒素仅能中和局部及血液中的游离毒素，而不能中和进入细胞内的外毒素，故宜尽早应用。病后3～4日为治疗早晚的分界。用量不依年龄、体重，而视假膜部位及中毒症状的轻重、治疗开始早晚而定。轻、中型病人为3万～5万U，重型者为6万～10万U。治疗晚者抗毒素用量宜相应加大，喉白喉须适当减量，并密切注意使用抗毒素后假膜很快脱落堵塞气道造成窒息的危险。抗毒素肌内注射后24小时达血峰浓度，而静脉注射仅需30分钟。对于重症及治疗晚者常将抗毒素稀释于100～200 ml葡萄糖液中缓慢静脉滴注。白喉抗毒素为马血清制剂，属异种蛋白。为防止血清过敏反应，注射前必须询问病人既往有无马血清注射史，有无过敏性疾病史，注射前必须作皮肤过敏试验，阴性者可应用，阳性者需作脱敏处理后才能应用。应用抗毒素2～3周后有时出现血清病。

2. 抗生素治疗　抗生素可抑制白喉杆菌生长，缩短病程。首选青霉素G，每日80万～160万U，分2～4次肌注；红霉素疗效亦佳，每日40～50 mg/kg，分4次服用。疗程均为7～10日。头孢菌素亦可用于治疗本病。

（三）并发症治疗

1. 心肌炎　应严格卧床6周以上，可给予高渗葡萄糖、维生素C和B_1、肾上腺皮质激素、能量合剂等。有心力衰竭者可酌情应用洋地黄类强心剂。对Ⅲ°房室传导阻滞可试安装起搏器治疗。

2. 外周神经麻痹　对症治疗。肢体瘫痪者可行理疗；软腭麻痹、吞咽困难者可鼻饲；呼吸肌麻痹者可用人工呼吸机。

3. 其他　喉梗阻时应及时行气管切开，吸出呼吸道假膜及分泌物。

【预防】

（一）管理传染源

隔离治疗病人，病愈后2次咽拭子培养阴性方能解除隔离。接触者检疫7日。带菌者可用青霉素或红霉素隔离治疗7日。

（二）切断传播途径

病人的鼻咽分泌物及所用物品须严格消毒。

（三）保护易感人群

最主要的预防措施是有计划的预防接种。婴幼儿接种率达到90%以上时，可基本控制本病的流行。新生儿出生后3个月开始按计划接种百白破混合制剂。7岁以上儿童首次免疫时或流行期的易感人群，可用吸附精制白喉类毒素或吸附精制白喉和破伤风类毒素。密切接触的易感者可应用抗毒素1 000～2 000 U，儿童1 000 U肌注，进行被动免疫，有效预防期2～3周。1月后再行类毒素全程免疫。

复习思考题

1. 白喉的诊断依据有哪些？
2. 白喉应如何进行治疗？

（甘建和）

第七节　布氏杆菌病

布氏杆菌病(brucellosis)是布氏杆菌引起的，以长期发热、关节疼痛、肝脾肿大和慢性化为特征的传染病。由于不少病人的热型呈波浪热型，故又称波浪热。

【病原学】

布氏杆菌为不活动、微小、革兰染色阴性的多形球状杆菌。布氏菌属可分为6个种，即羊种、牛种、猪种、犬种、绵羊附睾种及森林鼠种。6个种中以羊、牛、猪种对人的危害性最大，其中羊种致病力最强，感染后临床症状较重。猪种次之，牛种致病力最弱。从人体内分离布氏菌常需1周以上，有时需1个月。本菌的脂多糖（内毒素）在致病中起重要作用。各种之间具有共同抗原，因此一种有效菌苗对其他各种均有预防作用。本菌对紫外线、热和常用消毒剂敏感，3%漂白粉和来苏尔数分钟内能将其杀灭，但在自然环境中生活力较强，在乳及乳制品、皮毛、冻肉中能长时间生存。

【流行病学】

本病为全球性疾病。我国主要流行于内蒙古、吉林、黑龙江和新疆、西藏等牧区。其他各省均有病例发生。我国流行的布氏菌属主要为羊种菌，次为牛种菌，猪种菌仅见于广西和广东个别地区。

（一）传染源

传染源主要为病畜（羊、牛、猪），国内以羊（绵羊、山羊）为主，其次为牛，猪仅在个别地区存在。病人作为传染源虽有可能，但意义较小。

（二）传播途径

病原菌主要通过体表皮肤粘膜的接触进入人体，如接产羊羔、屠宰病畜、剥皮、挤奶等接触；此外亦可经消化道传播，如进食含布氏菌的生奶、奶制品或被污染的饮水和肉类等；吸入被布氏菌污染的尘埃也有可能受染。流行区病人常以皮肤粘膜接触和消化道混合感染为多见。

(三) 人群易感性与免疫力

人群普遍易感,病后有一定的免疫力,但不稳固,可发生再感染。

(四) 流行特征

本病感染率的高低主要取决于与病畜接触机会的多寡。季节以春末夏初家畜流产高峰后1~2月最多。

【发病机制与病理解剖】

本病发病机制较为复杂,细菌和毒素作用以及变态反应均不同程度地在发病中起作用。一般认为,布氏杆菌侵入人体后,主要经淋巴管侵入局部淋巴结,在此大量繁殖成为原发病灶。大量布氏杆菌冲破淋巴屏障进入血流则成为菌血症。在血流中布氏杆菌继续生长、繁殖、死亡、释放内毒素,导致毒血症的出现。部分布氏杆菌被单核-巨噬细胞吞噬后可在其中繁殖,并随血流播散至全身和局部,主要是肝、脾、骨髓和肾等处,引起组织细胞的变性、坏死等损害。病原菌可以多次进入血流,导致临床症状反复加重。

在发病机制中应考虑细菌、毒素和变态反应(以迟发型为主)3种因素。急性期以细菌、毒素为主,慢性期则以变态反应为主。在清除布氏杆菌的过程中,T淋巴细胞、巨噬细胞和特异性抗体的联合作用非常重要。

本病所累及的组织器官很广泛,但以单核-巨噬细胞系统(肝、脾、淋巴结、骨髓)、骨关节系统及神经系统为常见。在急性期常有弥漫性细胞增生;在慢性期则可出现由上皮细胞、巨噬细胞、浆细胞及淋巴细胞组成的肉芽肿。这种肉芽肿是本病的典型病变。

【临床表现】

潜伏期一般为1~3周(3日至数月)。临床上可分为急性期和慢性期。

(一) 急性期

多为缓慢起病,少数突然发病。主要表现:

1. 发热　热型不一,以弛张热最为多见,以波浪热最具特征性(5%~20%)。病人高热时可无明显不适,但体温下降后自觉症状加重,有别于其他细菌感染,有一定诊断意义。此外还可有相对缓脉现象。

2. 多汗　是本病主要症状之一,病人甚至不发热,亦有多汗。大量出汗后可发生虚脱。

3. 关节疼痛　为关节炎所致,常在发病之初出现,亦有发病后1个月才出现者。多发生于大关节,如膝、肩、髋等关节,常常数个关节同时受累。疼痛性质初为游走性、针刺样疼痛,以后疼痛固定在某些关节。除关节炎外,可有滑膜炎、腱鞘炎和关节周围软组织炎。

4. 泌尿生殖系统症状　睾丸肿痛是本病特征性症状之一,乃睾丸炎及附睾炎所致;女性病人可有卵巢炎、输卵管炎及子宫内膜炎。

5. 神经系统症状　以神经痛多见,常有坐骨神经痛和腰骶神经痛。少数可发生脑膜脑炎、脊髓炎等。

6. 肝、脾及淋巴结肿大　约半数病人可出现肝肿大和肝区疼痛。脾多为轻度肿大。淋巴结肿大与感染方式有关,经口感染者以颈部、咽后壁和颌下淋巴结肿大为主;接触性传染者多发生在腋下或腹股沟淋巴结。有时腹腔或胸腔淋巴结亦可受累。肿大的淋巴结一般无明显疼痛,可自行消散,亦有发生化脓、破溃而形成瘘管者。

急性期布氏杆菌病病人经抗菌治疗后，约有10%以上复发。复发常发生于急性感染后数月，亦有发生于治疗后2年者。

（二）慢性期

病程长于1年者为慢性期。本期可因急性期没有适当治疗发展而来，也可无明显急性病史而发现时已为慢性。主要表现为疲乏无力，有固定的或反复发作的关节和肌肉疼痛，可存在骨和关节的器质性损害。此外常有精神抑郁、失眠、注意力不集中等精神症状。慢性期可分两型：伴有急性期症状者称为慢性活动型，无急性期症状者称为慢性相对稳定型。

【实验室检查】

（一）血象

白细胞计数正常或偏低，淋巴细胞呈相对或绝对增多，可达60%左右，亦可出现少数异常淋巴细胞。部分病人有血小板减少。

（二）病原菌分离培养

主要取血或骨髓作培养，后者阳性率高于前者。本菌培养需用特殊培养基。各种培养经孵育2～4周后仍无细菌生长，才判为阴性。

（三）血清学检查

1. 凝集试验　主要检测特异性IgG、IgA和IgM。方法很多，常用者有试管法或平板法。前者常用于诊断，需双份血清效价4倍上升方有意义。后者操作简便，常用于普查。

2. ELISA法　用于检测IgG、IgA和IgM抗体，特异性较强，灵敏度也高。

3. 其他免疫学试验　包括免疫荧光抗体检测、补体结合试验、抗人球蛋白试验(Coomb′s test)等。

以上血清学试验，均不同程度地存在与其他细菌感染的交叉反应，如霍乱弧菌、结核杆菌、土拉伦菌及耶尔森菌等感染。因此诊断时应注意结合临床表现和流行病史进行分析。

（四）PCR技术

近年来采用PCR检测布氏杆菌DNA，能达到快速、准确的诊断。

（五）皮内试验(Burnet反应)

用布氏杆菌抗原作皮内注射，观察48小时，若皮肤出现红肿、浸润范围大于2.5 cm×2.5 cm以上为阳性。此反应属迟发型变态反应，阳性表示曾感染或正感染本病。

【诊断与鉴别诊断】

（一）诊断

1. 流行病学资料　包括流行地区有接触羊、猪、牛等家畜或其皮毛史，有饮用未消毒的羊奶、牛奶等流行病史，对诊断有重要参考意义。

2. 临床资料　急性期有发热，多汗，关节疼痛，神经痛和肝、脾、淋巴结肿大等。慢性期有神经、精神症状，以及骨、关节系统损害症状。

3. 实验室检查　血、骨髓或其他体液等培养阳性或PCR阳性可以确诊。血清学检查阳性，结合病史和体征亦可作出诊断。

（二）鉴别诊断

急性期需与风湿热、伤寒、痢疾、败血症、结核病等相鉴别。慢性期主要与骨、关节损害疾病及神经官能症等相鉴别。

【预后】

本病一般预后良好。未经抗生素治疗者一般1～3个月内可康复,但易复发。及时治疗者病程大为缩短。死亡原因主要是心内膜炎及严重的神经系统并发症等。少数病例可遗留关节病变和肌腱痉挛,使活动受限。

【治疗】

(一) 急性期

1. 一般治疗和对症治疗　包括卧床休息,补充维生素和水分。高热病人应用物理降温。头痛、关节疼痛剧烈者应用镇痛剂。中毒症状明显和睾丸炎严重者,可适当应用肾上腺皮质激素。

2. 病原治疗　布氏杆菌为细胞内细菌,因此病原治疗的抗菌药物应选择能进入细胞内的药物,如四环素类、氨基糖甙类及利福平等。为提高疗效,减少复发和防止耐药菌株的产生,一般采取联合用药和多疗程疗法。

联合用药大体可分为两类:一类是利福平联合其他抗菌药物,如利福平加多西环素;另一类是链霉素联合其他抗菌药物,如链霉素加多西环素。利福平常用量为每日600～1 200 mg,儿童15 mg/kg,疗程6周;多西环素为每日200 mg,分2次口服,连用6周。链霉素常用量为每日0.75～1 g,肌注,用药2～4周。

(二) 慢性期

1. 病原治疗　急性发作型、慢性活动型、具有局部病灶或细菌培养阳性的慢性病人,均需病原治疗。方法同急性期。

2. 脱敏疗法　目前认为被布氏杆菌致敏的T淋巴细胞是引起机体损害的基础。少量多次注射布氏杆菌抗原使致敏T细胞少量多次释放细胞因子,可以避免激烈的组织损伤而又消耗致敏T淋巴细胞。临床上一般应用布氏杆菌菌体菌苗或溶菌素和水解素,后两者用后的全身反应较轻,但可引起肝损害。

3. 对症治疗　包括理疗等。

【预防】

(一) 控制传染源

可采取"屠宰病畜"、"病畜、健畜分群放牧"、"菌苗免疫"等方法,其中以菌苗免疫效果最好。病人也应隔离治疗,其排泄物(主要是尿液)应予消毒。

(二) 切断传播途径

包括加强粪、水管理;加强畜产品的卫生监督;做好个人防护工作。

(三) 保护易感人群

一是菌苗接种,提高人群免疫力;二是搞好个人防护。从国内长期经验来看,似以后者更为重要。

复习思考题

1. 布氏杆菌病是怎样传播的?
2. 简述急性期布氏杆菌病的临床表现。
3. 治疗布氏杆菌病的常用抗菌药物有哪些?

(黄祖瑚)

第八节 鼠　　疫

鼠疫(plague)是鼠疫耶尔森菌(旧称鼠疫杆菌)引起的自然疫源性疾病,在一定条件下通过疫鼠、疫蚤传染给人,造成人间鼠疫。其临床特点是发热、严重毒血症症状、淋巴结肿大、肺炎及出血倾向。临床可分为腺鼠疫、肺鼠疫和败血症鼠疫等。本病病死率极高,是对人类危害最严重的烈性传染病之一,属国际检疫传染病,我国将其列为法定甲类传染病之首。

【病原学】

鼠疫耶尔森菌为两端钝圆、两极浓染的椭圆形小杆菌。革兰染色阴性,兼性需氧,有荚膜,无芽胞,无鞭毛。本菌已证实有18种抗原,其中F、T及VW抗原最为重要,为本菌的特异性抗原。F抗原是本菌的荚膜抗原,具有高度特异性,其F1可用于本病的血清学诊断。T抗原即鼠毒素,有良好的抗原性,动物或人感染后可产生抗毒素抗体。VW抗原为菌体表面抗原,产生V抗原的菌株均产生W抗原。此两抗原是本菌的毒力因子。

鼠疫耶尔森菌对外界抵抗力较弱,5%来苏尔、0.1%升汞和5%～10%氯胺、甲醛和环氧乙烷均可将其杀死,100℃ 1分钟立即死亡。但耐低温,在冰冻组织或尸体内可存活数月至数年。在脓液、痰、蚤粪和土壤中可存活1年以上。在尸体中可存活数周至数月。

【流行病学】

(一) 传染源

野鼠和其他野生啮齿动物是本病的主要传染源和贮存宿主,其中以黄鼠属和旱獭属最为重要。人间鼠疫的传染源一般认为以家鼠为主,如黄胸鼠及褐家鼠等。但国内近年资料表明主要传染源是旱獭、黄胸鼠及长爪沙鼠。肺鼠疫病人是人间鼠疫的重要传染源。

(二) 传播途径

1. 经鼠蚤传播　通过蚤为媒介,构成鼠→蚤→人的传播途径。主要的媒介是印鼠客蚤等10余种蚤类。蚤类吸入含病菌的鼠血后,其中的鼠疫耶尔森菌在其前胃内大量繁殖,形成菌栓堵塞消化道,当再叮咬其他鼠或人时,吸入的血受阻反流,病菌亦随之侵入,造成感染。此种传播方式多引起腺鼠疫,少数可引起败血症和皮肤鼠疫,可再继发肺鼠疫及脑膜型鼠疫。

2. 经皮肤传播　可因接触病人含菌的痰、脓液或动物如旱獭的皮、血及肉,通过皮肤粘膜受染。

3. 经呼吸道飞沫传播　肺鼠疫病人痰中的鼠疫耶尔森菌可借飞沫构成人→人之间的传播，并可造成人间鼠疫的大流行。

(三) 人群易感性与免疫力

人群对鼠疫普遍易感，且易感性较强，亦可为隐性感染。预防接种可使易感性降低。病后可获得持久免疫力。

(四) 流行特征

1. 流行情况　鼠间鼠疫经鼠蚤传给家鼠，引起家鼠鼠疫，家鼠与人类的关系密切，随时可造成人间鼠疫流行。人间鼠疫在世界上以非洲、亚洲、美洲发病最多。我国主要发生于西北高原地区和云南省。

2. 年龄、性别和职业　在家鼠疫区，病人年龄、性别差别不大，但在旱獭疫区，则男性显著高于女性，年龄以中年以下为多。职业则好发于农牧人员及其子女。

3. 有明显的季节性　此与疫源地自然条件、宿主动物与蚤类的生态特征有关。南方地区多在春夏季，北方地区则多在秋冬季流行。

4. 社会因素　多发生在经济不发达、生活水平低及卫生条件差的国家和地区。

【发病机制与病理解剖】

鼠疫耶尔森菌经皮肤侵入后，局部多无炎症反应，偶可形成脓疱。细菌多经淋巴管至局部淋巴结，引起剧烈的出血坏死性炎症，此即腺鼠疫。病菌亦可从呼吸道侵入而引起肺部病变(原发性肺鼠疫)。病原菌还可直接侵入血循环，引起原发性败血症，或在局部病变基础上病原菌再侵入血循环，引起继发性败血症鼠疫，两者均有全身严重毒血症状，可有感染性休克、广泛出血、DIC，并可致多处组织、脏器病变而形成多发性病灶，如可引起继发性肺鼠疫或脑膜型鼠疫。

鼠疫的基本病理改变为血管、淋巴结内皮细胞的急性出血坏死性炎症。腺鼠疫表现为淋巴结的出血性炎症和凝固性坏死。肺鼠疫的肺炎改变以充血、水肿、出血为主，偶见细菌栓塞所致的坏死性结节，肺门淋巴结肿大，支气管与肺泡内充满稀薄的血性渗出物，病灶及渗出液内均含大量鼠疫耶尔森菌。败血症鼠疫时全身各组织、脏器都可有充血、水肿、出血及坏死改变，浆膜腔常有血性渗出液。

【临床表现】

腺鼠疫潜伏期多为2～5日(1～8日)。原发性肺鼠疫1～3日。曾接受预防接种者，可延长至9～12日。

起病急骤，畏寒、寒战和高热，全身毒血症症状有乏力、头痛、头晕及全身疼痛，可有呕吐、腹泻及肝脾肿大；出血表现有皮肤粘膜淤点、淤斑，鼻出血，呕血，咯血，血便或血尿；亦可有呼吸急促、发绀、脉搏细速、血压下降及全身极度衰竭。由于病变部位不同，可分为以下各型。

(一) 腺鼠疫

腺鼠疫最为常见，多见于流行初期，好发部位为腹股沟淋巴结(约占70%)，其次为腋下(约20%)和颈部(约10%)，但多为单侧。病初即出现淋巴结肿胀且发展迅速，继而淋巴结及其周围组织显著红肿热痛，以病后2～3日最重。病人常取强迫体位是本病的重要特征。若治疗及时，淋巴结肿大可逐渐消退，如能渡过1周，则恢复的机会增多，否则淋巴结很快化脓、破溃。可因毒血症或因并发败血症或肺鼠疫而死亡。

（二）肺鼠疫

肺鼠疫可原发亦可继发于腺鼠疫。起病急，寒战、高热，数小时后出现剧烈咳嗽、胸痛、呼吸困难，痰量逐渐增多，可为泡沫状或鲜红色血痰，而肺部仅有散在湿罗音或胸膜摩擦音，与较重的全身症状极不相称，亦为本病之特征。如抢救治疗不及时，可死于休克及呼吸衰竭，病死率为70%～100%。

（三）败血症鼠疫

原发性败血症鼠疫很少见，但病情最凶险。多继发于肺鼠疫或腺鼠疫。起病急骤，病情迅速加重，高热、寒战或体温不升，面色苍白，谵妄或昏迷，呼吸急促，血压下降，皮肤粘膜及脏器广泛出血，如未及时治疗，可于数小时至2～3日内因感染性休克、DIC及严重的腔道出血而死亡。

肺鼠疫与败血症鼠疫因发绀、皮肤广泛出血坏死，以致病人死后皮肤常呈紫黑色，故有"黑死病"之称。

（四）其他类型鼠疫

其他类型鼠疫均较少见。

1. 皮肤鼠疫　在细菌侵入之局部皮肤出现红斑，数小时后形成水泡，亦可化脓成为疖痈，表面覆有黑色痂皮。所属淋巴结炎症反应不重，全身毒血症症状轻或缺如。

2. 肠鼠疫　除发热及全身中毒症状外，有急性出血性肠炎，表现为剧烈腹痛、腹泻及粘液血性便，可有恶心、呕吐，亦可伴有腹腔淋巴结炎。

3. 眼鼠疫　细菌由眼部侵入，引起急性化脓性结膜炎，眼部剧烈疼痛、流泪及显著结膜充血，可有大量脓性分泌物。发热及全身毒血症症状不明显。

4. 脑膜鼠疫　多继发于败血症鼠疫，脑膜炎表现显著，脑脊液内可查到鼠疫耶尔森菌。

5. 扁桃体鼠疫　细菌从口腔侵入，表现为急性扁桃体炎而无明显的全身症状，此与机体免疫力有关。

【实验室检查】

（一）常规检查

1. 血象　白细胞计数明显增高，可达20×10^9～30×10^9/L以上，有时可呈类白血病反应；中性粒细胞亦显著增多；可伴轻至中度贫血及血小板减少。

2. 尿、大便常规检查　可有蛋白尿及血尿，大便可见血便或粘液血便。

（二）细菌学检查

根据不同临床类型，分别取淋巴结穿刺液、脓液、痰、血或脑脊液进行下述检查：

1. 涂片　常用革兰染色，在光镜下可查到鼠疫耶尔森菌。

2. 细菌培养　用血琼脂平板、普通琼脂平板或肉汤都可分离出鼠疫耶尔森菌，培养温度为28～30℃，观察4～5日。进一步用生化反应或噬菌体裂解试验鉴定。

3. 动物接种　以病人的血、脓、痰等制成生理盐水乳剂，注射于豚鼠或小白鼠的皮下或腹腔内，死亡后解剖作细菌学检查。

（三）血清学检查

1. 反向血凝试验　检测病人血中特异性F1抗体，急性期及此后间隔2周，2次血清抗体滴度呈4倍以上升高，或滴度≥1∶100有诊断价值。亦可用ELISA法或RIA法，特异性及敏感性均较高。

2. 反向间接血凝抑制试验或 ELISA 双抗体夹心法　用以检测其特异性抗原，具灵敏、快速等优点。

【诊断与鉴别诊断】

(一) 诊断

1. 流行病学资料　起病前 10 日内曾到过鼠疫流行区，接触过疫源动物或鼠疫病人，进入过鼠疫实验室及接触过鼠疫实验用品。

2. 临床资料　突然发病，有发热及全身毒血症症状，并有急性淋巴结炎，局部疼痛剧烈，采取强迫体位；或有咳嗽、胸痛、咳血性痰及呼吸困难等表现，均应怀疑为鼠疫。

3. 确诊则根据其淋巴结穿刺液，血、痰等标本中分离出鼠疫耶尔森菌和(或)血清特异性 F1 抗体之滴度≥1∶100 或双份血清抗体滴度 4 倍以上升高。

(二) 鉴别诊断

1. 腺鼠疫　应与下述疾病鉴别：① 急性淋巴结炎：常有原发局部病灶，全身中毒症状较轻，无鼠疫接触史；② 丝虫病：见于丝虫病流行区，淋巴结炎常伴发淋巴管炎，全身中毒症状较轻，血片可查到微丝蚴；③ 兔热病：淋巴结肿境界明显，无痛，全身症状较轻。

2. 肺鼠疫　须与下述疾病鉴别：① 大叶性肺炎：除发热、咳嗽、胸痛外，可咳铁锈色痰，体格检查和 X 线胸片均可发现肺实变征象；② 肺炭疽：临床表现极相似，唯痰涂片或培养查到革兰阳性竹节状炭疽杆菌可资鉴别；③ 钩体病肺出血型：有疫水接触史，腓肠肌压痛等，淋巴结肿痛较轻，最终需病原学和血清学检查确定。

3. 败血症鼠疫　须与下述疾病鉴别：① 炭疽败血症：可有皮肤焦痂溃疡及其周围广泛的无痛性非凹陷性水肿，血培养可有炭疽杆菌生长；② 其他败血症：如金黄色葡萄球菌败血症等。

4. 皮肤鼠疫　须与皮肤炭疽鉴别，主要根据皮肤局部特征性焦痂、溃疡及细菌学检查。

【预后】

本病病情重，病死率高。肺鼠疫与败血症鼠疫死亡率可高达 70%～100%，腺鼠疫达 30%～70%。如能早期诊断，及时应用有效抗生素治疗及采取其他抢救措施，病死率可明显下降。

【治疗】

病人应严密隔离于传染病医院特殊的单间病房内，病室应无鼠、无蚤。

(一) 病原治疗

早期应用抗生素治疗是降低病死率的关键。下列抗生素均有较好的疗效。严重病例可联合用药。

1. 链霉素　常与四环素或氯霉素联合应用。腺鼠疫病人首次剂量 1 g，后改为 0.5 g，每 6 小时 1 次，肌肉注射，热退后继用 3～4 日，疗程 7～10 日。肺鼠疫、败血症鼠疫病人，首次 1 g，后改为 0.5 g，每 4 小时 1 次，肌肉注射，病情好转后改为每 6 小时 1 次，疗程 7～10 日。

2. 庆大霉素　每日 160～320 mg，分次静滴或肌注。肺鼠疫、败血症鼠疫病人，首次剂量 160 mg，静滴，后改为 80 mg，每 6 小时 1 次，病情好转后改肌注，疗程 7～10 日。

3. 四环素　每日 2～3 g，分 4～6 次静脉滴注，好转后改为口服，疗程 7～10 日。

4. 氯霉素　每日 2～3 g，分 4～6 次静脉滴注，好转后改为口服，疗程 7～10 日。脑膜鼠疫每日 100 mg/kg，分 2～4 次静脉滴注，病情好转后减量，疗程同上。

（二）对症治疗

急性期应予补液；烦躁及局部疼痛者给予镇静剂及止痛剂；中毒症状重者可应用肾上腺皮质激素；肺鼠疫、败血症鼠疫应给予吸氧；休克者及时进行抗休克治疗等。

（三）局部治疗

1. 淋巴结切忌挤压，可予以湿热敷至确已软化后方可切开引流。

2. 皮肤病灶可搽 0.5%～1% 链霉素软膏或四环素软膏。

3. 眼鼠疫可用 0.25% 氯霉素眼液。

【预防】

（一）严格管理传染源

1. 灭鼠、灭蚤，监测和控制鼠间鼠疫。

2. 加强疫情报告。对病人和疑似病人应分别严格隔离。腺鼠疫隔离至淋巴结肿完全消散后再观察 7 日。肺鼠疫隔离至痰培养 6 次阴性。接触者医学观察 9 日，曾接受预防接种者应检疫 12 日。

3. 病人的分泌物与排泄物应彻底消毒或焚烧。鼠疫病人的尸体应用尸袋严密包裹后焚烧。

（二）切断传播途径

加强灭蚤措施。加强国际检疫与交通检疫，对来自疫区的车、船、飞机进行严格检疫并灭鼠灭蚤。对可疑旅客应隔离检疫。

（三）保护易感人群

1. 加强个人防护，参与治疗或进入疫区的医护人员必须穿防护服和高筒靴，戴面罩、厚口罩、防护眼镜、橡皮手套等。

2. 预防服药　可口服磺胺嘧啶，每次 1 g，每日 2 次；亦可口服四环素，每次 0.5 g，每日 4 次。均连用 6 日。

3. 预防接种　主要对象是疫区及其周围的人群以及参加防疫、进入疫区的医务人员。非流行区人员应在疫苗接种 10 日后方得进入疫区。目前常用的是鼠疫活菌苗，1 ml 含活菌 10 亿个，采用皮肤划痕法或皮下注射法，用量为 15 岁以上 1 ml，7～14 岁 0.5 ml，6 岁以下 0.3 ml。通常于接种后 10 日开始产生抗体，1 个月后达高峰，6 个月后下降，1 年后消失。故需每年加强接种 1 次。

复习思考题

1. 蚤类在人间鼠疫中如何起传播媒介作用？
2. 试述腺鼠疫和肺鼠疫的临床特点。
3. 试述鼠疫的病原治疗方法和预防性服药方法。

（黄祖瑚）

第九节 炭 疽

炭疽(anthrax)是炭疽杆菌所致的急性动物源性传染病。本病系草食动物(羊、牛、马等)引起的传染病,人类因接触这些病畜及其产品或食用病畜的肉类而被感染。临床上主要表现为局部皮肤坏死及特征性的黑痂,或表现为肺部、肠道及脑膜的急性感染。有时可继发败血症。

【病原学】

炭疽杆菌是革兰染色阳性的粗大杆菌,菌体两端平削呈竹节状长链排列。无鞭毛,不能运动。在人及动物体内可形成荚膜,有荚膜的炭疽杆菌具有较强的致病性。本菌在血琼脂平板上形成较大而凸起的灰白色不透明菌落,边缘不规则,如毛发状,不溶血,在肉汤培养基中生长时呈絮状沉淀而不混浊。炭疽杆菌在有利环境中以繁殖体形式存在,当条件不利时则形成芽胞。芽胞呈卵圆形,位于菌体中部。其抵抗力极强,煮沸 10 分钟后仍部分存活,在干热 150℃可存活 30~60 分钟,在湿热 120 ℃ 40 分钟可被杀死,在 5%苯酚中可存活 20~40 日,在动物尸体及其污染的环境和泥土中可存活多年。炭疽杆菌具有荚膜抗原、菌体抗原、保护性抗原和芽胞抗原。炭疽杆菌还能分泌炭疽毒素。荚膜和毒素是其致病的主要因素。

【流行病学】

(一) 传染源

传染源主要是病畜,如患病的牛、马、羊、骆驼等草食动物。炭疽病人的痰、粪便及病灶分泌物均具有传染性。

(二) 传播途径

1. 接触传染 为最常见的传播方式。常因直接接触病畜、死畜及病人而感染。也可因间接接触染菌的皮毛、病畜产品、土壤及用具等而感染。

2. 呼吸道传染 主要因吸进炭疽芽胞尘埃气溶胶而致感染。

3. 消化道传染 常因进食未煮熟的病畜肉类或其他染菌食物而受感染。

(三) 人群易感性与免疫力

人群普遍易感。发病与个体的抵抗力密切相关。病后免疫力较持久。

(四) 流行特征

有职业性,多发生于牧民、农民,从事屠宰与肉类加工和皮毛加工的工人以及兽医等。夏季因皮肤暴露多而较易感染。

【发病机制与病理解剖】

炭疽杆菌芽胞从损伤的皮肤、呼吸道及胃肠粘膜侵入人体后,借其荚膜的保护作用,在局部迅速繁殖,并产生大量毒素,导致组织及器官发生出血性浸润、坏死和严重水肿,形成原发性皮肤炭疽、肠炭疽及肺炭疽等。当机体抵抗力降低时,致病菌即迅速沿淋巴管及血循环向全身扩散,形成败血症和继发性脑膜炎。炭疽杆菌的外毒素可损伤微血管的内皮细胞而释放出组织凝血活酶,导致 DIC,也可引起微循环障碍而发生感染性休克。

皮肤炭疽呈痈样病灶，局部肿胀，肉眼可见皮肤出现境界清晰的红色浸润，中央隆起，呈炭块样黑色痂皮，周围为凝固性坏死区。镜检可见皮下蜂窝组织呈急性浆液性坏死性炎症和间质水肿，在病灶内可找到炭疽杆菌。肺炭疽常为出血性小叶性肺炎、出血性支气管炎和纵隔淋巴结炎；纵隔呈高度胶胨样水肿，且常伴有出血性胸膜炎及心包炎。肠炭疽的病变主要在回肠、盲肠，肠壁呈出血性炎症和痈样病灶，周围高度水肿，多伴出血性肠系膜淋巴结炎。腹腔内常有血性浆液纤维蛋白性渗出液。炭疽杆菌脑膜炎的软脑膜及脑实质均有极度充血、出血及坏死。炭疽杆菌败血症时全身各组织及脏器均表现广泛性的出血性浸润、水肿及坏死，并有肝、肾浊肿和脾肿大。

【临床表现】

潜伏期：皮肤炭疽一般为1～3日，可长至12个月；肺炭疽可短至12小时；肠炭疽为12～18小时。

(一) 皮肤炭疽

此型最多见，占90%以上。多见于暴露的皮肤，如面、颈、肩、手和脚等处。开始为斑疹或出血疹。第2日呈疱疹，肿胀区扩大，组织硬而肿胀。第3～4日病灶中心呈现出血性坏死并稍下陷，第5～7日，坏死区溃破成溃疡，血性渗出物结成黑色似炭块的干痂，痂下有肉芽组织生成，此即炭疽痈。黑痂坏死区的直径约为1～5 cm，周围肿胀区可达5～20 cm，局部疼痛与压痛不显著，有轻度发痒。继后肿胀逐渐消退，黑痂在1～2周脱落，以后肉芽组织愈合成为瘢痕。发病1～2日后即出现全身反应，如发热、头痛、全身不适、局部淋巴结肿大及末梢血白细胞显著增高。

(二) 肺炭疽

多为原发性，也可继发于皮肤炭疽。常急起干咳、低热、乏力与心前区压迫感。2～4日后出现寒战、高热、咳嗽加重，痰呈血性，伴胸痛、气急、发绀与大汗。有时颈、胸部出现皮下气肿。肺部仅可闻及少量湿罗音，与肺部的严重症状不相称，还可伴胸腔积液征。X线检查可见支气管肺炎、胸腔积液与纵隔影增宽。肺炭疽病人常并发败血症和感染性休克。

(三) 肠炭疽

临床上可表现为急性胃肠炎型或急腹症型。前者为突发恶心、呕吐、腹痛、腹泻，大便一般无血液，多数病人于数日内恢复。后者全身中毒症状严重，持续性呕吐及腹泻，排血水样便，腹胀、腹痛，并有化脓性腹膜炎体征，常并发败血症或感染性休克而于起病后3～4日内死亡。

(四) 炭疽败血症

大多继发于肺炭疽或肠炭疽以及严重的皮肤炭疽。其主要表现为全身毒血症症状严重，如寒战、高热、衰竭。常发生感染性休克、DIC、出血和全身多脏器损害，包括血源性炭疽肺炎与炭疽性脑膜炎。后者表现为脑膜刺激征，谵妄、抽搐与昏迷等，病情可迅速恶化而死亡。

【实验室检查】

(一) 血象

白细胞计数增高，一般为10×10^9～20×10^9/L，甚至可高达60×10^9～80×10^9/L，中性粒细胞显著增多。血小板可减少。

（二）细菌学检查

根据临床表现分别取分泌物、痰液、大便、血液和脑脊液作直接涂片染色镜检，可见粗大的革兰阳性杆菌；培养可有炭疽杆菌生长。其鉴定方法有串珠湿片法、荧光抗体染色法与噬菌体裂解试验等。

（三）动物接种

将上述标本接种于家兔、豚鼠与小白鼠皮下，24 小时后出现局部的典型肿胀、出血等阳性反应。接种动物大多于 48 小时内死亡，从其血液与组织中可查出和培养出炭疽杆菌。

（四）血清学检查

近年采用荧光抗体法检测特异性抗体作快速诊断。

（五）Ascoli 沉淀试验

主要用于检验动物皮毛与脏器是否染菌。

【诊断和鉴别诊断】

（一）诊断

1. 流行病学资料　有与病畜或其皮毛的密切接触史。

2. 临床资料　皮肤炭疽的黑痂溃疡，肺炭疽的出血性肺炎，肠炭疽的出血性肠炎，炭疽败血症的严重全身毒血症与出血倾向等。

3. 实验室检查　确诊需用细菌涂片染色镜检，细菌培养以及动物接种等。

（二）鉴别诊断

皮肤炭疽应同痈、蜂窝组织炎、丹毒、恙虫病、野兔热等鉴别；肺炭疽应同大叶性肺炎、肺鼠疫、钩端螺旋体病等鉴别；肠炭疽应同沙门菌肠炎、出血坏死性肠炎与其他急性腹膜炎等鉴别；炭疽败血症应同其他细菌引起的败血症鉴别。

【预后】

皮肤炭疽的病死率在应用青霉素等抗生素治疗以来，已由 20% 左右下降至 2% 以下。肺炭疽、重症肠炭疽与炭疽败血症的病死率高达 90% 以上，如经及时诊治，有可能提高治愈率。

【治疗】

本病病人应严格隔离，对其分泌物和排泄物按芽胞的消毒方法进行消毒处理。

（一）病原治疗

青霉素 G 为首选，氨基糖甙类、四环素与氯霉素亦有较好的疗效。

皮肤炭疽与轻症肠炭疽用青霉素 G，每日 240 万～320 万 U，分 3～4 次肌注，疗程 7～10 日。对青霉素过敏者可用四环素或氯霉素，每日 1.5 g，分 3 次口服或静滴。恶性水肿型用青霉素 G，每日 800 万～1 000 万 U，分 3～4 次静滴。

肺炭疽、重症肠炭疽与炭疽败血症者，用青霉素 G，每日 1 000 万～2 000 万 U，分 4 次静滴，并可加用庆大霉素（每日 24 万 U）或阿米卡星（每日 0.4～0.8 g），疗程须延长至 2 周以上。

抗炭疽血清已因抗生素的疗效很好而极少应用。

（二）对症治疗

对呕吐、腹泻或进食不多的病人应适当静脉补液；头痛、躁动不安者应酌情给予镇静剂；有循环衰竭者应积极抗休克；败血症或毒血症较重者可给予氢化可的松，每日100～300 mg静滴，以缓解中毒症状。

（三）局部病灶处理

对皮肤炭疽的局部病灶除取标本作诊断外，切忌触摸，也不宜手术切开，以防感染扩散而发生败血症。局部可用1∶2 000高锰酸钾液洗涤或湿敷，也可敷以无刺激性的抗生素软膏。

【预防】

（一）严格管理传染源

病畜应予检疫和管理。病畜死亡后应即焚毁或深埋在地下2 m以下，坑内撒含氯石灰或大量生石灰。病人应严格隔离至溃疡愈合，痂皮脱落或症状消失，分泌物或排泄物培养2次阴性（相隔5日）为止。接触者医学观察8日。

（二）切断传播途径

病人的用物、分泌物及排泄物均应严格消毒或焚毁；必须加强乳、肉品卫生管理，禁止出售被污染或可疑污染的食品；严禁出售炭疽病畜的皮、毛等。

（三）保护易感人群

加强卫生教育，采用防护措施，如穿工作服，戴口罩与手套等。对易感职业人员可用炭疽杆菌减毒活菌苗0.1 ml皮肤划痕法接种（不能注射），每年接种1次。

复习思考题

1. 炭疽的传播途径与其临床表现有何联系？
2. 试述皮肤炭疽和肺炭疽的诊断要点。
3. 治疗炭疽的首选抗菌药物是什么？如何应用？
4. 为什么要强调焚毁或深埋炭疽病畜的尸体？

（黄祖瑚）

第十节　败 血 症

败血症（septicemia）是指致病菌或条件致病菌侵入血循环中生长繁殖，产生毒素和其他代谢产物所引起的临床综合征。绝大多数呈急性病程。主要临床表现为寒战、高热、毒血症症状，以及皮疹、关节痛，部分出现迁徙性病灶、感染性休克、DIC和多脏器功能衰竭等。虽目前有许多抗菌药物应用于临床，但败血症的发病率和病死率仍较高。菌血症（bacteremia）是指细菌在血流中短暂出现，而无明显毒血症的表现。1991年，在美国胸内科医师学院和危象护理医学会召开的芝加哥会议上将败血症和菌血症均定义为细菌在血流中出现，而败血症的病情较重。

【病原学】

败血症致病菌绝大多数为细菌，偶可为支原体等。致病菌的种类因不同年龄、性别、感染灶、原发疾病、免疫防御功能、感染场所和不同地区而有一定差别。

(一) 致病菌的变迁

抗生素问世前,败血症的致病菌以肺炎球菌和其他链球菌为主,其次为葡萄球菌,革兰阴性菌仅占少数。青霉素应用后,溶血性链球菌和肺炎球菌对青霉素 G 高度敏感,现已少见。葡萄球菌易产生耐药,一直成为败血症的重要致病菌之一。20 世纪 70 年代至 80 年代初,革兰阴性菌败血症所占比例逐年增加,一度曾占主导地位。80 年代后期由于第三代头孢菌素和喹诺酮类抗菌药物的广泛应用,革兰阴性菌败血症的发病率逐年下降,而革兰阳性球菌败血症呈上升趋势,尤其是耐药的葡萄球菌和肠球菌已成为院内感染败血症的最常见的病原菌。

(二) 常见的致病菌

败血症致病菌中革兰阳性球菌以金葡菌为主,其次为表葡菌;革兰阴性菌中大肠杆菌最多,其次是克雷白菌和铜绿假单胞菌,其他有肠杆菌属、变形杆菌属等。厌氧菌主要是类杆菌属和消化链球菌等。真菌主要为念珠菌属。

【发病机制与病理解剖】

(一) 发病机制

病原菌侵入血循环后是否引起败血症取决于人体的防御免疫功能和细菌的毒力与数量。

1. 人体防御免疫因素　机体防御免疫功能缺陷是败血症的重要诱因,健康者在病原菌入侵后,通常仅表现为短暂的菌血症,细菌可被人体的免疫防御系统迅速消灭,并不引起明显症状;但各种免疫防御功能缺陷者(包括局部和全身屏障功能的丧失),都易诱发败血症。

(1) 皮肤粘膜屏障:完整的皮肤和粘膜是防止细菌入侵的第一道天然屏障,而单核－巨噬细胞系统和非特异性的体液屏障是机体内部的第二道屏障。如各种原因引起的中性粒细胞减少或缺乏是诱发败血症的重要原因,多见于急性白血病、骨髓移植、接受化疗后恶性肿瘤病人。

(2) 免疫功能不良:各种原因导致的免疫功能不良均有利细菌感染的发生。新生儿和婴幼儿免疫系统发育不全;老年人的免疫功能衰退等生理因素;肾上腺皮质激素等免疫抑制剂、放射治疗、细胞毒类药物的应用均可削弱免疫功能;各种大手术的开展、各种诊断和治疗技术操作等医源性因素;长期应用广谱抗生素使体内菌群失调,易产生耐药的条件致病菌的二重感染;严重的原发疾病,如① 心、肝、脾、肾和骨髓的严重慢性疾患与功能不全;② 营养不良、贫血与血液系统恶性疾病和各种恶性肿瘤;③ 结缔组织疾病等需长期应用免疫抑制剂;④ 糖尿病等代谢性疾病都可能诱导机体免疫功能低下。如病人同时存在两种或两种以上诱因时,发生败血症的危险性明显增加。

2. 致病菌因素　病原菌侵入机体后是否引起感染与细菌的种类、毒力、数量、侵入门户以及机体的免疫应答反应密切相关。金葡菌可产生多种酶和外毒素,其中起主要致病作用的有血浆凝固酶、溶血毒素、杀白细胞素、肠毒素(A～E,以 A 型多见)、剥脱毒素、红疹毒素等,故可导致严重的败血症、脓毒血症;近年来分离到的肠毒素 F,与中毒性休克综合征(TSS)的发生有关。革兰阴性杆菌所产生的内毒素能损伤心肌和血管内皮,激活补体系统、激肽系统、凝血与纤溶系统,产生多种细胞因子、炎症介质、心血管调节肽等,导致微循环障碍、休克、DIC 等。肺炎球菌的荚膜有抗吞噬和抗体液中杀菌物质的作用。

(二) 感染部位与原发灶

病原菌的种类与原发病灶和入侵途径有着密切关系。葡萄球菌败血症最常源于静脉导管(包括周围静脉和中心静脉导管,尤其是后者)的留置;其次为皮肤软组织感染、外科手术伤口感染以及呼吸道感染。肺炎球菌败血症的入侵途径常为呼吸道。肠球菌败血症多由肠道和泌尿生殖道感染入侵所致。大肠杆菌败血症的常见原发病灶为泌尿生殖道感染,其次源于肠道和胆道感染。肺炎杆菌、绿脓杆菌和不动杆菌等常由呼吸道和泌尿生殖道感染入侵,后者为机会性致病菌,是院内感染的常见致病菌,常以手术等作为诱发因素,且发病前多数病人有接受肾上腺皮质激素、广谱抗菌药物和细胞毒药物治疗史。脆弱类杆菌败血症常源自腹腔、盆腔感染。真菌败血症的原发病灶多为肺部感染,次为肠道感染;静脉置导管输注高营养液后发生的败血症多由真菌引起。

(三) 病理变化

病原菌的毒素可引起组织和脏器细胞变性、坏死。毛细血管损伤造成皮肤和粘膜淤点和皮疹。脓毒败血症的迁徙性脓肿多见于肺、肝、肾、皮下组织等处,尚可并发心内膜炎、脑膜炎、骨髓炎等。单核－巨噬细胞系统增生活跃,肝脾均可增大。

【临床表现】

败血症无特异的临床表现。除外伤性、手术后、挤压疮疖等因素诱发者外,大多无明确潜伏期。

(一) 败血症的基本临床表现

1. 毒血症症状　多数病人在轻重不等的原发感染灶存在的情况下,急骤起病,常有寒战与高热,发热多为弛张热型或间歇热型,少数可呈稽留热或不规则热。双峰热多见于革兰阴性菌败血症。年老体弱等免疫功能低下的病人可呈体温不升,提示预后不良。发热常伴有全身不适、头痛、肌关节酸痛、软弱无力。少数病人可有恶心、呕吐、腹痛、腹泻等胃肠道症状。过度换气是败血症重要的早期体征,甚至出现在寒战和发热前。重症病人可出现中毒性脑病、心肌炎、肝炎、肠麻痹、感染性休克、DIC 等。

2. 皮疹　表现多种多样,以淤点为多见,亦可有荨麻疹、猩红热样皮疹、脓疱疹等,为数不多,多分布于躯干、四肢、眼结膜、口腔粘膜等处。坏死性皮疹可见于铜绿假单胞菌败血症。

3. 关节症状　多见于革兰阳性球菌和产碱杆菌败血症,表现为大关节红肿、疼痛、活动受限。少数有关节腔积液、积脓。

4. 肝脾肿大　一般仅轻度肿大,发生中毒性肝炎或肝脓肿时则肝肿大显著,伴明显压痛,并可出现黄疸。

5. 迁徙性损害　乃由细菌栓子播散至身体其他部分而引起。多见于化脓球菌(尤其是金葡菌)、厌氧菌等所致的败血症。金葡菌、肠球菌、溶血性链球菌、产碱杆菌等引起的败血症可并发急性或亚急性感染性心内膜炎,伴有心脏扩大、心力衰竭和血管栓塞症状。因急性心内膜炎可侵犯正常瓣膜,初起可无病理性杂音。

(二) 不同致病菌败血症的临床特点

1. 金葡菌败血症　多见于男性青年。病前一般情况大多良好。原发病灶以皮肤疖痈和伤口等感染为多见,从口腔粘膜和呼吸道入侵者多数为免疫功能低下的院内感染。临床表现为急起发病,寒战高热,半数以上病人体温在 39～41 ℃间,双峰热少见。皮疹常为多形性,以淤点为多,脓疱疹的出现有助于诊断。关节症状较明显,大多累及大关节,表现红、肿、痛,但化脓性关节炎少见。迁徙性损害是金葡菌败血症的特点，约半数患者病程中出现迁徙性损害，常见多发性肺部浸润(约 20%)，其次为肝脓肿、化脓性脑膜炎、骨髓炎、皮下脓肿等。金葡菌败血症并发心内膜炎者可高达 8%。由于可侵犯正常心瓣膜，病理性杂音不及亚急性心内膜炎者多；对发热不退，有进行性贫血，反复出现皮肤淤点、内脏血管栓塞、血培养持续阳性病人应考虑为心内膜炎，须进一步作超声心动图检查以明确诊断。较少发生感染性休克。耐甲氧西林金葡菌(MRSA)与其他金葡菌具有相似的毒力和致病力，易成为医院内感染致病菌，尤其是在免疫缺陷者、大手术后病人和老年人中发生，其发生率激增，病死率较高。

2. 表皮葡球菌(表葡菌)败血症　早年认为凝固酶阴性的表葡菌无致病性或为腐生寄生菌，正常寄生于人体皮肤和粘膜表面。60 年代以后发现表葡菌败血症可占败血症总数的 10%～15%，尤以医院内感染者为多。常见于人工瓣膜、人工关节、各种导管及起搏器等体内异物留置后，表葡菌粘附在人工假体装置及导管表面繁殖，并且分泌一种粘液状物质覆盖在其表面而影响吞噬细胞的吞噬和抗菌药物的作用。对有人工假体装置或免疫缺陷病人，发生假体装置的局部疼痛、压痛，导管进入皮肤处红肿、人工关节功能障碍、人工瓣膜出现新杂音等要考虑本菌感染的可能。表葡菌耐药情况严重，也有耐甲氧西林的菌株(MRSE)。在接受广谱抗菌药物时，肠道和呼吸道中的 MRSE 菌株数明显增多，易引起全身感染。

3. 革兰阴性杆菌败血症　病前病人一般情况多较差，多数伴有影响机体免疫防御功能的原发病，故院内感染者较多。致病菌多从泌尿生殖道、肠道或胆道等入侵。肺炎杆菌和铜绿假单胞菌常由呼吸道入侵。铜绿假单胞菌败血症亦易发生于烧伤后或创伤感染病人，其创面脓性分泌物呈绿色为其特征。临床上革兰阴性杆菌败血症双峰热或体温不升、相对缓脉等较多见，迁徙性病灶较少见。约 40% 发生感染性休克，低蛋白血症者更易发生。严重者可出现多脏器功能衰竭、DIC 等，铜绿假单胞菌败血症较一般革兰阴性杆菌败血症凶险，可有中心坏死性皮疹。

4. 肠球菌败血症　近年来发病率明显增高，占院内感染败血症的 10%左右。泌尿生殖道是常见的入侵途径；亦易发生于消化道肿瘤和腹腔感染病人。易并发心内膜炎，且对多种抗菌药物耐药。病情多危重。

5. 厌氧菌败血症　当皮肤、粘膜破损时厌氧菌易于入侵组织，在组织坏死、缺氧时厌氧菌繁殖而导致感染扩散。厌氧菌占败血症致病菌的 7%～20%。入侵途径主要源自肠道的肿瘤、憩室炎、女性生殖道、褥疮溃疡和坏疽等病灶处。主要的致病菌为脆弱类杆菌和厌氧链球菌，但常为与需氧菌的混合感染。厌氧菌败血症的临床表现常与需氧或兼性厌氧者大致相似，但也有其特点，如高胆红素血症，黄疸发生率为 10%～40%，血清总胆红素高出正常数的 10 倍以上；并发血栓性静脉炎和迁徙性脓肿或感染等；病变组织有脏而臭的分泌物，并含有气体，可形成假膜。此外，厌氧菌败血症易并发肺炎，婴幼儿病人发生率尤高。

6. 真菌败血症　近年来发病率明显增高，基本上为院内感染性疾病，多发生于免疫功能低下者，如长期接受肾上腺皮质激素、广谱抗菌药物、肿瘤化疗，以及静脉插管输液(特别是高营养治疗)、透析疗法等病人，致病菌以白色念珠菌为最多见，多数伴细菌感染。大多发生在严重原发疾病的后期。病程进展缓慢，临床毒血症症状可被原发病及伴发的细菌感染掩盖。真菌败血症多数为播散型，病变累及心内膜、肝、脾、肺等。在应用足量抗菌药物后免疫缺陷者感染未能控制时应考虑本病的可能，除做细菌培养外，需同时作真菌培养。

(三) 特殊类型的败血症

1. 新生儿败血症　指出生后第一个月内的感染，感染途径多源自母亲产道感染，吸入感染羊水、脐带或皮肤等感染。主要病原菌为大肠杆菌、B组溶血性链球菌、金葡菌等。主要临床表现为精神萎靡、食欲减退、呕吐、腹胀、呼吸困难、黄疸、惊厥等，仅部分患儿有发热。由于新生儿血脑屏障功能尚不健全，因此，25%～30%的患儿可并发中枢神经系统感染。

2. 老年人败血症　致病菌以革兰阴性杆菌为多见，主要为大肠杆菌、铜绿假单胞菌、金葡菌、厌氧菌等。肺部感染后发生败血症者较青年为多，或由褥疮入侵者亦不少。易并发心内膜炎。预后较差。

3. 烧伤后败血症　多发生于烧伤后2周内，最早发生于第2日，是大面积深度烧伤后的常见并发症，占烧伤死亡原因的半数以上。常见致病菌为金葡菌、铜绿假单胞菌、变形杆菌和大肠杆菌，可为单种细菌或多种细菌的混合感染。临床表现较一般败血症为重，可有过高热（达41℃以上），也可呈体温不升（36℃以下），发热多为弛张热型。可发生中毒性心肌炎、中毒性肝炎、中毒性肠麻痹和休克。烧伤创面恶化，色泽污暗，坏死组织及分泌物增多，易出血。

4. 医院内感染败血症　近年来发病数明显增多，可占败血症总数的30%～60%。常见致病菌为大肠杆菌、肺炎杆菌等肠杆菌科细菌、金葡菌、表葡菌、铜绿假单胞菌等。绝大多数发生在有严重基础疾病的病人，如血液病、肿瘤、慢性肝病、肝硬化、糖尿病、结缔组织病等；部分为医源性感染，如免疫抑制药物的应用、气管切开、静脉输液、透析疗法等诊治措施。由于病人基础健康情况差、免疫缺陷，故感染常严重，又因系医院内感染，致病菌耐药情况多严重，故治疗效果常较差。

白血病等中性粒细胞减少者发生败血症者不少见。原发感染灶多为肺炎、齿龈炎、皮肤软组织感染、肛周炎等。致病菌常为耐药葡萄球菌、铜绿假单胞菌及其他革兰阴性杆菌。因白细胞数低下，炎症反应差，临床诊断有时较困难。凡粒细胞减少病人发热在38℃以上时应做血培养，并及时予以抗菌药物治疗。

输液引起的败血症常与液体污染或留置导管有关。一般输液污染以肺炎杆菌和凝团肠杆菌为多见，高营养液中宜于真菌生长，全血污染则多为耐药的大肠杆菌或铜绿假单胞菌，感染后病情十分严重。输注血小板因其制备过程复杂，且贮存在22～25℃容器中，故污染机会亦多。留置导管发生的败血症多通过导管插入处的蜂窝组织炎、感染性血栓性静脉炎，或导管内细菌寄生。其致病菌以葡萄球菌为最多，其次为革兰阴性杆菌及念珠菌等。

【实验室检查】

（一）血象

白细胞总数增多，一般在10×10^9～30×10^9/L，中性粒细胞百分比增高，可出现明显核左移及细胞内中毒性颗粒，嗜酸性粒细胞减少或消失。机体反应性较差者及少数革兰阴性杆菌败血症病人的白细胞总数可正常或偏低，但中性粒细胞比例仍增高。

（二）病原学检查

以血培养最为重要，应在抗菌药物应用前及寒战、高热时进行，并多次反复送检。每次采血量新生儿和婴儿为5 ml，年长儿和成人为10 ml。有条件者宜同时作厌氧菌和真菌培养。对已用抗菌药物的病例，宜于培养基中加入硫酸镁、β－内酰胺酶、对氨苯甲酸等以破坏某些抗菌药物，或用血凝块培养法以提高阳性率。骨髓培养的阳性率较血培养者为高。亦可以脓液、脑脊液、胸腹水、淤点等涂片检查和培养。分离到病原菌后应做药敏以测定最低抑菌浓度（MIC），供选用抗菌药物参考。真菌生长缓慢，培养阳性率亦较低。近来有采用气相色谱法测定真菌(如念珠菌)胞壁组分的代谢产物以协助诊断,其特异性高;用乳胶凝集试验测定抗原或相应抗体(用于隐球菌症),以及病理组织检查等均有助于诊断。厌氧菌分离培养至少也需1周,不能及时为临床治疗提供细菌学依据。近来已开展气相色谱法、离子色谱法等快速诊断技术,能在1小时内对临床标本作出有无厌氧菌的诊断,便于指导用药。免疫荧光(直接和间接)法,快速、敏感,且能特异地鉴定厌氧菌;免疫组化法快速鉴定产气荚膜梭菌等,有早期诊断价值。

(三) 其他检查

鲎溶解物试验(LLT)检测血清等标本中革兰阴性菌的内毒素,对诊断革兰阴性菌败血症有一定帮助。病程中如出现心、肝、肾等脏器损害或休克、DIC等时,应做超声、心电图、X线以及出凝血系统等检查。

【诊断与鉴别诊断】

(一) 诊断

凡具有下列情况之一者应考虑败血症的可能:① 急性高热,不规则寒战,白细胞明显升高而原因不明者;② 皮肤、粘膜有局部炎症出现,症状加剧者;③ 原因不明的急性发热伴休克者;④ 无皮肤创伤而出现寒战、急性高热伴局部化脓性炎症,如化脓性关节炎、骨髓炎、软组织脓肿或皮肤小脓疮等。如在病程中出现皮疹、肝脾肿大、迁徙性脓肿等,则败血症的临床诊断可基本成立。详细体检常可发现原发病灶或入侵途径,并从病灶部位和性质推知病原菌的种类。血培养(和骨髓培养)阳性为败血症的确诊依据。反复血培养阴性,而临床表现符合败血症则应考虑厌氧菌败血症的可能性。对血培养阴性但从迁徙病灶中培养出致病菌,则有助于推断该病人曾有过该种菌的败血症。

(二) 鉴别诊断

1. 变应性亚败血症　也称为成人Still病,属变态反应性疾病。主要表现为发热、皮疹、关节痛、咽痛、淋巴结和肝脾肿大,白细胞总数增加,中性粒细胞百分比增多。临床极易与败血症相混淆,其不同之点有:① 发热高(可达40℃以上),病程长(数周或数月),但无明显毒血症症状,且可有缓解期;② 反复出现多形性、一过性皮疹;③ 外周血中白细胞总数和中性粒细胞虽增多,但嗜酸性粒细胞一般不减少;④ 发热时血沉增快、粘蛋白和α2球蛋白增高,C反应蛋白阳性,但血培养阴性;⑤ 各种抗菌药物治疗均无效,但用肾上腺皮质激素及吲哚美辛(消炎痛)治疗可使体温下降,临床症状缓解。

2. 伤寒　发热、皮疹、肝脾肿大、白细胞总数降低等易与革兰阴性杆菌败血症混淆。但伤寒起病缓慢,多无寒战,有相对缓脉,中性粒细胞常减少。确诊有赖于致病菌的分离及肥达反应等。

3. 粟粒性结核　常有结核病史或家族史。毒血症症状不如败血症严重。可有不规则高热、盗汗、咳嗽、气急等,肺部摄片可见均匀分布的粟粒状病灶。

4. 恶性组织细胞病　多见于青壮年,起病急,高热,热型多样化,进行性肝、脾及淋巴结肿大,全血细胞减少,消瘦、衰竭等。骨髓涂片及淋巴结活检可找到异常组织细胞。

5. 其他　本病尚需与系统性红斑狼疮、风湿病、深部淋巴瘤、病毒性感染等相鉴别。

【预后】

虽然强有力的抗菌药物不断出现,但败血症的病死率仍相当高,平均为30%～40%,医院内感染败血症的病死率高于院外感染者，真菌和铜绿假单胞菌败血症的病死率可高达60%～80%，多数系因感染未控制或合并休克而死亡。影响败血症预后的因素包括年龄过大或过小，医源性感染，有昏迷、休克、心内膜炎、DIC等表现，有严重基础病，如慢性肺部疾患、糖尿病、肝硬化、血液病、肿瘤等。

【治疗】

(一) 病原治疗

1. 治疗原则　由于败血症病情严重，而病原菌常无法在短期内检出，因此在临床诊断初步确立，留取血和其他体液标本送检后即应开始根据病人的原发病灶、免疫状况、流行病学资料、可能的入侵途径等推测可能的病原菌，给予适宜的抗菌药物进行经验治疗，以后再根据药敏结果调整用药。败血症的抗菌治疗除高度敏感者外，一般可联合应用两种有效抗菌药物。如治疗观察48小时临床疗效欠佳，则应考虑抗菌药物的调整。治疗总疗程宜长，一般3周以上，或体温平稳及临床症状消失后需继续用药7～10日。如有迁徙性病灶，需延长疗程，必要时行局部引流，以清除病灶。

2. 抗菌药物的选择　见表4-2。

表4-2　败血症的抗菌药物选择

病原菌	首选药物	替代用药
葡萄球菌（青霉素敏感）	青霉素	第一代头孢菌素、红霉素、林可霉素或克林霉素、喹诺酮类
葡萄球菌（青霉素耐药）	苯唑、邻氯西林	头孢唑啉、红霉素、林可霉素或克林霉素
葡萄球菌（MRSA.MRSE）	万古霉素、去甲万古霉素	利福平、磷霉素钠、喹诺酮类、联合一种氨基糖甙类（庆大霉素、妥布霉素、阿米卡星）
肺炎球菌溶血性链球菌（A与B组）	青霉素	头孢唑啉、红霉素、林可霉素或克林霉素、氯霉素、万古霉素、头孢唑肟、头孢曲松
肠球菌	青霉素、氨苄西林或青霉烷砜联合链霉素或庆大霉素	氨基糖甙类、万古霉素或去甲万古霉素单用或联合氨基糖甙类、环丙沙星、泰能（伊米配能或西司他丁）
大肠杆菌	哌拉西林、氨苄西林或美洛西林+氨基糖甙类	第三代头孢菌素类、喹诺酮类、氨基糖甙类、磷霉素钠、泰能（伊米配能或西司他丁）
肺炎杆菌、肠杆菌	第三代头孢菌素类或加氨基糖甙类	哌拉西林、美洛西林、泰能（伊米配能或西司他丁）、氯霉素
铜绿假单胞菌	哌拉西林或洛美西林+阿米卡星	头孢他定、头孢哌酮、泰能（伊米配能或西司他丁）、环丙沙星、磷霉素钠
厌氧菌（脆弱类杆菌）	甲硝唑	克林霉素、氯霉素、头孢西丁、哌拉西林
真菌	两性霉素B	5-氟胞嘧啶、氟康唑、酮康唑、咪康唑

(1) 葡萄球菌败血症：主要包括金葡菌和表葡菌败血症。金葡菌和表葡菌除对青霉素高度耐药(耐药率可达90%～100%)外，对红霉素、庆大霉素、头孢菌素类的耐药菌株亦日益增多，尚有比例不等的耐甲氧西林金葡菌(MRSA)和耐甲氧西林表葡菌(MRSE)株。这些耐甲氧西林株通常仅对万古霉素敏感。或可根据药敏情况选用利福平、磷霉素、氨基糖甙类、环丙沙星(或氧氟沙星)等联合用药。

(2) 溶血性链球菌败血症：包括A组与B组溶血性链球菌败血症，对青霉素均敏感，但B组的敏感性较A组为差，青霉素与氨基糖甙类联合用药对B组在体外有协同作用。因此，治疗A组溶血性链球菌败血症可单独应用青霉素，而治疗B组溶血性链球菌败血症，以青霉素与氨基糖甙类联合应用为宜。

(3) 肺炎球菌败血症：肺炎球菌对青霉素高度敏感，但近年亦发现少数耐药菌株。治疗仍以青霉素为首选。如细菌对青霉素仅中度敏感，需加大青霉素剂量；而对青霉素耐药或过敏，可选用第一代头孢菌素或林可霉素、红霉素、氯霉素等。

(4) 肠球菌败血症：细菌对多种抗菌药物耐药，且常并发心内膜炎，其病情常较严重。治疗仍以青霉素或氨苄西林与氨基糖甙类(除链霉素外)联合应用为首选，但由于肠球菌对青霉素或氨苄西林仅中度敏感，故两药剂量均需加大；如对氨基糖甙类耐药，则可用万古霉素、环丙沙星、泰能(伊米配能或西司他丁)。

(5) 革兰阴性杆菌败血症：各菌种对抗菌药物的耐药性差异大，因此宜根据药敏结果选用适当的药物。经验用药多选用广谱青霉素或头孢菌素类与氨基糖甙类联合。① 大肠杆菌、肺炎杆菌等肠杆菌科细菌败血症：一般大肠杆菌败血症可用哌拉西林与氨基糖甙类联合，肺炎杆菌对广谱青霉素类的敏感性较差，故宜选用头孢菌素类，如头孢唑啉、头孢呋辛或头孢噻肟等与氨基糖甙类联合，如庆大霉素、妥布霉素或阿米卡星。② 铜绿假单胞菌败血症：可选用哌拉西林或头孢菌素类中的头孢他啶或头孢哌酮，与氨基糖甙类联合。泰能对铜绿假单胞菌有较强的抗菌活性，可选用。

(6) 厌氧菌败血症：首先要清除病灶或脓肿切开引流以改变厌氧环境。抗菌药物可选用甲硝唑、氯霉素、克林霉素、头孢西丁、泰能等。消化球菌和消化链球菌对青霉素大多敏感。厌氧菌常与大肠杆菌等需氧菌混合感染，故应同时对需氧菌进行有效的治疗。

(7) 真菌败血症：常继发于严重原发病。两性霉素B为首选，与氟胞嘧啶、咪唑类药物等合用。两性霉素B抗真菌谱广，而氟胞嘧啶抗真菌谱窄，仅适用于白色念珠菌、隐球菌属等败血症。咪唑类注射剂与氟康唑等均有广谱抗真菌作用，可用于各种真菌败血症。

(二) 一般治疗和对症治疗

给予适量营养和维生素B、C等。加强护理，维持水、电解质和酸碱平衡，维护重要脏器的功能，并按需要输入血、血浆、白蛋白或丙种球蛋白。有严重毒血症症状者如休克、中毒性心肌炎等在足量有效抗菌药物应用的同时可给予短程(3～5日)肾上腺皮质激素治疗。

【预防】

注意保护皮肤、粘膜的完整性，避免外伤，有创伤应及时消毒包扎；有效控制基础病和治疗原发局部炎症，对疖、痈等皮肤感染切忌挤压，防止细菌扩散；加强医院内消毒隔离制度，做好婴儿室、外科病房、烧伤病房、脏器移植病房以及免疫功能低下者(血液病、中性粒细胞缺乏等病人)的防护隔离工作，防止发生医院内交叉感染；对各种治疗技术操作应严格遵守无菌操作原则，以防医源性感染；合理使用广谱抗菌药物和肾上腺皮质激素，以免引起菌群失调和降低机体的免疫功能。

思考病例

1. 男性,28 岁,因持续高热 5 天而住院。起病前因臀部疖肿自行挤压处理,3 天后高热、头痛,体温波动在 39～40 ℃。体检:体温 40 ℃,脉搏 110 次/分,呼吸 24 次/分,血压 14/10 kPa。高热病容,精神萎靡,躯干部见少许淤点,臀部疖肿已愈合。心律规整,心音正常。两肺呼吸音清晰。肝肋下 1 cm,脾肋下 2 cm。血象白细胞 30×10^9/L,中性粒细胞 0.90。本病人可能的诊断是什么?诊断依据何在?如何确诊?

2. 男性,32 岁,农民。10 天前在劳动中右手背挫伤,4 天前突然畏寒,继之寒战、高热而就诊。体检:体温 39.8 ℃,脉搏 100 次/分,呼吸 22 次/分,血压 16/10.6 kPa。神志清楚,精神萎靡,皮肤粘膜无黄染、无出血点,心律齐、心音正常,肺部闻及湿罗音,肝肋下未及,脾肋下 1.5 cm,膝关节红肿、压痛、活动受限。白细胞 25×10^9/L,中性粒细胞 0.85。考虑为何病?如何确诊?主要的处理措施是什么?

3. 女性,26 岁,半月前因不全流产行清宫术,10 天前出现畏寒、寒战、高热而就诊。查体:体温 39 ℃,脉搏 100 次/分,血压 12/8 kPa,神志清,精神萎靡。心律齐,心音正常,两肺呼吸音清晰。肝脾肋下未及,下腹部轻压痛。白细胞 5.0×10^9/L,中性 0.86。考虑如何诊断?如何确诊?

复习思考题

1. 败血症的主要临床表现是什么?
2. 简述革兰阳性菌败血症与革兰阴性菌败血症的鉴别要点。
3. 简述败血症的诊断要点。
4. 败血症的治疗原则和措施是什么?

(李　军)

第十一节　感染性休克

感染性休克(septic shock)是由病原微生物及其毒素等产物直接或间接地引起急性微循环障碍,导致组织缺氧,细胞损害,无法维持正常代谢和功能,甚至引起多器官功能衰竭的危重综合征。

【病原学】

(一) 致病菌

各种致病微生物,如细菌、病毒、立克次体、真菌及寄生虫等都可引起休克,但以细菌感染,尤其是革兰阴性细菌感染引起休克最为常见。常见致病菌有肠杆菌科细菌、铜绿假单胞菌、不动杆菌属、脑膜炎球菌、葡萄球菌、链球菌、肺炎球菌、梭状芽胞杆菌等。某些病毒性疾病,如肾综合征出血热,病程中也易发生休克。易并发感染性休克的常见疾病有革兰阴性杆菌败血症、暴发型流脑、中毒型肺炎、化脓性胆管炎及胆囊炎、腹腔感染、中毒型菌痢等。有些细菌感染后主要由其毒素引起严重综合征——中毒休克综合征，如金葡菌和链球菌所致的中毒性休克综合征。

（二）宿主因素

原发或继发性全身免疫功能缺陷者易发生感染而继发感染性休克，如肝硬化、糖尿病、恶性肿瘤、白血病、烧伤、器官移植以及长期接受肾上腺皮质激素等免疫抑制剂治疗，长期应用广谱抗菌药物，留置静脉导管（或导尿管）等病人。因此，本病多见于医院内感染，尤其是老年人、婴幼儿、分娩妇女、大手术后体力恢复较差者多见。

【发病机制与病理解剖】

感染性休克的发病机制较为复杂，迄今尚未完全阐明。60 年代提出的微循环障碍学说为休克的致病机制奠定了基础，目前的研究已深入到细胞和分子水平。微生物及其毒素和胞壁组成部分（如革兰阴性细菌的内毒素、革兰阳性细菌的多聚糖或脂磷壁酸复合物与外毒素，如 TSST－1 等）激活机体的应答细胞系统（包括单核－巨噬细胞、中性粒细胞、内皮细胞、血小板、嗜碱细胞与肥大细胞等）和补体、激肽、凝血和纤溶等体液防御系统以及 ACTH 或内啡肽系统等，产生多种内源性介质、细胞因子等，在宿主反应中起重要作用。感染性休克是多因素互为因果的综合结果。其中革兰阴性细菌产生的内毒素为最强的激活剂。

（一）微循环障碍的发生与发展

在休克的发生发展过程中，微血管的容积变化可经历缺血缺氧期、淤血缺氧期和弥散性血管内凝血期（微循环衰竭期）3 个时期。① 缺血缺氧期：休克早期通过神经反射、病因的直接作用等引起体内多种缩血管物质增加，其中有儿茶酚胺、肾素－血管紧张素－醛固酮系统的激活。血小板粘附聚集产生的血栓素 A_2（TXA_2）和血小板活化因子（PAF），花生四烯酸代谢产物白三烯（LT）以及内皮素等，共同作用使微血管发生强烈痉挛（受体兴奋），内毒素本身亦具拟交感作用，导致微循环灌注减少，毛细血管网缺血、缺氧。此期的微循环特点是除心、脑等重要脏器外，皮肤及内脏微血管收缩，微循环灌注减少，毛细血管网缺血、缺氧，并且流体静压降低，组织间液通过毛细血管进入微循环，使毛细血管网部分充盈（自身输液）。② 淤血缺氧期：随着休克的发展，微循环的灌注减少，组织缺血、缺氧，无氧代谢性产物（乳酸）增加，肥大细胞释放组胺、缓激肽增多。此期的特点是微动脉对儿茶酚胺的敏感性降低，微动脉和毛细血管括约肌舒张，而微静脉仍持续收缩，加上白细胞附壁粘着、阻塞，致流出道阻力增大，微循环内血液淤积，毛细血管流体静压增高，其通透性增加，血浆外渗，造成组织水肿，血液浓缩，有效循环血量减少，回心血量进一步降低，血压明显下降，加重组织的缺氧和酸中毒，自由基生成增多，通过脂质过氧化而损伤细胞。③ 微循环衰竭期：此期的特点是毛细血管网血流停止，血细胞聚集，加之血管内皮损伤，促进体内凝血系统激活而致 DIC。组织细胞严重缺氧，大量坏死，进而发生多器官功能衰竭，使休克难以逆转。

根据休克时的血液动力学改变，可将感染性休克分为高动力学型（高排低阻型）和低动力学型（低排高阻型）。高动力型休克的特点是动－静脉短路开放，形成微循环的非营养性血流通道。血液经短路回心，心输出量正常，甚至增加，而内脏的微循环营养性灌流则减少。低动力型休克由于 α 受体兴奋，增加微循环阻力，心输出量减少。

（二）休克的细胞机制

细胞代谢障碍既可继发于血流灌注减少，也可发生在血流动力学改变之前，可能由内毒素直接作用造成。① 细胞膜最早出现功能障碍，胞膜损伤则抑制膜上的 Na^+-K^+-ATP

酶,使细胞内 Na^+ 升高,K^+ 降低,Ca^{2+} 通透性增高,胞浆 Ca^{2+} 升高,激活胞膜上的磷脂酶 A_2,使胞膜磷脂分解,造成膜通透性进一步增高。② 线粒体是休克时最先发生变化的细胞器。线粒体受损后,其呼吸链功能障碍,造成代谢紊乱;氧化磷酸化功能降低,致 ATP 生成减少,乳酸堆积;膜上的离子泵发生障碍,细胞内外离子发生浓度差转移,K^+ 和 Ca^{2+} 从线粒体内丢失,胞浆内 Ca^{2+} 增多,激活磷脂酶,导致膜损伤,膜通透性增高,Na^+ 和水进入线粒体,使线粒体肿胀、结构破坏。③ 溶酶体是细胞内的主要消化系统,内含有 40 余种酶,消化由细胞吞噬或吞饮来的大分子颗粒。休克时溶酶体膜通透性增高,溶酶释放出来,造成细胞自溶、死亡。内脏器官中,肝、肠、胰是释放溶酶的主要部位。休克时,组织内 cAMP 减少,cGMP 升高,使膜漏增强,也促进溶酶释放。

内毒素可作用于各种细胞(如内皮细胞、中性粒细胞、血小板、嗜碱性细胞、肥大细胞等),产生细胞因子、体液因子和代谢产物,如前列环素(PGI_2)、内皮素、氧自由基、溶酶体酶、LT、肿瘤坏死因子(TNF)、白细胞介素(IL-1、IL-2、IL-6、IL-8 等)、内啡肽、甲状腺素释放激素(TRH)等。

TNF 在休克中的重要性已受到广泛重视。TNF 可与体内各种细胞的特异性受体结合,产生多种生理效应;TNF 与 IL-1、IL-6、IFN-γ 等细胞因子相互协同作用造成血管内皮损伤;TNF 还可激活中性粒细胞和淋巴细胞等,使细胞膜上粘附蛋白的表达增加,促进这两种细胞与内皮细胞粘附,造成内皮细胞损伤和通透性增加,促进血凝等。动物实验证明,输注大剂量 TNF 可产生拟似感染性休克的血流动力学变化及血液生化和病理学改变,动物迅速死亡。

(三) 休克的代谢改变

① 在休克应激情况下,糖原和脂肪代谢亢进,初期血糖、脂肪酸、三酸甘油酯增加,随休克进展,糖原耗竭,血糖降低,胰岛素分泌减少,胰高血糖素则分泌增多。② 休克早期,因细胞毒素对呼吸中枢的直接刺激或有效循环血量降低的反射性刺激,引起呼吸增快、换气过度,导致呼吸性碱中毒。③ 因脏器的血液灌注不足,生物氧化过程障碍,线粒体三羧酸循环受抑制,ATP 生成不足,致使细胞膜上钠泵运转失灵,细胞内外离子分布失常。Na^+ 内流(带入水)造成细胞水肿、线粒体肿胀、基质改变;Ca^{2+} 内流,胞浆内钙超载,则可激活磷脂酶,水解胞膜磷脂,产生花生四烯酸,进而经环氧化酶和脂氧化酶途径生成前列腺素($PGF_{2\alpha}$、PGE_2、PGD_2)、PGI_2 和 TXA_2 以及 LT 等炎症介质,引起一系列病理生理变化,使休克加重。

【临床表现】

(一) 休克的常见临床表现

1. 休克早期　大多数病人呈交感神经兴奋状态:神志尚清,但烦躁、焦虑,面色和皮肤苍白,口唇及甲床轻度紫绀,四肢肢端湿冷。可有恶心、呕吐、呼吸深而快,血压正常或偏低,脉压减小,脉细速。尿量减少。眼底和甲皱微循环检查可见动脉痉挛。

2. 休克发展期　病人烦躁或意识不清,呼吸浅速,血压下降、收缩压在 10.7 kPa (80 mmHg)以下,脉压小,心音低钝,脉搏细速,浅表静脉萎陷,尿量更少或无尿,皮肤湿冷、发绀呈花斑纹状。

3. 休克晚期　出现 DIC 和重要脏器功能衰竭。DIC 表现为顽固性低血压、广泛出血(皮肤、粘膜和内脏)。多脏器功能衰竭表现为:① 少尿或无尿。② 发绀,心率加速,心音低钝或有奔马律，心律失常，亦有心率不快或相对缓脉，病人面色灰暗。中心静脉压和(或)肺动脉楔压升高。心电图可示心肌损害、心内膜下心肌缺血、心律失常和传导阻滞等异常。③ 成人呼吸窘迫综合征(ARDS)：表现为进行性呼吸困难和紫绀，吸氧亦不能改善，无呼吸节律不整。肺底可闻及细湿罗音，呼吸音减低。X线检查提示散在小片状浸润影，逐渐扩展并融合。血气分析 pO_2＜9.33 kPa(70 mmHg)。④ 脑功能障碍：可表现昏迷、抽搐、肢体瘫痪、瞳孔及呼吸节律的改变等。⑤ 肝功能衰竭导致黄疸、肝昏迷等。⑥ 胃肠功能紊乱表现为鼓肠、出血等。

(二) 休克的特殊表现类型

1. 中毒性休克综合征(toxic shock syndrome, TSS)　是由非侵袭性金葡菌的外毒素引起的一种特殊类型的休克综合征。首例报道于 1978 年，早年多见于应用阴道栓的妇女，但也见于绝经期妇女、儿童或男性。从该菌中分离到的肠毒素 F(SEF)和致热原性外毒素 C，统称中毒性休克毒素 1(TSST－1)，与 TSS 发生有关。经期 TSS 病例以白种人居多，平均年龄较轻，多有阴道栓使用史；非经期 TSS 病者男女比例接近，种族差异较小，感染灶以皮肤、皮下组织及伤口感染为多，其次为上呼吸道感染。能从感染灶分离出金葡菌，但血培养常阴性。临床上主要表现为急起高热、头痛、猩红热样皮疹、神志模糊、皮疹，1～2 周后皮肤脱屑(足底尤著)，严重低血压或直立性晕厥。常有多系统受累表现，如胃肠道症状(呕吐，腹泻、腹痛)、肌痛(血肌酸磷酸激酶常增高)、粘膜(结膜、咽、阴道等)充血、中枢神经系统症状(定向力障碍、神志改变等)及肝、肾、心功能损害。与经期有关的病例约 3% 复发，复发者体内无高滴度抗 TSS－1 抗体形成。

2. 链球菌 TSS　又称 TSS 样综合征(TSLS)。1983 年起北美及欧洲相继报道 A 组链球菌所致散发性 TSS 病例。我国江苏省部分地区于 1990～1991 年发生猩红热样疾病爆发流行，大多有多系统器官损害，咽拭子培养获缓症链球菌。临床上起病急，有发热、皮疹、脱皮、低血压及多器官功能衰竭。该综合征的主要致病物质为致热源性外毒素 A(SPEA)、B(SPEB)。SPEA 作为超抗原刺激单核细胞产生肿瘤坏死因子(TNFα)、IL－1，并可直接抑制心肌，引起毛细血管渗漏而致休克。

【实验室检查】

1. 血象　白细胞总数大多增高，在 10×10^9～30×10^9/L 之间，中性粒细胞比值增高且多伴核左移现象。血细胞比积和血红蛋白增高为血液浓缩的标志。并发 DIC 时血小板进行性减少。

2. 病原学检查　在抗菌药物治疗前应进行血(或其他体液、脓液、渗出物)培养(包括厌氧菌培养)。分离得到致病菌后需作药敏试验。鲎溶解物试验(LLT) 有助于检测内毒素。

3. 尿常规和肾功能检查　发生急性肾功能衰竭时，尿比重转为固定，尿/血肌酐比值＞15，尿渗透压降低，尿/血渗透压之比＜1.1，尿钠排泄量＞40 mmol/L，可与功能性少尿或无尿相鉴别。

4. 酸碱平衡的血液生化检查　常测二氧化碳结合力(CO_2CP)，但存在呼吸衰竭或混合性酸中毒时，应同时作血气分析。血乳酸含量测定对判断预后有意义，严重休克多明显升高。

5. 血清电解质测定　血钠偏低，血钾高低不一，取决于肾功能情况。

6. 血清酶测定　血清丙氨酸氨基转移酶(ALT)、肌酸磷酸激酶(CPK)、乳酸脱氢酶同工酶测定能反映脏器、组织的损害情况。

7. 血液流变学检查和有关DIC的检查　休克时血液流速减慢，毛细血管淤滞，血细胞、纤维蛋白、球蛋白等聚集，使血液粘度增加，初期呈高凝状态，其后继发纤溶亢进则转变为低凝。发生DIC时，血小板计数进行性降低，凝血酶原时间及凝血活酶时间延长，纤维蛋白降解产物增多；凝血酶时间延长，血浆鱼精蛋白副凝试验(3P试验)阳性。

8. 心电图、X线检查等按需进行。

【诊断】

(一) 原发性感染疾病的表现

感染性休克是由严重感染性疾病所引起的，如中毒性菌痢、败血症、化脓性胆管炎、感染性流产等，临床上可有上述原发性感染疾病的表现。

(二) 休克的表现

① 意识和精神状态反映中枢神经系统的血流量，经过早期的躁动转为表情淡漠甚至昏迷，提示神经细胞反应性由兴奋转为抑制，病情加重；② 呼吸频度和幅度作为代偿机制反映体内酸碱平衡失调以及肺和中枢神经系统的功能状态；③ 脉搏是血压变化的先兆，休克早期血压尚未下降之前，脉搏多已细速(可增至120～140次/分)，随休克的好转，脉搏的强度往往较血压先恢复；④ 皮肤的色泽、温度和湿度反映了外周微循环的灌注状况；⑤ 颈静脉和外周静脉的充盈状况提示血容量和心功能状态；⑥ 尿量是观察内脏，尤其是肾脏的血液灌流指标，尿量>50 ml/h表示肾脏的灌流已足；⑦ 甲皱微循环和眼底检查可反映微循环的开放状况、血液流速、红细胞积聚程度、血管舒张状态以及脑细胞水肿和颅内压增高等；⑧ 血液动力学的变化，包括动脉压、脉压差、中心静脉压(CVP)和肺动脉楔压(PAWP)等。收缩压下降至10.64 kPa(80 mmHg)以下，或原有高血压的病人血压下降较基础值低30%，脉压差<4 kPa，并出现组织灌流量减少的表现即可诊断为休克。CVP正常为0.59～1.18 kPa(6～12 cmH_2O)，主要反映回心血量和右心室的排血功能；PAWP正常为1.06～1.6 kPa(8～12 mmHg)，能较好地反映左心室排血功能。PAWP升高提示肺淤血，如>2.4 kPa(18 mmHg)应限制输液。

(三) 实验室检查

包括病原学检查以及重要脏器的功能测定。

【预后】

影响预后的因素主要有：① 对治疗的反应。经治疗后病人休克的临床表现明显改善，如神志清醒、皮肤色泽好、尿量增多、血压回升、脉压差增宽、中心静脉压恢复正常则预后多良好；② 原发感染灶能彻底清除或控制者预后较好；③ 休克伴严重酸中毒、高乳酸血症者以及并发DIC或多器官功能衰竭者病死率甚高；④ 有严重原发基础疾病者预后甚差。

【治疗】

休克的治疗应是综合性的，重点包括积极控制感染和抗休克治疗两方面，其目的在于恢复全身各脏器组织的血液灌注和维持机体正常代谢。

(一) 病因治疗

应迅速、积极控制感染，可根据临床表现、原发病灶等推断最可能的病因，选用强有力的、抗菌谱较广的杀菌剂进行治疗，待明确致病菌后根据药敏结果调整用药。抗菌药物剂量宜足，首次可给冲击量，应采用静脉内给药。为更好地控制感染以联合用药为宜。在有效抗菌药物治疗下，可考虑给予短程肾上腺皮质激素，以减轻毒血症状。具体抗菌药物的选用可参考"败血症"一节。有原发感染灶或迁徙性病灶者应彻底清除，并重视全身支持疗法，提高机体的免疫力。

(二) 抗休克治疗

1. 补充血容量　有效循环血量的不足是感染性休克的主要矛盾，故扩容治疗是抗休克的基本手段。合理选用胶体和晶体液，维持机体内环境的恒定。

(1) 液体种类：① 胶体液：低分子右旋糖酐(分子量为2万～4万)能覆盖血细胞和血管内壁，增加互斥性，防止血细胞凝集和血栓形成，改善血流。输入体内后能提高血浆渗透压，拮抗血浆外渗，从而扩充血容量，降低血液粘滞度，疏通微循环，防止DIC。静注后2～3小时其作用达高峰，4小时后渐消失，故宜以较快速度滴入(4小时内)，每日用量以不超过1 000 ml为宜。有肾功能不全、出血倾向者勿用低分子右旋糖酐。其偶可引起过敏反应。白蛋白、血浆、全血适用于有低蛋白血症者，如肝硬化、肾病综合征、急性胰腺炎等病例。无贫血者不必输血，有DIC者输血也应谨慎。血细胞压积以维持在35%～40%为宜。羟乙基淀粉(代血浆)亦可提高血容量，不良反应少，无抗原性，故很少引起过敏反应。② 晶体液：碳酸氢钠或乳酸钠林格液等平衡盐液所含离子浓度接近于血浆生理水平，应用后可提高功能性细胞外液容量，并可纠正酸中毒。对有明显肝功能损害者以用碳酸氢钠林格液为宜。5%～10%葡萄糖液主要供给水分和能量，减少蛋白和脂肪的分解。25%～50%葡萄糖液则尚有短暂扩容和渗透性利尿作用，在休克早期不宜应用。

(2) 补液的方法：一般根据"先盐后糖、先快后慢、胶晶并用"的原则，先给低分子右旋糖酐(或平衡盐液)，有明显酸中毒者可先输给5%碳酸氢钠，在特殊情况下可给血浆或白蛋白，力争在短时间内逆转休克状态。补液量宜视病人的具体情况和心、肾功能状况而定，对脱水明显、肠梗阻、化脓性腹膜炎等病人可加大补液量。对心脏病病人则减慢输液速度并酌情减少补液量。补液过程中应注意有无肺水肿征象出现，必要时可测定中心静脉压和(或)肺动脉楔压以监护输液。测定血浆胶体渗透压与肺动脉楔压的梯度则对防止肺水肿有重要参考价值。扩容治疗要求达到：① 组织灌注良好，如神清安静、口唇红润、肢端温暖、紫绀消失；② 收缩压＞12 kPa，脉压差＞4 kPa；③ 脉搏＜100次/分；④ 尿量＞30 ml/h；⑤ 血红蛋白恢复至基础水平，血液浓缩现象消失。

2. 纠正酸中毒　纠正酸中毒可增强心肌收缩力，恢复血管对活性药物的反应性，并防止DIC。酸中毒的基本原因是组织灌流低下，故根本办法还在于补充血容量，改善微循环的灌注。应用缓冲碱只有治标作用，尤其在血容量不足的情况下，缓冲碱的效能也难以充分发挥。选用作缓冲碱的药物有：① 5%碳酸氢钠：轻症休克每日400 ml，重症休克每日600～800 ml；② 11.2%乳酸钠：对高乳酸血症和肝功能损害者不宜采用；③ 3.63%三羟甲基氨基甲烷(THAM)：易透入细胞内，具有不含钠且排泄快等特点，适用于需限钠者，如心力衰竭合并酸中毒的病人。本品可引起低血糖、高血钾、恶心、呕吐，亦可抑制呼吸，溢出静脉外可致局部组织坏死，静脉滴速不可太快。缓冲碱的用量可参照CO_2CP测定结果计算：5%碳酸氢钠0.5 ml/kg或11.2%乳酸钠0.3 ml/kg或3.63% THAM 0.6 ml/kg可提高CO_2CP 0.449 mmol/L。

3. 血管活性药物的应用　以调整血管舒张功能，疏通微循环淤滞，促进休克逆转。

(1) 扩血管药:应在充分扩容的基础上使用,适用于低排高阻型休克(冷休克)。常用者有:① α受体阻滞剂:可解除内源性去甲肾上腺素引起的微血管痉挛和微循环淤滞。可使肺循环内血液流向体循环而防止肺水肿。首选苄胺唑林(酚妥拉明)。其作用快而短,易于控制。成人剂量为0.1~0.5 mg/kg,加入葡萄糖液中静脉滴注,80~160 μg/分;情况紧急时可以1~5 mg稀释后静脉缓注,余量静滴。不宜用于心肌梗死、心功能不全者,必要时应与正性肌力药物或升压药物合用,以防血压急骤下降而造成不良后果。② 抗胆碱能药:为我国创用,有阿托品、山莨菪碱、东莨菪碱等。山莨菪碱不良反应轻、毒性低,可作为首选药物。本组药物具有解除血管痉挛、改善微循环,兴奋呼吸中枢、解除支气管痉挛、抑制腺体分泌、保持通气良好;调节迷走神经、提高窦性心律、降低心脏后负荷;稳定溶酶体膜、抑制血小板和中性粒细胞聚集等作用。剂量和用法:山莨菪碱每次10~20 mg,静脉注射,每10~30分钟静注1次。病情好转后,延长给药间隔。连续用药10次而无效者可改用或加用其他药物。不良反应有口干、皮肤潮红、散瞳、兴奋、心跳加快、灼热等。青光眼病人忌用。③ β受体兴奋剂:以异丙肾上腺素为代表,具有增强心肌收缩和提高心室应激性作用。本品易并发心律失常,故应用较少。有冠心病者禁用。多巴胺具有多受体兴奋作用,视剂量大小而定:剂量为每分钟2~5 μg/kg时,主要兴奋多巴胺受体,使内脏和肾血流量增加;剂量为6~15 μg/kg时,主要兴奋β受体,起强心、扩血管作用;当剂量大于每分钟20 μg/kg时,则主要兴奋α受体。常用剂量为10~20 mg/dl,滴速为每分钟2~5 μg/kg。多巴胺是目前应用较理想的血管活性药物。

(2) 缩血管药物:此类药物能提高血液灌注压,而血管管径却缩小,影响组织灌流,并使CVP假象升高,故应严格掌握指征。在下列情况下可考虑应用:① 血压明显下降,须迅速提高血压以维持心、脑等重要脏器的血液供应;② 冷休克伴有心力衰竭者,在应用扩血管药的同时,加用缩血管药以防血压骤降,并加强心肌收缩;③ 应用扩血管药病情未见好转者可合用缩血管药。常用者为去甲肾上腺素,剂量为0.5~1mg/dl,滴速为每分钟4~8 μg;间羟胺剂量为10~20 mg/dl,滴速为每分钟20~40滴。

4. 维护重要脏器功能

(1) 维护心脏功能:顽固性休克与心力衰竭有密切关系。心力衰竭乃因心肌缺氧、酸中毒、细菌毒素、电解质紊乱、心肌抑制因子、肺血管痉挛、肺动脉高压、肺水肿等增加心脏前负荷以及输液不当等引起。老年人和幼儿尤易发生。除及时去除上述诱发因素外,出现心功能不全征象时,应严格控制静脉输液量和滴速,并给予快速强心药物,如毛花甙C或毒毛旋花子甙K,以降低心脏前、后负荷。可用扩血管剂(需与去甲肾上腺素或多巴胺同用)、大剂量肾上腺皮质激素等。能量合剂可纠正细胞代谢失衡状态。

(2) 维护呼吸功能,防治ARDS:保持气道通畅,清除气道分泌物以防治继发感染,经鼻导管或面罩加压吸氧,必要时考虑气管插管或切开行辅助呼吸(间歇正压)。如仍不能使PaO_2达到>9.33~10.66 kPa水平,及早给予呼气末正压呼吸(PEEP)。除纠正低氧血症外,及时给予扩血管剂(酚妥拉明、山莨菪碱等)可降低肺循环阻力。控制输液量,尽量少用晶体液,输注白蛋白和用呋塞米(速尿)可减轻肺水肿。大剂量肾上腺皮质激素可促进肺水肿消退,尤适用于幼儿。肺表面活性物质(天然或人工合成者)替代治疗有助于ARDS的逆转。抗TNF抗体静注或喷雾给药也已试用于ARDS病例。

(3) 急性肾功能衰竭的防治:如血容量已补足,血压亦已基本稳定,而尿量仍少时,可快速给予20%甘露醇250 ml或呋塞米(速尿)40 mg,若尿量>40 ml/h可继续使用,以上处理仍无效时，则按急性肾功能衰竭处理。

(4) 脑水肿的防治：出现神志改变，颅内压增高征象和一过性抽搐时，及早给予山莨菪碱等脑血管解痉剂、甘露醇等渗透性脱水剂、呋塞米(速尿)及头部降温等，并给予大剂量肾上腺皮质激素。

(5) DIC的治疗：DIC的诊断一经确立，应在迅速有效控制感染、抗休克改善微循环和去除病灶的基础上及早给予肝素治疗，首次剂量为1 mg/kg，静注或静滴，每4～6小时1次。或使用低分子肝素治疗，使凝血时间(试管法)保持在15～30分钟为宜。如低于15分钟可重复使用，超过30分钟则需暂缓使用肝素或延长使用肝素的间隔时间。配合其他抗凝治疗时，则肝素的用量可酌减。如出现肝素过量引起出血时，可静脉注射硫酸鱼精蛋白，剂量按1 mg鱼精蛋白中和1 mg肝素计算。在应用肝素的基础上，可以输入新鲜血、血浆、凝血因子及血小板等。

5. 肾上腺皮质激素的应用　肾上腺皮质激素具有降低外周阻力、扩张血管、提高冠状动脉血流量；关闭动-静脉短路，减轻毛细血管通透性，抑制液体外漏；加强心脏搏血功能，增加心排出量；维持血管壁、细胞膜、血小板和溶酶体膜的完整性与稳定性；稳定补体系统；维护线粒体氧化磷酸化过程中肝脏酶系统的正常功能；抑制炎症反应，减轻中毒症状；抑制花生四烯酸代谢；抑制垂体-内啡肽的分泌等作用。关于其治疗效果，意见尚不一致。早期较大剂量应用并迅速撤停可取得较好的效果。琥珀酸氢化考的松每次30 mg/kg或地塞米松每次2～3 mg/kg，每6小时静脉注射1次，休克纠正后停用。疗程为1～2日，一般不超过3日为宜。

6. 其他　感染性休克病人血浆纤维连接蛋白明显降低，输入新鲜冷冻血浆可提高纤维连接蛋白水平，有助于增强机体免疫系统的防御功能和保持血管壁的完整性。纳络酮(Naloxone)与促甲状腺激素释放激素(TRH)对β-内啡肽有生理性拮抗作用，应用纳络酮有增强心肌收缩力、增加心排出量、回升血压等抗休克作用。钙通道阻滞剂可制止Ca^{2+}在小动脉平滑肌细胞的跨膜内流，通过适度抑制心肌收缩力，减少氧耗，保护心肌，扩张外周血管，减轻心脏负荷，稳定细胞膜；与钙调蛋白结合，能抑制磷脂酶A_2的激活，抑制花生四烯酸的代谢等而发挥一定的抗休克作用。超氧化物歧化酶(SOD)等抗氧化剂有清除自由基作用，在抗休克治疗中也有一定作用。

思考病例

1. 女性，50岁，有胆囊炎、胆石症病史，近日出现右上腹绞痛伴寒战、高热而就诊。查体：体温38.9℃，脉搏96次/分，呼吸24次/分，血压10/8 kPa。神志清楚，末梢循环差，皮肤出现花斑。心肺正常。右上腹压痛，Murphy征阳性，肝脾未及。白细胞6.8×10^9/L，中性0.85，淋巴0.15。病人可能的诊断是什么？主要处理措施有哪些？

2. 男性，30岁，因淋雨后感畏寒、头痛、高热3天而就诊。查体：体温40℃，脉搏100次/分，呼吸28次/分，血压10/8 kPa。表情淡漠，四肢厥冷，口唇指端紫绀。右肺呼吸音低，肺底闻及细湿罗音。心律规整。肝脾未及。白细胞20×10^9/L，中性0.90，淋巴0.10。本病人的可能诊断是什么？依据何在？如何进一步确诊？

复习思考题

1. 感染性休克的病因有哪些?
2. 感染性休克的发病机制与临床表现的关系是什么?
3. 感染性休克的治疗原则和抗休克的主要治疗措施有哪些?

(李　军)

第五章　螺旋体病

第一节　钩端螺旋体病

钩端螺旋体病(leptospirosis)简称钩体病，是由一组致命性钩端螺旋体(简称钩体)引起的急性传染病。鼠类和猪是两个主要传染源。临床特点为起病急骤、高热、全身酸痛、结膜充血、腓肠肌压痛、浅表淋巴结肿大、出血倾向等。重者可并发肺出血、黄疸、肾功能衰竭、脑膜脑炎，甚至死亡。青霉素G等抗生素的疗效很好。同型菌苗有预防作用。

【病原学】

钩体形体纤细，有12～18个螺旋，长6～10 μm，两端弯曲成钩状，呈旋转式运动，有较强的穿透力。钩体由菌体、轴丝和外膜组成，形成原浆抗原、轴抗原和外膜抗原。钩体在含有兔血清的培养基内，有氧条件下约1周才能生长。可接种于幼龄豚鼠腹腔内进行分离。钩体在水和泥土中可存活1～3个月，在干燥环境中易死亡。易被漂白粉、苯酚、70%酒精、稀盐酸或肥皂水等杀死。

钩体的抗原结构复杂，血清学分型的群和型很多。目前全世界发现25个血清群，200个以上血清型。我国已分离出18个血清群和70个血清型。其主要菌群为波摩那群、黄疸出血群(赖型)、犬群、流感伤寒群和七日热群。波摩那群分布最广，为我国洪水型和雨水型的主要菌群。黄疸出血型的毒力最强，是长江流域以黑线姬鼠为主要传染源的稻田型的主要菌群(型)。

【流行病学】

(一) 传染源

1. 储存宿主　多种动物可感染钩体并带菌。动物感染后多不发病，但钩体在肾脏长期繁殖，并随尿不断排出，污染水源和土壤。

2. 传染源　鼠类和猪为主要传染源。我国西南和大部分南方地区以带菌的黑线姬鼠为主，核鼠带菌率高，带菌期长，所带的钩体主要为黄疸出血群，为稻田型钩体病的主要传染源。因猪分布广，带菌率高，排菌期长，污染面宽，农民接触机会多，可引起雨水型或洪水型钩体的流行。猪带的钩体主要是波摩那群。其次，牛、羊、犬、猫等也可成为传染源。病人作为传染源的可能性较小。

(二) 传播途径

1. 接触疫水传播　是主要传播途径。秋收季节，野鼠，主要是黑线姬鼠在稻田排出菌尿(主要为黄疸出血群)，农民收割庄稼时接触疫水，经皮肤、粘膜，特别是破损皮肤而受染发病，故称稻田型。当暴雨冲流或洪水淹没时，钩体污染池塘、沼泽，特别是猪圈中带钩体(波摩那群)的猪尿积于低洼地区，扩大了传播机会，引起雨水型或洪水型钩体病流行。

2. 接触带菌排泄物传播　屠宰工人、实验室工作人员因接触带菌的排泄物和血等而感染。

3. 消化道传播　进食被鼠排泄物污染又未经加热处理的食物而感染。

(三) 人群易感性与免疫力

人群对本病普遍易感。感染或预防接种后,对同型钩体有较强的免疫力。

(四) 流行特征

1. 地区分布　本病遍及世界各地,尤以热带、亚热带地区为主。我国已有26个省、市、自治区有本病的存在和流行,以南方和西南各省较严重,仅西北地区未发现本病流行。

2. 季节分布　主要流行于夏秋季(6～10月)。

3. 年龄分布　青壮年为主,农村儿童也不少见。

4. 职业分布　主要为农民与参加农业劳动的人群、渔民与屠宰工人,亦见野外工作者。

5. 主要流行类型及其特征　① 稻田型:黑线姬鼠为传染源,主要菌群为黄疸出血群,流行在南方水稻区,临床表现以单纯型为主,少数为肺出血型与黄疸出血型。② 雨水型:猪和犬为传染源。主要菌群为波摩那群,流行于我国南方与北方地区,临床表现为单纯型。③ 洪水型:猪为传染源,主要菌群为波摩那群,流行于我国南、北方。临床表现以单纯型为主,少数为脑膜炎型。

【发病机制与病理解剖】

钩体经破损或正常皮肤与粘膜侵入人体,经淋巴管或微血管而入血液循环并繁殖,形成钩体败血症并产生毒素。多数病人为单纯败血症,内脏损害轻。少数病人伴有较重的脏器损害,甚至形成相应的并发症,如肺出血、肝炎、间质性肾炎、脑膜脑炎。少数病人在恢复期后可出现迟发型变态反应,引起眼及中枢神经等后发损伤。

病情轻重与钩体菌型和机体免疫应答有关。毒力强的钩体可引起肺出血或肝脏严重损害等。毒力弱者很少引起严重的临床类型。初入疫区和缺乏免疫力者病情较重,曾接受预防接种者,病情多较轻。

钩体病的基本病变是全身毛细血管中毒性损害,轻者仅有全身中毒症状,重者可引起下列脏器与组织病变:① 肺:肺肿胀,弥漫性点片状出血。肺微血管广泛充血。电镜观察,肺微血管壁与红细胞内偶见钩体或变性钩体,严重者肺出血病变可遍及全肺,发生肺弥漫性大出血而窒息死亡。② 肾脏:肾肿大。肾脏毛细血管病变导致间质水肿,肾小管呈退行性变与坏死。可见钩体与单核细胞、淋巴细胞浸润和小出血点。③肝脏:肝肿大,肿细胞退变性肿胀与坏死。肝间质水肿,肿索解离,实质性炎性细胞浸润和枯否细胞增殖,肝内汇管区可有胆汁淤积,钩体可见于肝囊、肝间质、毛细胆管内。④ 脑膜与脑:出现血管损伤和炎症细胞浸润。⑤ 横纹肌、心肌、骨骼肌:特别是腓肠肌肿胀,横纹消失与出血。心肌纤维浊肿,可有灶性坏死、间质水肿、出血与单核细胞为主的炎症细胞浸润。

【临床表现】

潜伏期2～20天,一般7～13天。因感染钩体的不同和机体免疫应答的差异,临床表现极为复杂,可分为:单纯型、肺出血型、黄疸出血型、肾功能衰竭型和脑膜脑炎型5个临床类型。临床经过可分为早期、中期和恢复期3个时期。各期临床表现如下:

(一) 早期

病程2～3天,为钩体血症阶段,系各型钩体病所共有。以早期中毒综合征为特点,表现为三大症状:发热、肌肉酸痛(腓肠肌和腰背酸痛较明显)、全身软弱乏力。三大体征:眼红(眼结膜充血)、腿痛(腓肠肌压痛,重者拒压)、淋巴结肿大(腹股沟、腋下淋巴结肿大与疼痛、红肿)等。

(二) 中期

病程3~10天,为器官损伤期。临床表现差异较大,分为以下类型:

1. 单纯型(流感伤寒型,感染中毒型)　本型多数病人起病后出现早期中毒症状,无明显内脏器官损伤,经治疗3~10日恢复,流行期间多数属本型。但本型亦可有较重病例,起病急骤、高热、烦躁、谵妄、昏迷、抽搐,甚至发生呼吸及循环衰竭等危象。少数病人可出现腹痛、腹泻,迅速进入休克状态。亦偶见粘膜出血、鼻衄、皮肤出血者。

2. 肺出血型　本型是无黄疸钩体病人常见的死亡原因,出血症状一般发生于病后2~5天。根据病情发展又分2型。

(1) 轻度肺出血型:咳嗽伴有血痰或咯血,无呼吸困难及发绀。肺部可闻及少量湿罗音,X线胸片可见双肺散在点状或小片状阴影,经及时而适当的抗菌治疗较易痊愈。

(2) 肺弥漫性出血型:表现为肺弥漫性出血。发生的原因有:病原菌为毒力强的黄疸出血群钩体;当年或连续数年未接种钩体菌苗的儿童、青壮年、孕妇或无免疫力的其他人员;病后未及时休息亦未应用有效药物治疗者;抗生素特别是青霉素治疗后发生严重赫氏反应者。

临床表现:气促、心慌与窒息感,多有不同程度的咯血,呼吸、脉搏加快,出现奔马律,双肺较多湿罗音。发热及中毒症状进行性加重。X线胸片示双肺广泛点片阴影或呈大片状融合阴影。垂危时病人极度烦躁不安,神志模糊,转入昏迷,显著发绀,呼吸不规则,双肺布满湿性罗音。大量咯血,以致从口鼻大量涌出(呈泡沫状,不易凝固),病人短时间内死亡。

以上临床症状短则数小时,长则12~24小时。偶有爆发起病者短时间内出现肺大出血,可因抢救不及时而死亡。

3. 黄疸出血型　于病程4~5天后出现黄疸、出血倾向和肾脏损害。按病情严重程度可分为轻、中、重度。

(1) 轻度:食欲减退,厌油,上腹部不适,无明显出血表现。轻度黄疸,血清总胆红素在85 μmol/L以下,ALT增高。1~2周后肝功能逐渐恢复。预后良好。

(2) 中度:消化道症状明显,有恶心、呕吐,伴有皮肤粘膜淤点、鼻衄等出血倾向,中度黄疸。血清胆红素在85~170 μmol/L,ALT增高,尿中蛋白阳性,可见红、白细胞与管型。

(3) 重度:消化道症状明显,出血倾向亦较重(皮下淤斑、鼻衄、呕血与便血),尿少,重度黄疸。血清胆红素在170 μmol/L以上,肝功能与凝血功能检查均明显异常,尿蛋白强阳性,有较多红、白细胞与管型。严重者发生酸中毒、尿毒症、肝性脑病。本型死亡原因中急性肾功能衰竭占60%~70%,肝功能衰竭占10%~20%。

4 肾功能衰竭型　各型钩体病均可有不同程度的肾功能损害。少数发生少尿、氮质血症者称肾功能衰竭型。此型往往与黄疸出血型合并出现。

5. 脑膜脑炎型　本型以脑膜炎或脑炎症状和体征为特点,一般在起病后2~3日出现头痛加重、烦躁,甚至恶心、呕吐、颈有抵抗、克氏征阳性等脑膜炎症状和嗜睡、神志不清、谵妄、瘫痪、抽搐和昏迷等脑炎表现。重者可发生脑水肿、脑疝与呼吸衰竭等。脑脊液检查压力增高,蛋白含量增高,白细胞计数增多,一般在500×10^6/以下,以淋巴细胞为主,氯化物正常,糖正常或稍低,脑脊液钩体培养阳性率较高。以脑膜炎综合征为主者,预后较好;以脑炎或脑膜脑炎综合征为主者,一般病情较重,预后较差。

(三) 恢复期

多数病人在起病10天左右热退后痊愈，但少数病人在热退恢复后可能出现下列后期并发症。

1. 后发热　一般认为是一种迟发变态反应。经治疗或病情自然缓解1～5天后，出现发热38℃左右，持续1～3日而自退。血嗜酸性粒细胞增高。

2. 眼的后发症　见于波摩那群钩体，起于退热1周至1个月左右，以虹膜睫状体炎、脉络膜炎或葡萄膜炎为多见，也可有巩膜表层炎、球后神经炎或玻璃体混浊。

3. 反应性脑膜炎　少数病人在后发热的同时出现脑膜炎症状，但脑脊液钩体培养阴件，预后良好。

4. 闭塞性脑动脉炎　见于波摩那群钩体病后2～5个月，表现为偏瘫、失语，可为反复短暂的发作。脑血管造影表现为脑基底部多发性动脉炎。血清钩体补体结合试验及显微镜凝集溶解试验(显凝试验)阳性。

【实验室检查】

(一) 常规检查

白细胞总数和中性粒细胞轻度增高或正常，血沉增快。约2/3的病人有轻度蛋白尿，镜检可见红细胞、白细胞或管型。

(二) 特异性检查

1. 病原体分离　病程早期取病人血、尿、脑脊液，经差速离心后，用暗视野法直接检查钩体。直接荧光抗体检查法特异性及敏感性较高。亦可采用培养及动物接种法分离钩体。

2. 血清学试验　显凝试验特异性和敏感性均较高，用标准菌株的活菌作抗原，一般在病后7～8个月出现阳性，且效价逐渐升高，其效价达1:400(2+)以上，或病初与2周后的双份血清比较，增加4倍以上有诊断意义。目前可采用免疫荧光抗体法、ELISA法以及PCR法检测，可明显提高特异性和敏感性。

【诊断与鉴别诊断】

(一) 诊断

1. 流行病学资料　在流行地区，流行季节(6～10月)，近期(20日内)有疫水接触史。

2. 临床资料　急性起病且有三症状(发热、酸痛、全身软)和三体征(眼红、腿痛、淋巴结肿大)的早期中毒综合征；并发肺出血、黄疸出血、肾脏损害或脑膜脑炎者；青霉素G治疗中出现赫氏反应者。

3. 实验室检查　白细胞轻度增高，血沉增快，尿常规异常，血清学检查和(或)病原体分离阳性。

4. X线胸片检查　双肺呈毛玻璃状或有点片状或大片融合阴影。

(二) 鉴别诊断

1. 流行性感冒　流感病人有不同程度的咽部不适及充血，无钩体疫水接触史和腓肠肌酸痛与压痛，无腹股沟淋巴结肿大与压痛。不易区别时，可作病原学、血清学检查。

2. 败血症　常有局部感染灶或迁移性化脓病灶，结膜充血和腓肠肌明显压痛少见，与本病的区别主要依靠血、骨髓培养和血清学检查。

3. 肾综合征出血热　流行季节以3～6月份为高峰，无疫水接触史，结膜充血伴有明显水肿,皮肤出血多位于腋下等处,早期蛋白尿显著,尿内可有蛋白膜状物。

4. 肺结核或支气管扩张咯血　曾有咯血史或结核病、支气管扩张的病史。多无急性发热等中毒症状。X线检查胸部征象不同。

5. 急性黄疸型病毒性肝炎　起病缓,消化道症状突出,肝胀痛,肝功能损害显著,有肝炎接触史。各种病毒性肝炎血清物检测有助于诊断。

6. 各种脑膜炎　病毒性脑膜炎或结核性脑膜炎病人均无疫水接触史,全身酸痛、腓肠肌压痛等不显著。无结膜充血和淋巴结肿大。脑脊液检查、病原体分离和血清免疫学检查有助于鉴别。

7. 其他　如大叶性肺炎(X线显示某一肺叶或肺段炎性改变;尿常规少有改变)、急性肾小球肾炎(无本病的急性期症状,发病前2~4周有溶血性链球菌感染史,常伴有浮肿和血压升高)等需与本病的肺出血型、肾功能衰竭型相鉴别。

【预后】

本病各型的预后悬殊,单纯型预后较好。少数并发肺弥漫性出血、重度黄疸出血型、肾功能衰竭型与重度脑膜脑炎型的病死率较高。

【治疗】

对各型钩体病应做到早期发现、早期诊断、早期治疗。早期用抗生素治疗可减轻内脏损害,明显缩短病程。

(一) 病原治疗

1. 青霉素　青毒素G为首选药物,有直接杀死病原体的作用。成人每次40万U,每6~8小时肌肉注射1次,5~7天为一疗程。但其治疗首剂后发生赫氏反应者较多(23.1%~68.4%或更高)。为了减少赫氏反应,宜采用小剂量与分次给药方案,即青霉素G首剂5万U肌注,4小时后再肌注5万U,再过4小时给予20万~40万U肌注,每6~8小时1次,至退热后3天,疗程为5~7天。

部分病人在首剂青霉素治疗后2~4小时发生赫氏反应(即治疗后反应加重)。表现为突起寒战、高热、头痛、全身酸痛、脉速、呼吸急促等。重者可发生低血压、休克。一般在0.5~1小时后消失。此反应的发生原因与青霉素使钩体大量裂解后释放毒素有关。

2. 庆大霉素　庆大霉素的剂量为成人8万U肌注,每8小时1次。发热减退,病情缓解后减为8万U肌注,每12小时1次,疗程共5~7日。

3. 四环素　成人口服剂量为0.5 g,每6小时1次,病情缓解后,减为0.5 g,每8小时1次,疗程共5~7日。

(二) 一般及对症治疗

1. 一般治疗　强调卧床休息。供给足够热量及易消化饮食。维持水和电解质平衡,补充维生素。密切观察病情,加强护理。

2. 赫氏反应的治疗　及早采用镇静剂,如异丙嗪、氯丙嗪或苯巴比妥等;及早采用氢化考的松静注或静滴;物理降温。

3. 肺弥漫性出血型

(1) 使用镇静剂。

(2) 及早应用氢化考地松200~300 mg加入5%~10%葡萄糖液100~150 ml静滴。

(3) 酌用强心剂，如毒毛旋花子甙K 0.125～0.25 mg或西地兰0.4 mg加入5%～10%葡萄糖液静脉缓注。

(4) 黄疸出血型、肾功能衰竭型及脑膜脑炎型除给予青霉素外，亦可分别参考急性黄疸型肝炎、肾综合征出血热以及流行性乙型脑炎的治疗。

【预防】

采用综合性预防措施。灭鼠、防鼠，管理好猪、犬及注射钩体菌苗是减少发病与防止流行的关键。

(一) 控制传染源

1. 管理好牲畜　猪是我国南、北方洪水型和雨水型钩体病流行的主要传染源，要开展圈猪积肥，注意家畜粪尿无害化处理。在流行区加强病毒检查和治疗，预防接种。此外因犬带菌率高，对犬的管理也很必要。

2. 灭鼠　田间野鼠是稻田型钩体病流行的主要传染源，在每年2～3月及9～10月鼠类繁殖高峰期可进行大规模灭鼠。可因地制宜，采用各种有效的灭鼠方法。

(二) 切断传播途径

保护水源，防止被鼠和病畜尿污染。防洪抗涝，收割稻子前放干田中积水。应搞好屠宰场与猪圈等饲养场所的环境卫生和消毒。流行季节避免在河塘嬉水或游泳。

(三) 保护易感人群

用各地流行菌群制备的多价钩体菌苗进行接种，接种对象以青壮年农民及进入疫区者为主。在流行季节前1个月皮下注射，成人第一次注射1 ml，间隔7～10天再注射2 ml，以后每年仍需同样接种。

对高度怀疑已受钩体感染者，可用青霉素G 20万～40万U肌注，每日2～3次，连续2～3天，实施预防性治疗。

复习思考题

1. 如何进行钩体病的诊断？
2. 钩体病的临床表现有哪些？
3. 何谓赫氏反应？如何预防其发生？

(甘建和)

第二节　莱姆病

莱姆病(Lyme disease，LD)是由伯氏疏螺旋体引起的，以硬蜱为媒介的自然疫源性疾病。临床表现为皮肤慢性游走性红斑，继而出现心脏、神经、关节等多脏器、多系统损害，具有分布广、传播快、致残率较高的特点。

【病原学】

莱姆病的病原体是伯氏疏螺旋体，为螺旋体5个属中疏螺旋体属的新成员，革兰染色阴性，姬姆萨染色着色良好，形态似弯曲的螺旋。菌体大小为0.2～0.4 μm×5～35 μm，具有大而稀疏的螺旋3～10个以上。微需氧,在含有酵母、矿盐和还原剂的培养基中生长良好;在含牛血清蛋白或兔血清的培养基中培养效果尤佳,约12小时繁殖一代。

伯氏疏螺旋体对热、干燥和一般消毒剂较敏感,但在潮湿、低温环境下有较强的抵抗力。

【流行病学】

(一) 传染源

啮齿目的小鼠是本病的主要传染源,其数目多、分布广、感染率高。我国作为传染源的鼠类有黑线姬鼠、大林姬鼠、黄鼠、祸家鼠等。

(二) 传播途径

莱姆病主要通过节肢动物蜱为媒介在宿主动物与宿主动物及人之间造成传播,亦可因蜱粪中螺旋体污染皮肤伤口而传播。

病人早期血中存在伯氏疏螺旋体,经常规处理并在血库(4℃)贮存48天后仍有感染性,故须警惕输血传播的可能。本病通过胎盘传播已被证实。

(三) 人群易感性

人群对本病普遍易感,无年龄及性别差别。感染后可表现为莱姆病或无症状的隐性感染,两者比例约为1:1。

(四) 流行特征

全年均可发病,6月及10月为高峰期,以6月份最为明显。病人以青壮年居多,发病与职业关系密切。本病全球分布,在全球20多个国家流行,我国黑龙江、新疆等19个省、市、自治区的林区人群莱姆病的感染率平均为5.33%。

【发病机制与病理解剖】

螺旋体主要存在于蜱的中肠,在蜱叮咬人皮肤时,螺旋体随唾液进入皮肤,再由原发性浸润灶扩展至周围,出现慢性游走性红斑。病原体侵入血液后,发生螺旋体血症并出现全身中毒症状。病原体还可直接侵犯,致脑膜炎、脑炎、心脏受损及关节炎。发病与病原体的侵袭、螺旋体脂多糖具有类内毒素的多种生物学活性以及感染后机体产生特异性抗体所致的免疫病理损伤有关。

1. 皮肤病变　早期为非特异的组织病理改变,可见组织充血,表皮淋巴细胞浸润,还可见浆细胞、巨噬细胞;晚期细胞浸润以浆细胞为主。

2. 神经系统　主要表现为进行性脑脊髓膜炎和轴索性脱髓鞘病变。

3. 关节病变　可见滑膜绒毛肥大,纤维蛋白沉着,单核细胞浸润等。

4. 其他　如心脏、淋巴结、肝、脾、眼均可受累。

【临床表现】

潜伏期3～32日,平均9日,典型的临床表现可分为3期。

(一) 第一期(局部皮肤损害期)

慢性游走性红斑是莱姆病的主要临床特征。首先在蜱叮咬处发生斑疹或丘疹,数日或数周内向周围扩散,形成一个大的圆形或椭圆形充血性皮损,外缘呈鲜红色,中心部渐趋苍白,有的中心部可起水泡或坏死,亦有呈显著充血和皮肤变硬者。单个游走性红斑的直径平均为15 cm,局部灼热或有痒、痛感。身体任何部位均可发生,通常以腋下、大腿和腹股沟为常见，儿童多见于耳后发际。本期内多数病人伴有疲劳、发热、头痛、淋巴结肿大、颈部轻度强直、关节痛、肌痛等，皮肤损害可自行消退。该期平均持续7日。

（二）第二期（播散感染期）

表现为起病2～4周后发生的神经和心血管系统损害。

1. 神经系统症状　明显的神经系统症状出现稍晚，多在慢性游走性红斑出现后2～6周，发生率约为15%～20%，表现有头痛、呕吐、眼球痛、颈强直及浆液性脑膜炎等，脑脊液细胞数约为100×10^6/L，以淋巴细胞为主，蛋白量升高，糖正常或稍低。

有些病人可发生神经炎，以面神经损害最常见，动眼神经、视神经、听神经及周围神经也可受到损害。

2. 循环系统症状　在病后5周或更晚，约8%的病人出现心血管系统症状。急性发病，主要表现为心音低钝、心动过速和房室传导阻滞。可持续数日至6周完全恢复，呈自限性。

（三）第三期（持续感染期）

始于病后2个月或更晚。此期以关节损害为特点，通常侵犯大关节，如膝、踝和肘关节。表现为关节肿胀、疼痛和活动受限。在每次发作时可伴有体温升高和中毒症状出现等。

【实验室检查】

（一）血象

多在正常范围。血沉常增快。

（二）病原学检查

1. 组织学染色　取病人皮肤、滑膜、淋巴结及脑脊液等标本，用暗视野显微镜或银染色法检查伯氏疏螺旋体，可快速作出病原学诊断，但检出率低。

2. PCR检测　此法可检测血液及其他标本中的伯氏疏螺旋体DNA(BB-DNA)，敏感度较高。

（三）血液学检查

1. 免疫荧光(IFA)和ELISA法　检测血液或脑脊液中的特异性抗体。

2. 免疫印迹法(Western blot)　适用于经用ELISA法检查结果可疑者，再用该法确认。

【诊断与鉴别诊断】

（一）诊断

1. 流行病学资料　发病前30日内到过疫区并有疫区暴露史或蜱叮咬史。

2. 临床资料　早期皮损（慢性游走性红斑）有诊断价值。

3. 实验室检查　从感染组织或体液检测到特异性抗原或分离到伯氏疏螺旋体；从血清、脑脊液等检出有诊断价值的特异性IgM和（或）IgG抗体。

有流行病学史，具有游走性红斑或两种以上晚期表现并经实验室证实者方可诊断。

（二）鉴别诊断

本病应与鼠咬热、恙虫病、风湿病、病毒性脑炎、脑膜炎、神经炎等作鉴别。

【治疗】

(一) 病原治疗

早期有皮肤损害时,给予病原治疗可防止慢性化。可用四环素,每日 40 mg/kg,分 4 次口服,亦可选用红霉素、青霉素、头孢曲松等。疗程为 10～21 日。

晚期有严重心脏、神经系统或关节损害者,可应用青霉素 G,每日 2 000 万 U 静滴,也可应用头孢曲松 2 g,每日 1 次。疗程均为 14～21 日。

(二) 对症治疗

病人宜卧床休息。注意补充必要的液体。对于发热、皮损部位疼痛者,可适当应用解热止痛剂。高热及全身症状严重者,可给类固醇制剂。

【预防】

主要是加强个人防护、防止蜱叮咬措施及消灭疫源,如消除啮齿类中可疑动物,并尽量避免与之接触。尤其当蜱类活动旺季和发病高峰季节进入疫区或接触自然疫源时,更应加强个人防护。

复习思考题

1. 莱姆病的临床表现有何特点?

2. 如何治疗莱姆病?

(甘建和)

第六章 原虫病

第一节 阿米巴病

阿米巴病(amebiasis)是由溶组织内阿米巴原虫侵入人体所致。临床表现复杂多样,可分为多种类型。最常见肠腔内阿米巴感染,造成原发病变(肠阿米巴病),通过血流、淋巴或直接蔓延到其他器官,成为继发性肠外阿米巴病(肝、肺、脑、泌尿生殖系统、皮肤等阿米巴病)。目前溶组织阿米巴病在致死性寄生虫病中仅次于疟疾和血吸虫病。全球每年至少有4万人因该病死亡。

近年来发现在水或泥土中营自由生活的耐格里原虫和棘阿米巴原虫可导致原发性阿米巴脑膜脑炎。

一、肠阿米巴病

肠阿米巴病是溶组织阿米巴原虫侵入结肠壁引起的肠道传染病,病变多在盲肠、结肠。临床特征为腹痛、腹泻、果酱色带有腥臭味的粪便,全身中毒症状轻,易于复发转为慢性,也可发生肠外阿米巴病,其中以肝脓肿为多见。

【病原学】

寄生于人体消化道内的阿米巴原虫有溶组织内阿米巴(*E. histolytica*)、哈氏内阿米巴(*E. hartmanni*)、波列基内阿米巴(*E. polecki*)、结肠内阿米巴(*E. coli*)和齿龈内阿米巴(*E. gingivalis*)等,但仅溶组织内阿米巴致病。

溶组织内阿米巴有滋养体和包囊两期。

(一) 滋养体

分为小滋养体和大滋养体两型。小滋养体又称肠腔型,直径为10～20 μm,伪足少见,内外质分界不明显,无明显的侵袭力,寄居于结肠肠壁,一般不致病,以细菌和肠腔内容物为食,不吞噬红细胞。当机体免疫功能下降时,小滋养体借其伪足运动和酶的水解作用侵入肠壁组织,大量增殖,体型增大,直径20～60 μm,旧外质分界明显,伪足多见,运动力增强,常含吞噬的红细胞,称为大滋养体(组织型)。大滋养体有致病力,侵袭和破坏组织,以血液中的红细胞和肠壁组织为食物,而且具有迅速触杀白细胞的能力。

肠腔内的小滋养体在随着粪便下移的过程中,水分吸收,伪足消失,活动停止,团缩,胞质分泌囊壁,形成包囊。急性期大滋养体随着粪便排出体外,因其抵抗力甚弱,在体外迅速死亡,故无感染性。人体感染主要由于吞食被包囊污染的食物和水所致。

(二) 包囊

呈圆球形,直径为5～20 μm,碘液染色呈黄色。外周为一层透明的囊壁,囊内为核仁,未成熟包囊有1～2个核仁,成熟包囊有4个核仁,具有感染性。

包囊对外界的抵抗力较强,在粪便中存活2周以上,在水中存活5周,不耐热,加热至

56 ℃几分钟即死亡。在干燥环境中迅速死亡。在0.2%盐酸、10%苯酚中均不能长期存活。

阿米巴的培养一般需要某些细菌或其他活动的微生物存在。目前阿米巴无共生物培养和克隆化培养已经成功。主要用于检测阿米巴同工酶酶谱和制备纯抗原供应血清学诊断用。

全世界各地已分离600多株溶组织内阿米巴，发现了22种同工酶。根据酶谱分析，发现其毒力不同，又将此分为致病和非致病2个类型。

【流行病学】

(一) 传染源

人是溶组织阿米巴的主要宿主和储存宿主。慢性病人、恢复期和无症状排包囊者是主要的传染源。典型肠阿米巴病病人多排出滋养体，在疾病传播中作用很少。

(二) 传播途径

主要经粪－口途径传播，通过进食被包囊污染的水、食物和蔬菜而感染。苍蝇和蟑螂等昆虫可携带包囊，故可作为传播媒介。

(三) 人群易感性与免疫力

人群普遍易感，发病与否与原虫毒力和人体抵抗力等有关。感染后能产生特异性抗体，但无保护作用，仍可重复感染。

(四) 流行特征

该病见于世界各地，以热带、亚热带多见，在全球约5亿感染者中，农村高于城市，夏秋季节发病率高，多呈散发，偶可因水源污染而引起爆发流行。我国感染率为6%，各省市均有病例散发。

【发病机制与病理解剖】

成熟包囊被吞食后，在小肠下段经肠液消化释放出小滋养体，部分随粪便排出体外，部分寄居于盲肠、结肠和直肠。在适宜条件下，滋养体表膜含有2种具有直肠血凝素活性的粘附因子，与靶细胞受体乙酰氨基葡萄糖和乙酰氨基半乳糖胺发生粘附结合。滋养体释放一系列蛋白溶解酶，包括组织蛋白酶、胶原酶、中和蛋白酶等分解细胞外基质；糖苷酶、神经氨酸酶使结肠粘膜变性，靶细胞表面糖蛋白膜损伤，使靶细胞溶解破坏；同时中性粒细胞被滋养体触杀溶解后释放的蛋白酶和毒性非氧化性嗜中性产物进一步损害宿主组织，使组织形成大小不等的溃疡。阿米巴侵入机体是否发病不仅取决于感染虫株的毒力和数量，而且与宿主的免疫状态有关。当宿主营养不良、肠道感染、肠功能紊乱及肠粘膜受损时，均有利于滋养体对组织的侵袭。

典型病例由于滋养体侵袭破坏肠粘膜，病变从局限性粘膜损伤及粘膜下小脓肿形成，继而发展成坏死性溃疡性结肠炎，形成口小底大的烧瓶状溃疡，排出粘液、阿米巴滋养体，产生痢疾样症状。溃疡与溃疡间粘膜保持正常。如并发细菌感染，粘膜呈广泛炎性改变，大量中性粒细胞浸润，引起严重的全身反应和肠道症状，表现为暴发型。如溃疡深入粘膜下层，累及大血管，可造成肠出血。如溃疡穿破肌层，侵蚀浆膜层，则发生肠穿孔。在病变愈合时，炎症反应消退，纤维组织增生。慢性期组织破坏与修复同时存在，轻者形成瘢痕，重者肠壁增厚，少数病例形成瘢痕性狭窄，偶尔形成阿米巴肉芽肿。滋养体也可随门静脉血流到达肝脏，肝脓肿中的滋养体有较多机会进入血循环，进而又并发肺、脑等部位的阿米巴病。

【临床表现】

潜伏期1～2周,短至4日,长达1年以上。临床类型如下:

(一) 无症状型

本型占90%以上,无任何症状,粪便检查多能找到包囊。绝大多数感染者是非致病性感染虫株,少数是致病株感染,在适宜条件下,可造成侵袭性病变,发展为肠阿米巴病。

(二) 普通型

此型大多缓起,以腹痛、腹泻开始。大便每日10余次,量中等,呈暗红色或果酱色,含有粘液和脓血的糊状便,有腐败腥臭味。镜检可找到阿米巴滋养体。全身症状轻微,仅有低热或不发热,腹痛及压痛常局限于右下腹。病变累及直肠时可出现里急后重。上述症状一般持续数天,可自行缓解或转为慢性。

(三) 暴发型

此型少见。多发生于体弱和严重营养不良者。起病急骤,中毒症状显著,畏寒,高热,剧烈腹痛,腹泻,便次频繁,大便量多或失禁,呈血水样便,有奇臭。伴呕吐、里急后重、腹部压痛明显。病人有不同程度的脱水与电解质紊乱,有时可出现意识障碍和循环衰竭,易并发肠出血、肠穿孔或腹膜炎,预后极差,病死率高。

(四) 慢性型

普通型病人治疗不彻底,病程多在1年以上,部分病例可持续5年之久,腹痛、腹泻反复发作或与便秘交替出现。大便每日不超过5次,呈黄糊状,常有少量粘液及血液,有腐臭味,多伴有脐周或右下腹压痛。疲劳、受凉、饮食不节及情绪变化成为复发的诱因。久病者可有乏力、消瘦、贫血。易并发阑尾炎和肝脓肿。

【实验室检查】

(一) 粪便检查

粪便中找到阿米巴滋养体或包囊为确诊的依据。典型病例粪便为暗红色果酱样,有特殊腥臭味,含有血与粘液。镜检可见大量红细胞和少量白细胞,有时可见活动力强、吞噬红细胞的滋养体复－雷晶体。慢性病例一般只能检到包囊。碘染色检查包囊。

(二) 免疫学检查

用阿米巴抗原检测特异性抗体。当体内有侵袭性病变时才有抗体产生,可持续数月或数年,无症状者抗体检测常为阴性。检测方法有间接荧光抗体试验(IFA)、间接血凝试验(IHA)、ELISA,特异性高,对诊断有帮助。

单克隆抗体、DNA探针杂交和PCR技术用于检测和鉴定血液、粪便、脓液中阿米巴虫株,特异性强,灵敏度高,但技术要求高,仅在少数实验室开展。

(三) 结肠镜检测

2/3病例中,可见大小不等的散在溃疡,溃疡表面覆盖有黄色脓液,边缘略突出,周围有充血,溃疡间粘膜正常。自溃疡边缘部粘膜刮片或活组织检查可发现滋养体。

(四) X线钡剂灌肠检查

病变部位有充盈缺损、痉挛及壅塞现象,此发现虽无特异性,但有助于阿米巴瘤与结肠癌的鉴别。

【并发症】

(一) 肠内并发症

1. 肠出血　深溃疡可侵蚀血管,引起不同程度的肠出血,大量出血少见,但一旦发生可危及生命。

2. 肠穿孔　多发生于暴发型或有深溃疡的病人。穿孔部位以阑尾升结肠和盲肠为多见。急性穿孔少见,发生时有剧烈腹痛,伴冷汗、脉搏加快、血压下降。肝浊音界缩小至消失,X 线检查膈下可见游离气体。同时可伴有急性腹膜炎的临床表现。慢性穿孔多见,常无剧烈腹痛。发生后全身情况迅速恶化,有时先形成肠粘连,穿孔后引起局部炎症或脓肿,或穿入邻近脏器而形成内瘘。

3. 阑尾炎　盲肠病变容易蔓延到阑尾,临床症状与一般阑尾炎相似,易发生穿孔,偶尔成为肠阿米巴病的首发症状。

4. 结肠肉芽肿　慢性病例因粘膜过度增生,发生肉芽肿,似肿瘤,称阿米巴瘤。腹部可扪及移动性球形肿块,有轻压痛,易误诊为肠癌,多发生于盲肠、乙状结肠、直肠等处。

(二) 肠外并发症

阿米巴滋养体可经肠壁静脉、淋巴管或直接蔓延,播散到肝、腹腔、肺、胸腔、心包、泌尿生殖系统或邻近皮肤,形成脓肿或溃疡,发生相应脏器的阿米巴病,其中阿米巴肝脓肿最常见。

【诊断与鉴别诊断】

(一) 诊断

1. 临床资料　典型病例具有起病慢、中毒症状轻、腹泻次数少、果酱色大便、容易复发等特点,不难诊断。但对可疑病例,凡有痢疾样腹泻或肠功能紊乱而病因不明,且经抗生素治疗无效者均需考虑本病。

2. 实验室检查

(1) 粪便检查:典型肠阿米巴病粪便为暗红色或果酱色样大便,有腥臭味,镜检见大量红细胞和少量白细胞,确诊有赖于找到阿米巴滋养体的包囊。

(2) 乙状结肠镜检查:直接观察肠粘膜状况、溃疡形态,从溃疡处刮取渗出液或肠腔内粘液血性大便做镜检,易找到滋养体。病变处肠粘膜活检,可与结肠肿瘤相区别。

(3) 血清学检查:肠阿米巴病抗体检测阳性率达 60%～80%,对诊断及鉴别诊断均有参考价值。

3. 诊断性治疗　如临床上高度怀疑本病而各种检查又不能确诊时,可应用灭滴灵治疗,观察临床效果,如效果明显,可初步诊断本病。

(二) 鉴别诊断

1. 细菌性痢疾　起病急,体温高,全身中毒症状明显,大便次数多,呈粘液脓血便,里急后重明显,左下腹疼痛及压痛。镜检可见大量脓细胞、红细胞和巨噬细胞。粪便培养可分离出痢疾杆菌而确诊。

2. 血吸虫病　有疫水接触史,间歇性腹泻,肝脾肿大。血象嗜酸性粒细胞增多,粪便找到虫卵,大便毛蚴孵化阳性,直肠粘膜活检可查见血吸虫虫卵。

3. 结肠癌　病人一般年龄较大,大便变细,含有粘液,消瘦,贫血,不规则发热,腹部可扪及肿块，抗生素及灭滴灵治疗无效。肛门指检、X线钡餐检查、结肠镜检有助于诊断。

4. 溃疡性结肠炎　病程长，反复发作，粘液脓血便，多次病原学检查阳性，抗阿米巴治疗无效，结肠镜检查可见肠粘膜脆弱易出血，有散在溃疡。晚期病人钡灌肠X线检查，可见结肠袋消失，呈铅管状。

【预后】

本病预后一般良好，暴发型病人预后较差，有严重肠出血、肠穿孔、弥漫性腹膜炎者预后多不良。

【治疗】

(一) 一般治疗

急性期应卧床休息，进流质或半流质饮食。暴发型给予输液、输血等支持治疗。慢性病人或排包囊者应注意生活规律，避免刺激性饮食，忌饮酒，加强营养。

(二) 病原学治疗

1. 硝基咪唑类药物　甲硝唑(Metronidazole)又名灭滴灵，对阿米巴滋养体有较强的杀灭作用，是治疗肠内外各型阿米巴病的首选药物。口服极易吸收。成人每次口服400～800 mg，每日3次，连用5～10日。儿童每日50 mg/kg，分3次口服，连用7日。静脉用药剂量为15 mg/kg，即刻应用，以后7.5 mg/kg，隔6～8小时重复使用。不良反应轻，以恶心、呕吐为主。该药动物实验发现有致畸性，可透过胎盘，部分从乳汁排泄，故妊娠前3个月的妇女和哺乳期妇女禁用。

替硝唑(Tinidazole)疗效同甲硝唑，半衰期较长，成人每日2 g，儿童每日30～40 mg/kg，清晨1次口服，连服5日。本品毒性低，未发现致癌性，对甲硝唑无效者仍有效。

2. 吐根碱类药物　依米丁(Emetine)对阿米巴滋养体有直接杀灭作用。对组织内滋养体有较高的疗效，对包囊无杀灭作用。因该药毒性大，损害心肌，可引起猝死，现已停用。目前应用去氢依米丁替代。剂量每日1 mg/kg(成人每日不超过60 mg)，分2次深部皮下注射，连用6日。幼儿、孕妇、心脏病病人忌用。用依米丁治疗必须住院观察，剂量因人而异。

3. 卤化羟基喹啉类药物　口服吸收少，肠腔浓度高，适用于慢性肠阿米巴病和排包囊者。喹碘仿(Chiniofon)，成人每次口服0.5 g，1日3次，连用7～10日。重复治疗可提高治愈率，但需间隔2周。服用后有恶心、呕吐和腹泻等不良反应。碘过敏、甲状腺疾病、严重肝病患者及孕妇忌用。

双碘喹啉(Diiodohydroxyquinoline)疗效较喹碘仿为佳。本品毒性低，肠道浓度高。成人每次0.6 g，口服，每日3次；儿童每日30 mg/kg，15～20日为一疗程。

4. 二氯散糠酸酯(Diloxanide furoate)　是目前最有效的杀包囊药物，对轻型及带包囊者的疗效达80%～90%。成人每次口服0.5 g，1日3次，连服10日。孕妇忌用。

5. 抗菌药物　主要通过抑制肠道共生菌，而间接地发挥抗阿米巴作用。常用药物有氟喹诺酮类等。

为取得最佳疗佳，目前多采用上述药物联合治疗。常用的治疗方案如下：① 普通型：一般采用灭滴灵联合应用氟哌酸治疗。若有包囊排出加用二氯散糠酸酯或双碘喹啉(或喹碘仿)。② 暴发型：灭滴灵与广谱抗生素联合使用。③ 慢性型：选用灭滴灵或双碘喹啉(或喹碘仿)或二氯散糠酸酯。④ 轻型和无症状者：可用二氯散糠酸酯、双碘喹啉(或喹碘仿)或灭滴灵。

（三）并发症的治疗

因并发症均由滋养体引起，因此积极给予有效抗阿米巴药物清除病原体，其肠道并发症可得到缓解。灭滴灵兼有强大抗厌氧菌作用，应属首选药物。合并细菌感染时应用抗生素。肠出血时应及时输血、止血。肠穿孔、腹膜炎时及时手术治疗，同时用灭滴灵和广谱抗生素。

【预防】

彻底治疗病人和排包囊者。慢性病人和排包囊者在根治前应禁止从事饮食服务工作。饮水须消毒、煮沸，不吃生菜和不洁水果，消灭苍蝇和蟑螂，加强粪便管理，以防饮水、食物被污染。

二、肝阿米巴病

肝阿米巴病(hepatic amebiasis)是肠阿米巴病最常见的重要并发症，通常称为阿米巴肝脓肿(amebic liver abecess)。本病以长期不规则发热、多汗、肝脏肿大、肝区疼痛和压痛、消瘦、贫血及白细胞增多为主要临床表现。约半数病人于1周到数年前曾有肠阿米巴病史。

【发病机制与病理解剖】

结肠溃疡者的阿米巴滋养体借其侵袭力进入肠系膜静脉，经门静脉到达肝脏。少数病例亦可通过肠壁直接接触侵入肝脏或经淋巴管系统到达肝内。进入肝内的大多数原虫即被消灭。存活者在小静脉内生长繁殖，在门静脉分支周围造成非特异性炎症，使门静脉栓塞，局部微循环障碍，肝组织缺血、坏死，阿米巴的杀伤溶组织作用使组织液化、坏死扩大而形成肝脓肿。从原虫侵入肝脏到脓肿形成，约需一个月以上。本病的病理变化是以组织溶解液化和脓肿形成为特征。脓肿内容物为溶解和坏死的肝组织，红细胞、白细胞残余组织和夏－雷晶体。滋养体常聚在脓肿壁，1/3病例的脓液中可见滋养体，但无包囊。脓液呈棕褐色或“巧克力色”，质粘稠或稀薄，具有肝腥味。如继发细菌感染，则脓液失去典型的棕褐色而呈黄色或黄绿色，有臭味，内有大量的脓细胞，临床上出现高热和毒血症症状。

肝脓肿通常为单个大脓肿，常位于肝右叶顶部，发生在肝左叶的约占20%左右。肝脓肿较大时，牵拉肝包膜引起肝区疼痛，并可不断扩大，向邻近脏器穿破，引起并发症。

【临床表现】

起病多隐匿，常有不规则发热、盗汗等症状，少数以寒战、高热起病。热型为间歇热和弛张热，常伴有肝区持续性钝痛，在深呼吸、咳嗽或体位改变时，疼痛加剧。因脓肿多位于肝右叶顶部，可刺激膈神经，引起右肩放射性疼痛、右侧反应性胸膜炎和右下肺炎，此时病人出现右侧胸痛、咳嗽、气急、肺部有湿罗音。当脓肿浅表时局部隆起，皮肤局限性凹陷性浮肿，肝区肋间隙有压痛点，如脓肿位于肝右叶下部，则出现右上腹和右腰区疼痛，右上腹肌紧张，肝脏肿大，有压痛和叩击痛。位于肝后面的脓肿常无疼痛，直到穿破后壁并向下蔓延到肾周时才出现类似肾脓肿的症状。肝左叶脓肿常表现肝左叶增大，病人可有中上腹或左上腹痛，并向左肩部放射，中上腹或左上腹可触及包块，易向心包或腹腔穿破。本病很少引起脾肿大，多发性脓肿时可出现黄疸。

慢性病例呈衰竭状态，进行性消瘦、贫血和营养不良性水肿。黄疸少见，发热轻微，肝大质硬，局部隆起，容易被误诊为肝癌。

【并发症】

主要并发症为继发细菌感染和脓肿向周围脏器穿破。脓肿穿破膈肌形成脓胸或肺脓肿，再穿破支气管造成胸膜－肺－支气管瘘，穿破心包引起心包炎，穿破腹腔引起腹膜炎，亦可穿破胃肠道、肾脏等处邻近脏器，造成脏器阿米巴病。在此情况下容易造成继发细菌感染。

【诊断与鉴别诊断】

(一) 诊断

1. 临床资料　具有发热、肝肿大与局限性肝区压痛和叩击痛，肋间隙有凹陷性浮肿，应考虑本病的可能，有肠阿米巴病和腹泻史更有助于诊断。

2. 实验室检查

(1) 血象：急性期白细胞总数和中性粒细胞多增加，到慢性期大多正常，合并继发感染时白细胞及中性粒细胞则更高。常有血沉增快，血红蛋白降低。

(2) 病原学检查：粪便查阿米巴原虫的阳性率不高，脓液中检到阿米巴滋养体不超过50%。十二指肠引流的胆汁可发现滋养体。

(3) 肝功能检查：ALT及其他指标大多正常，血清胆碱脂酶活力常下降。

(4) 血清学检查：检测项目和方法同肠阿米巴病。

3. X线检查　示右侧膈肌抬高，运动受限，胸膜反应或积液，肺底有云雾状阴影。偶尔在平片上见到肝区有不规则透光液－气影，具有特征性。脓肿位于肝左叶时，钡餐造影见胃小弯受压，胃体左移。

4. 超声显像检查　可见肝脏大，肝区脓肿部位可有液平面出现。

5. 肝扫描成像　CT、MRI、放射性核素扫描显示肝内占位性病变，对阿米巴肝脓肿、肝癌和肝囊肿鉴别有较大帮助。

6. 肝穿刺引流　在B超定位下或选择局部压痛最明显处进行。一般取右侧腋中线第7、8肋间穿刺抽脓。典型脓液为棕褐色(巧克力色)，不臭，镜检白细胞不多，即可明确诊断。脓液中有时可检出滋养体。

7. 诊断性治疗　临床高度怀疑本病，经各种检查均不能确诊时，可用甲硝唑等药物特异性治疗，如疗效确实，诊断亦可成立。

(二) 鉴别诊断

1. 原发性肝癌　阿米巴肝脓肿未完全液化时，其肝脏影像学检查容易误诊。肝癌一般情况较差，肝区疼痛显著，无明显发热，肝脏肿大迅速，质硬而表面凹凸不平，甲胎蛋白及有关血清酶学检查结果异常。B超、CT扫描、MRI、肝动脉造影及肝穿刺均有诊断价值。

2. 细菌性肝脓肿　多继发于败血症、胆道疾患或腹部化脓性疾病。本病起病急，毒血症状显著，为多发性小脓肿，肝肿大一般不明显，压痛常不局限，肝穿刺脓液量少，为黄白色，镜检见大量脓细胞，细菌培养阳性，抗菌治疗有效。

【治疗】

(一) 病原治疗

1. 甲硝唑　为首选药物。成人剂量为600～800 mg，每日3次，连服10日。必要时疗程延长到3～4周以上。替硝唑疗效同甲硝唑，剂量见肠阿米巴病。

2. 磷酸氯喹　是4－氨基喹啉类药物，肝内浓度是血浆的数百倍，目前仍是治疗阿米巴肝脓肿的有效药物。治疗48～72小时，症状即开始缓解。成人剂量0.5 g（基质0.3 g），每日2次，服2日后改为0.25 g（基质0.15 g），每日2次，连服20日为1疗程。可有头昏、胃肠道反应、皮肤瘙痒及心肌损害等不良反应。

3. 去氢依米丁　本药对阿米巴肝脓肿有较好的疗效。用法、剂量、注意事项参见肠阿米巴病。该药毒性大，不宜作为首选药物。

以上各药可相继使用，疗效更佳，但不能同时应用。为根治肠阿米巴病，可联合使用喹碘仿和二氯散糠酸酯。

（二）肝穿刺引流

较大脓肿在应用药物治疗的同时，宜进行穿刺抽脓。穿刺最好于抗阿米巴治疗2～4日后进行，穿刺次数和间隔时间视病情而定，可3～5日1次。如脓液粘稠，引流不畅时，可在严格无菌操作下用适量生理盐水灌洗后再抽脓。疑有细菌混合感染时，应适量使用抗生素注入脓腔。

（三）抗菌药物治疗

混合细菌感染时，根据细菌种类与药敏试验结果，选用适当的抗菌药物。

（四）外科治疗

适应证：① 经药物治疗、肝穿刺引流无改善者；② 脓肿已穿破入腹腔及邻近器官而引流不畅者；③ 肝左叶脓肿或位置过深（>8 mm），经内科治疗无效，又不适宜穿刺者；④ 继发细菌感染，药物治疗不能控制者；⑤ 多发性脓肿，穿刺引流困难或失败者，手术应与抗阿米巴药物同时进行，以避免阿米巴滋养体播散。

【预后】

本病未经适当治疗者预后多不良，积极治疗者病死率在5%以下。

［附］：原发性阿米巴脑膜脑炎

原发性阿米巴脑膜脑炎（primary amebic menigoencephalitis）是由营自由生活的阿米巴（free－living amebae）引起，多数为福氏耐格里原虫，少数由棘阿米巴原虫所引起。迄今国内、外报道的病例不超过200例，国内有5例报道。此病病情凶险，病死率高，需引起重视。

耐格里原虫在土壤、水、腐败有机质中存在，主要是通过接触污染水或在游泳池游泳而感染。原虫自鼻腔增殖后穿过鼻粘膜和筛板，经嗅神经上行至脑，沿脑膜呈向心性播散。脑病变主要为化脓性、出血坏死性脑炎。潜伏期为5～7日，起病急，发热、头痛、恶心、呕吐、颈项强直及嗅觉障碍，1～2天后进入谵妄、瘫痪及昏迷，常在1周内死于呼吸循环衰竭。细胞数增高，以中性粒细胞为主，培养无细菌，在脑脊液和脑组织中可找到滋养体。

棘阿米巴原虫多存在于污染的土壤和水中，滋养体可从皮肤伤口、损伤的眼结膜或经呼吸道、生殖道等进入体内，寄生于脑、眼、皮肤等部位。多见于年老体弱及免疫缺陷病人。潜伏期较长（7日以上），起病较缓和，进展较慢，病理表现为亚急性或慢性肉芽肿型脑炎和脑膜浸润。临床初始表现为发热、头痛、癫痫样发作，以后出现局限性神经系统体征。脑脊液检查：糖正常，细胞以单核细胞为主，脑脊液中很难找到阿米巴原虫。CT检查对诊断有帮助。少数仅表现为眼部病变，如结膜炎、视网膜炎、角膜溃疡，甚至失明。

本病死亡率高，目前尚无理想药物。两性霉素B、咪康唑、四环素和利福平对耐格里原虫有效。磺胺类、庆大霉素对棘阿米巴有一定疗效。一般抗阿米巴药物无效。本病预后不佳。

思考病例

1. 男，32岁，农民，因腹痛、腹泻反复发作2日余入院，伴有乏力，曾在当地医院给予氟哌酸、丁胺卡那霉素等治疗，效果不佳。大便每日5～6次，呈暗红色糊状，无里急后重。体格检查：体温37.6℃，脉搏80次/分，轻度贫血貌，心肺听诊无异常，腹平软，肝脾肋下均未触及，肝区叩击痛（-），右下腹有压痛，未扪及包块。实验室检查：大便呈暗红色，脓细胞1～2个/HP，红细胞25～30个/HP。本病人考虑为何病？诊断依据是什么？如何治疗？

2. 女，农民，因不规则发热2日伴肝区疼痛入院。追问病史曾有慢性腹泻史。体格检查：神志清，体温38℃，脉搏96次/分，消瘦，贫血貌，皮肤巩膜无黄染，心肺听诊无异常，肝脏肋下2 cm，有压痛，肝区叩击痛，Murphy征阴性，脾未触及，腹部无压痛，未触及包块。实验室检查：血常规：血红蛋白8.5 g/L，白细胞10×10^9/L，中性粒细胞0.80。大便呈暗红色，稀便，脓细胞1～2个/HP，红细胞20个/HP。B超检查：肝右叶发现3 cm×4 cm的低回声区，有液平。此病人诊断为何病？如何确诊？

复习思考题

1. 阿米巴痢疾与细菌性痢疾怎样鉴别？
2. 阿米巴肝脓肿的诊断依据是什么？
3. 治疗阿米巴痢疾的首选药物是什么？

（甘建和）

第二节　疟　　疾

疟疾（malaria）是由疟原虫经按蚊叮咬而传播的寄生原虫病。临床上以间歇性发作的寒战、高热、大汗以及贫血和脾肿大为特征。间日疟常有复燃，恶性疟可引起凶险发作。

【病原学】

寄生于人体的疟原虫有间日疟原虫（*P. vivax*）、卵形疟原虫（*P. ovale*）、三日疟原虫（*P. malariae*）和恶性疟原虫（*P. falciparium*）4种。其生活史相似，分两个阶段，有两个宿主。蚊为终末宿主，人为中间宿主。

（一）疟原虫在人体内的发育阶段

1. 肝细胞内的发育　疟原虫子孢子经按蚊叮咬人体进入血液，约30分钟侵入肝细胞进行裂体增殖，发育成裂殖体，此时期称为红细胞外期。经1周左右，裂殖体分裂成上万个裂殖子，并随肝细胞破裂而逸出，一部分被吞噬细胞吞噬，一部分侵入外周血的红细胞。目前认为子孢子具有速发型与迟发型两种不同的遗传学类型。两型子孢子同时进入肝脏，速发型子孢子迅速裂体增殖，完成红细胞外期裂殖体的发育过程，裂殖子侵入红细胞，引起疟疾发作，此时相当于临床的潜伏期。迟发型子孢子则需经过较长的休眠期后才发育成裂殖子，称其为休眠子，侵入红细胞，引起疟疾复发。

2. 红细胞内的发育

(1) 裂体增殖:从肝细胞逸出的裂殖子侵入红细胞内进行发育,最初为小滋养体(环状体),逐渐发育为大滋养体、早期裂殖体、成熟裂殖体,进一步发育为裂殖子。红细胞被胀破后,裂殖子逸出红细胞,大部分被吞噬细胞吞噬,小部分再侵入其他红细胞,重复进行裂体增殖,引起间歇性临床发作。

(2) 配子体形成:经过几代裂体增殖后,一部分裂殖子在红细胞内发育成雌雄配子体,是疟原虫有性生殖的开始阶段。配子体在人体可生存30～60天,不引起临床症状。

(二) 疟原虫在蚊体内的发育阶段

1. 有性生殖　当雌性按蚊叮咬疟疾病人或带虫者时,雌雄配子体被吸入蚊胃,并在蚊胃内继续发育,两者相互结合成合子。合子变长成为动合子,穿过蚊胃壁发育成囊合子。

2. 孢子增殖　囊合子进一步发育成孢子囊,经过10天以上,孢子囊成熟,数以千计的子孢子逸出,经过体腔移行至唾液腺,当雌性按蚊叮咬人时,子孢子随唾液进入人体,经过一定的潜伏期后引起疟疾的发作。

【流行病学】

(一) 传染源

疟疾病人和带虫者。外周血有成熟配子体存在时具有传染性,一般间日疟病后3～5天、恶性疟病后7～10天,即有配子体存在,复发者症状出现第1天即有传染性。

(二) 传播途径

1. 按蚊叮咬传播　按蚊是疟疾的自然传播媒介,我国传播疟疾的按蚊有14种(包括亚种),其中中华按蚊是平原地区的主要媒介;微小按蚊是南方包括台湾省山区的主要媒介;雷氏按蚊嗜人血亚种是长江中下游与南方低山丘陵地区的传播媒介;大劣按蚊是南方海岛,尤其是海南省的山林和山麓地区的主要媒介。

2. 输血传播　由于检测不够严格及难以检测到疟原虫等原因,输血传播的疟疾有上升趋势。

3. 母婴传播　极少,尤其在高发区内,因母体抗体水平较高,故此传播方式甚少。

(三) 人群易感性与免疫力

人群普遍易感。在高疟区婴儿可从母体获得先天性免疫力。感染后免疫力产生缓慢,持续时间不长,有种与株的特异性,可重复感染。高流行区的儿童和外来人口发病率较高。

(四) 流行特征

1. 地区分布　主要流行于热带及亚热带地区。我国分三个地带:①北纬33°以北以间日疟为主,多分布在沿河流、湖泊及低洼地带。② 北纬25～33°间日疟多见,恶性疟及三日疟呈散发,分布于山区及平原地区。③ 北纬25°以南间日疟、恶性疟及三日疟均有,分布以山区最严重。

2. 季节分布　一般夏秋季发病率较高,与温度、湿度、雨量、地形及海拔等自然因素有关。

【发病机制与病理解剖】

(一) 发病机制

疟疾的发病与疟原虫在红细胞内裂体增殖所致红细胞病变及免疫反应有关。当受感染的红细胞破裂时,大量裂殖子、疟原虫的代谢产物和红细胞碎片进入血液,引起异性蛋白反应,体温调节中枢功能失调导致寒战、高热及大汗等临床表现,当裂殖子被吞噬细胞吞噬或侵入其他红细胞,血浆内异性蛋白消失后,疟疾发作即止,而部分侵入其他红细胞的裂殖子再次进行裂体增殖,引起间歇性发作。各种疟原虫裂殖体成熟时间不同,其发作间歇期不同,间日疟与卵形疟每48小时发作1次,三日疟每72小时发作1次,恶性疟一般为24~48小时发作1次,如重复感染或混合感染时,间歇期不明显。疟疾反复发作或重复感染可获得一定免疫力,而成为无症状带虫者。有研究发现,疟疾的发病与肿瘤坏死因子(TNF)水平有密切关系,但此说法有待进一步研究,目前未作定论。

疟疾反复多次发作,使红细胞大量破坏,是引起贫血的主要原因。红细胞变形易被脾脏及单核-巨噬细胞破坏是引起贫血的另一原因。有学者认为贫血与免疫有关,认为疟疾可诱发自身免疫,红细胞抗原抗体免疫复合物可致溶血。

疟原虫在人体内增殖引起强烈的吞噬反应,引起全身单核-巨噬细胞系统显著增生,肝脾肿大,骨髓增生,周围血中单核细胞增多,血浆球蛋白增高。

凶险型疟疾的发病机制尚不明确,主要学说有:① 弥散性血管内凝血(DIC)学说:含疟原虫的红细胞粘附于血管内壁,造成血管内皮细胞损伤,微循环内广泛的纤维蛋白沉积和血小板凝集,激活内凝系统,导致微血管内血栓形成。② 栓塞学说:在脑或其他器官的毛细血管中,被寄生的红细胞及少数未被寄生的红细胞粘连形成血管栓塞,造成组织缺血、缺氧和坏死。③ 炎症学说:疟原虫在机体内繁殖,并释放某种可溶性细胞毒物质进入血流,使宿主内脏交感神经兴奋,肝、肾上腺小血管收缩,引起新陈代谢和内分泌平衡失调,释放激肽原酶及激肽,使小血管通透性增加,水和蛋白质外溢,造成组织充血、水肿,血液粘稠度增加而发生病变。

(二) 病理解剖

疟疾的病理改变主要见于单核-巨噬细胞系统。恶性疟原虫的红细胞内期裂体增殖,多在内脏微血管内进行,易致内脏损害。

1. 脾　急性期充血肿大,较软,有疟色素沉着,色灰暗。显微镜检:血窦充盈,脾髓内可见大量含疟原虫的红细胞与疟色素。疟疾长期反复发作后,脾脏显著肿胀,较硬,因有大量疟色素沉积,呈青灰或黑灰色。镜检可见脾髓内纤维组织增生,血管与血窦壁增厚,脾髓中多为大单核细胞。

2. 肝　肝轻微肿大,色较深,肝细胞可有混浊肿胀与变性,在小叶中心区较明显。慢性者肝显著肿大,呈灰色,汇管区纤维组织增生及淋巴细胞浸润。枯否细胞大量增生,内含疟原虫与疟色素。

3. 脑　多由恶性疟原虫所致。脑组织水肿、充血,白质内有弥漫性小出血点,灰质中可见疟色素沉积,脑回及脑沟变浅。显微镜检:脑内毛细血管明显充血,管腔内充满疟原虫与疟色素,并有含疟原虫的红细胞聚集及血管内皮细胞脱落引起微血管阻塞,使脑组织灶性坏死、环状出血,伴有神经胶质细胞增生。

4. 肾　可见肾小球坏死,肾小管萎缩及间质纤维化。多见于三日疟感染。

5. 其他器官　如心、肺、胃肠、肾上腺等充血、水肿,严重者有出血、坏死,可见疟色素沉积,血管内可见疟原虫。

【临床表现】

一般潜伏期:间日疟13~15日,长者6个月以上;三日疟21~30日;恶性疟7~12日;

卵形疟 13～15 日。

（一）典型发作

1. 间日疟　常呈间日发作。

（1）前驱期：少数病人有疲倦、全身不适、头痛、食欲减退、恶心、呕吐等。

（2）寒战期：突起畏寒，感四肢发冷，逐渐波及全身，继而寒战，全身发抖，面色苍白，唇指发绀。此期持续数分钟至 2 小时。

（3）高热期：体温迅速上升，可达 40℃ 以上，头痛欲裂，全身酸痛，皮肤灼热，口渴，烦躁甚至谵妄，面色潮红，结膜充血，脉搏增快。此期持续 2～6 小时。

（4）大汗期：高热后期全身大汗淋漓，衣褥全湿，体温降至正常或正常以下，自觉症状缓解，多能安然入睡，但仍感疲乏。此期持续 1～2 小时。

（5）间歇期：在两次典型发作之间无明显症状，可有乏力。

2. 三日疟　症状与间日疟相同，每 72 小时发作 1 次，周期较规则，其自然病程较长，常达数月。

3. 卵形疟　临床发作与间日疟相似，症状较轻，发作持续时间较短，复发率低。

4. 恶性疟　起病急缓不一，有畏寒、乏力、头痛、呕吐，寒战不明显，发热较高，持续时间长，热型不规则，可呈稽留热、弛张热或间歇热，可每日或间日发作，常无明显的缓解间歇，严重者可致凶险型疟疾。

（二）非典型发作

引起疟疾非典型发作的原因有：① 疟原虫重复感染；② 不同种类疟原虫混合感染；③ 病程后期免疫力增强；④ 服用过预防药物；⑤ 抗疟治疗不彻底。临床上可无明显寒战和大汗，发作无规律性。

（三）其他症状与体征

1. 脾肿大　70%～80%的病人可见脾肿大。反复发作后脾肿大明显，质变硬。

2. 肝肿大　肝肿大者较脾肿大少见。肝轻度肿大、压痛，肝功能损害少见。

3. 贫血　疟疾反复发作后，常有贫血，恶性疟贫血较明显。

4. 单纯疱疹　常见于间日疟和三日疟。在口唇、鼻翼处可见成簇小疱疹。

（四）疟疾的凶险型

多见于恶性疟疾，偶见于间日疟和三日疟。

1. 脑型疟疾　最为严重，病死率最高。多见于缺乏免疫力的小儿与初进入疟区的外来人口，病后又未及时诊治者。多急起高热、剧烈头痛、呕吐、嗜睡、谵妄、昏迷、抽搐。严重者可发生脑水肿、呼吸衰竭，亦可出现胃肠道出血、酸中毒、休克、心力衰竭等。血涂片中易找到疟原虫。脑脊液检查压力增高，白细胞数多正常或偏高，蛋白质轻度增高，糖与氯化物正常。

2. 过高热型　起病急，寒战后体温迅速升高，可达 42 ℃ 以上，持续不退，伴有皮肤潮红、干燥、呼吸急促、烦躁、谵妄、昏迷、抽搐及大小便失禁。可在数小时内死亡。

3. 胃肠型　除寒战、高热外，主要症状为腹泻、恶心、呕吐、腹痛等，可有肠出血发生。

（五）复发与复燃

复发是指临床症状及原虫血症消失后又出现发作。间日疟与卵形疟常有复发，90%以上在初发后 8～12 个月内。三日疟与恶性疟无复发。复燃是指临床症状受到控制，在 28 天内或治疗后即出现原虫血症及（或）临床症状。

（六）其他类型的疟疾

1. 输血疟疾　由输入带疟原虫的血液而引起，潜伏期因感染虫种而异，短者7～10日，长者1个月左右。临床发作与蚊传疟疾相似。因只有红细胞内期疟原虫，治疗后不会复发。

2. 婴幼儿疟疾　发热不规则，发作不典型，常有呕吐、腹泻，甚至感染性休克或惊厥等，脾肿大及贫血显著，易发展为凶险型，病死率较高。

3. 孕妇疟疾　妊娠后期和产褥期，由于免疫力下降，疟疾可由隐性转为显性，发作一般较重，可引起子痫、流产、早产、死胎和先天性疟疾。

4. 先天性疟疾　是指不经按蚊传播或输血途径，由母体传给新生儿的疟疾。通过胎盘或分娩感染，新生儿出生后即有贫血、脾肿大，血中找到疟原虫。

【实验室检查】

（一）血象

红细胞与血红蛋白在疟疾多次发作后可以下降，恶性疟下降更显著。白细胞总数正常或偏低，大单核细胞可增高。

（二）疟原虫检查

1. 血液涂片（薄片和厚片）　染色后检查疟原虫，并可鉴定疟原虫的种类。

2. 骨髓穿刺涂片　染色检查疟原虫，其阳性率较周围血涂片者高。

（三）血清学检查

1. 血清循环抗体的检测　方法有间接免疫荧光试验、血凝抑制试验及ELISA试验，可用于流行病学调查，筛选献血员等。

2. 血清循环抗原的检测　是诊断疟疾现症病人及带虫者的新方法。应用单克隆抗体检测病人血中疟原虫抗原，DNA探针检测疟原虫的核酸，PCR法扩增检测少量疟原虫的DNA。

【并发症】

（一）黑尿热

黑尿热是疟疾病人发生的急性血管内溶血。临床表现为急起寒战、高热与腰痛、酱油样尿（血红蛋白尿），急性贫血与黄疸，甚至发生急性肾功能衰竭。其溶血原因可能由于：① 病人红细胞中缺乏6－磷酸葡萄糖脱氢酶；② 抗疟药，特别是奎宁与伯氨喹啉；③ 疟原虫释出的毒素；④ 人体的过敏反应。

（二）疟疾性肾病

1. 急性肾小球肾炎　见于恶性疟和间日疟反复发作而未经有效治疗者。表现为水肿、少尿、血压升高，尿中有蛋白质、红细胞及管型，抗疟治疗有效。

2. 肾病综合征　主要见于三日疟长期反复发作后，也见于恶性疟。其表现为进行性蛋白尿、贫血与水肿。为疟疾的抗原抗体复合物沉积于肾小球毛细血管的基底膜与血管间质所致。抗疟药治疗无效，对肾上腺皮质激素的反应差。

【诊断与鉴别诊断】

（一）诊断

1. 流行病学资料　有在疟疾流行区居住或旅游史，近年来有疟疾发作史或近期接受过输血。

2. 临床表现　典型的周期性寒战、高热、出汗，继以无症状的间歇期，有脾肿大与贫血。脑型疟疾有急起高热、寒战、昏迷与抽搐症状。

3. 实验室检查　血象中白细胞正常或减少，分类计数大单核细胞增多，贫血。血片染色查疟原虫，或作厚片染色检查。如临床上高度疑似疟疾而多次血片检查阴性时，可作骨髓穿刺涂片染色检查疟原虫。

4. 诊断性治疗　临床疑似疟疾，但未查到疟原虫或无条件检查疟原虫者，可试用氯喹治疗 3 日，一般在服药后 24～48 小时后发热被控制未再发作者可能为疟疾，如发热未被控制且病人不是来自疟原虫耐药地区，则基本可排除疟疾。

（二）鉴别诊断

1. 一般疟疾应与下列疾病鉴别

（1）伤寒：起病多缓，持续高热，中毒症状明显，无周期性发作，肥达反应阳性，血培养出伤寒杆菌可确诊。

（2）败血症：有畏寒、发热，但不定时，全身中毒症状严重，可有原发病灶和（或）迁徙性化脓病灶，白细胞总数和中性粒细胞增高，血培养可有致病菌生长。

（3）钩端螺旋体病：有疫水接触史，急起持续高热，全身疼痛，腓肠肌疼痛与压痛，腹股沟淋巴结肿大伴压痛，白细胞总数增高，血清学试验和病原体分离阳性。

（4）急性血吸虫病：有疫水接触史，发热不规则，常有中毒症状，尾蚴性皮炎，血象中白细胞总数增加，嗜酸性粒细胞明显升高，大便孵化常为阳性。

2. 脑型疟疾应与下列疾病鉴别

（1）流行性乙型脑炎：急起持续高热、意识障碍、昏迷、抽搐。一般无寒战与大汗，脾不肿大，无贫血。白细胞总数多增高，脑脊液可有异常改变，反复血片检查找不到疟原虫。

（2）中毒性菌痢：儿童多见，突起高热、抽搐、昏迷，可迅速发生呼吸衰竭与休克，而腹泻轻，甚至开始时无腹泻症状。血象中白细胞总数和中性粒细胞增加，肛拭子或灌肠取材作大便镜检可见大量红、白细胞，大便培养有痢疾杆菌生长。

【预后】

间日疟、三日疟与卵形疟预后良好；反复发作者可转为慢性；恶性疟的凶险型，尤其是脑型疟疾，病死率高；婴幼儿及并发黑尿热者预后较差。

【治疗】

（一）一般治疗

疟疾发作时应卧床休息，寒战时应保暖，高热时给予物理降温，必要时可给小剂量退热剂。饮食以流质或半流质为主，不能进食者给予静脉补液，贫血严重者给予铁剂及营养饮食，必要时输血。

（二）抗疟原虫治疗

1. 主要使用控制临床发作的药物，即可杀灭红细胞内期疟原虫的药物。常用的有①氯喹：对红细胞内裂殖体有迅速杀灭作用，是控制发作的首选药物。服药后 24～48 小时退热，48～72 小时血中原虫消失。不良反应轻，有头昏、头痛、恶心、呕吐与腹痛等，过量可引起心动过缓、心律失常与血压下降。老年人与心脏病患者慎用。用法：成人总剂量为磷酸氯喹 2.5 g,分 3 日服,即第 1 日服 1.0 g,第 2、3 日各为 0.75 g,每日 1 次。② 甲氟喹:对血中的裂殖体有持久作用。不良反应轻,可有头昏与恶心等。早期使用对耐氯喹的恶性疟疗效好,近年来发现恶性疟原虫对其已广泛产生耐药性。用法:盐酸甲氟喹,成人一次口服 1.0 g。③ 青蒿素及其衍化物:对间日疟和恶性疟原虫,包括耐氯喹的红细胞内的裂殖体有强大的杀灭作用。可用于耐氯喹疟原虫的治疗。不良反应轻,但治疗后近期复发率较高。近来发现恶性疟原虫对青蒿素也有耐药性。用法:成人口服总剂量为 2.5 g,首剂 1.0 g,6～8 小时后 0.5 g,第 2、3 日各 1 次,每次 0.5 g。小儿 15 mg/kg,按上述方法 3 日内服完。也可用水混悬剂深部肌肉注射,首剂 600 mg,第 2～3 日各 300 mg。青蒿素的衍化物目前研究出多种,且尚在不断更新,已用于临床的有青蒿琥酯:每日 2 次,每次 50 mg,首日剂量加倍,连服 5 日。蒿甲醚:为油剂,首日 200 mg,第 2～5 日各 100 mg,肌肉注射,总量 600 mg。双氢青蒿素:每日 1 次,每次 60～80 mg,首剂加倍,5 日或 7 日为一疗程,总剂量均为 480 mg。④ 奎宁:对红细胞内裂殖体有较强的杀灭作用,主要用于抗氯喹的疟原虫感染,不良反应常见有头晕、耳鸣、听力减退、恶心、呕吐等,孕妇、心肌损害者、视神经乳头炎、有溶血现象和对奎宁过敏者忌用。用法:硫酸奎宁,成人每日服 0.9 g,每日 3 次,疗程为 3～5 日。⑤ 磺胺类与甲氧苄氨嘧啶(TMP):对各种疟原虫红细胞内裂殖体有一定的作用。

2. 主要作用于防止复发和传播的药物　伯氨喹:能杀灭配子体与肝细胞内的迟发型子孢子,主要用于防止疟疾传播和复发。但对红细胞内裂殖体的作用差,不能单独用于控制发作。不良反应有头晕、恶心、呕吐、腹痛与发绀等,有红细胞葡萄糖 6－磷酸脱氢酶缺乏者可发生急性血管内溶血,并引起急性肾功能衰竭,可导致死亡。用法:成人每次13.2 mg,每日 3 次口服,连服 8 日。

3. 主要用于预防的药物　乙胺嘧啶:能杀灭各种疟原虫的裂殖体,可抑制疟原虫在蚊体内发育成子孢子,对红细胞内期未成熟的裂殖体有抑制作用,但对已成熟的裂殖体无效,故控制发作的效果较慢。用于预防、抗复发及耐药性恶性疟治疗。不良反应有头晕、恶心、呕吐等。用法:口服 25 mg/次,每日 1 次;可维持 1 周以上。

(三) 现症疟疾的治疗

1. 间日疟、卵形疟、三日疟和不耐氯喹的恶性疟　选用氯喹与伯氨喹联合治疗,用法见前。

2. 耐药性恶性疟　WHO 认为凡按常规剂量服用氯喹未能消除无性生殖原虫,或于 28 日内复燃者,称为耐药性。可选用:① 联合治疗:Fansidar 方案,磺胺嘧啶(SD)1 g、乙胺嘧啶 50 mg,6 小时后再服 SD 500 mg、乙胺嘧啶 25 mg,但不理想。MSP 法:甲氟喹、磺胺嘧啶及乙胺嘧啶分别为 15 mg/kg,30 mg/kg,1.5 mg/kg。② 单剂治疗:选用甲氟喹、青蒿素及其衍化物、奎宁等,用法见前。

(四) 脑型疟疾的治疗

1. 一般治疗　绝对卧床休息,给予静脉补液,注意水及电解质平衡,保持口腔清洁,定时翻身拍背,防止褥疮发生。

2. 抗疟治疗　应迅速消灭红细胞内疟原虫,尽快给予:① 磷酸氯喹注射液:静脉滴注,成人总量 2.5 g(基质 1.5 g),第 1 日 0.25 g(基质 0.15 g),每 6 小时 1 次,共 1.0 g;第 2、3 日,每次 0.25 g,每 12 小时 1 次,每日共 0.5 g。儿童按 2.5 mg/kg 计算。因恶性疟原虫对氯喹的耐药性很强,故应用减少。② 盐酸奎宁注射液:用于抗氯喹者,目前应用较多。首次深部肌注 0.25～0.5 g,以后每日 0.5 g,加入 5% 葡萄糖液 500 ml 中缓慢静脉滴注,不能静脉推注,清醒后改口服。③ 青蒿素衍化物:可用蒿甲醚油剂深部肌注,首剂 0.2 g,以后 6 小时、24 小时、48 小时各 1 次,每次 0.2 g 或 0.3 g,共 4 次。

3. 脑水肿治疗　应用脱水剂,如 20% 甘露醇或 25% 山梨醇静脉快速滴注,或利尿剂呋塞米(速尿)等。

4. 肾上腺皮质激素　有抑制炎症、改善脑水肿、减轻中毒症状、降温等作用,每日可用地塞米松 10～20 mg 或氢化考的松 200～300 mg 静脉滴注。

5. 低分子右旋糖酐　可改善微循环,增加血容量,降低血液粘度,防止血栓形成。成人每日 500 ml 静脉滴注。

6. 抽搐的治疗　应用镇静剂,如安定、苯巴比妥钠、水合氯醛等,必要时可用亚冬眠疗法。

(五) 黑尿热的治疗

① 立即停用可疑药物,如奎宁与伯氨喹,如仍需抗疟治疗,可改用氯喹、乙胺嘧啶或青蒿素等;② 控制溶血反应:静脉滴注葡萄糖液及低分子右旋糖酐,维持每日尿量达 1 200 ml 以上;③ 肾上腺皮质激素短期、足量应用:可用地塞米松,每日 20～30 mg,静脉滴注。④ 小剂量多次输新鲜血:每次可给予 150～200 ml,每日或隔日 1 次。⑤ 抗休克治疗:补充血容量,纠正酸中毒,应用血管活性药物。⑥急性肾功能衰竭:严格控制输液量,应用利尿剂,必要时血液透析。

【预防】

(一) 控制传染源

1. 健全疫情报告　及早发现病人。疟疾现症病人的根治,常用氯喹与伯氨喹联合疗法。

2. 根治带疟原虫者　抗复发治疗常在春季或流行高峰前 1 个月进行,采取集体治疗的方式。治疗对象为 1～2 年内有疟疾史或血中查到疟原虫者。常用乙胺嘧啶与伯氨喹联合治疗。

(二) 切断传播途径

1. 灭蚊　消灭和控制孳生地,如排除积水,疏通沟渠,清除杂草,稻田养鱼灭幼虫,喷洒灭蚊剂灭蚊。

2. 防蚊　采用纱窗、纱门、蚊帐、蚊香、灭蚊器等防蚊措施。

(三) 保护易感人群

1. 预防用药　预防对象:从低疟区或非疟区进入高疟区的一切外来人员;疟疾爆发区的全部人口;疟疾新感染频繁地区的居民。预防药物:乙胺嘧啶和氯喹。可单用或合用。接受输血者可服氯喹 1 片,连服 3～5 日。

2. 疫苗　尚未广泛推广应用。

思考病例

女,20 岁,8 月 10 日入院。8 天前开始畏寒、寒战、发热、头痛,初时体温不规则,3 天前出现明显寒战,继之高热,体温 39.5 ℃,持续数小时后大汗,热退精神食欲较好,且隔日发作 1 次。血象:白细胞总数 6.4×10^9/L,中性粒细胞 0.60,淋巴细胞 0.40,红细胞

3.2×10^{12}/L，血红蛋白 100 g/L。本病人可能的诊断是什么？应与哪些疾病相鉴别？

复习思考题

1. 典型间日疟有何临床表现？
2. 脑型疟疾临床表现有哪些？应与哪些疾病相鉴别？
3. 控制疟疾症状及防止复发的药物有哪些？使用该类药物应注意什么？

（张 燕）

第三节 黑热病

黑热病(kalaazar)又名内脏利什曼病(visceral leishmaniasis)，是杜氏利什曼原虫经白蛉传播所引起的慢性地方性寄生虫病。临床上以长期不规则发热、消瘦、贫血、肝脾进行性肿大、全血细胞减少及血浆球蛋白增高等为特征。

【病原学】

杜氏利什曼原虫在人体内称为利杜体，或无鞭毛体，呈圆形或椭圆形，直径 2～5 μm，核大，偏于周边部位，核的对侧为动基质，可见其有根丝体，核与动基质之间为鞭毛空泡。当利杜体被白蛉吸入体内，则发育为鞭毛体利什曼原虫。

杜氏利什曼原虫生活史有两个宿主，分两个阶段：① 利杜体：寄生于人或哺乳动物的单核－巨噬细胞系统内。② 鞭毛体：寄生于白蛉消化道内。当雌性白蛉叮咬受染病人或动物时，将利杜体吸入胃内，3 日后发育为成熟的鞭毛体，并迅速分裂繁殖，7 日后进入白蛉口腔，到达嘴部。当白蛉再叮咬人或动物时，鞭毛体侵入其皮下组织，部分被中性粒细胞吞噬消灭，大部分被巨噬细胞吞噬后，鞭毛脱落形成利杜体。利杜体在巨噬细胞内不断分裂繁殖，直至胀破，逸出的利杜体又被其他巨噬细胞吞噬，如此反复此过程。利杜体用吉姆萨或瑞特染色可见胞质为淡蓝色，胞核与动基质呈紫红色。可用含兔血的培养基或用组织和鸡胚培养。

【流行病学】

（一）传染源

传染源主要为病人和病犬，少数野生动物亦为传染源。不同地区传染源可不同，在我国平原地区主要以病人为传染源（人源型），丘陵山区主要以病犬为传染源（犬源型），在新疆、内蒙古的荒漠地区，野生动物为主要传染源（自然疫源型或野生动物源型）。

（二）传播途径

中华白蛉是本病的传播媒介。利杜体可经白蛉叮咬传播，也可经口、破损粘膜或皮肤、胎盘、输血传播，但较少见。

（三）人群易感性与免疫力

人群普遍易感，病后有持久免疫力。

（四）流行特征

黑热病为地方性寄生虫病，广泛流行于长江以北 17 个省、市、自治区。因潜伏期长故发病季节不明显，以 10 岁以下儿童及青壮年发病率高。

【发病机制与病理解剖】

当感染的白蛉叮咬人时，利什曼原虫经皮肤进入人体，原虫被巨噬细胞吞噬后经淋巴与血循环到达内脏，经4～6个月内脏组织发生病变。利杜体在巨噬细胞内生长繁殖，从而刺激单核－巨噬细胞系统大量增生，引起脾、肝、骨髓和淋巴结肿大，导致内脏发生病变，出现症状及体征。

基本病变为巨噬细胞和浆细胞显著增生。脾常明显肿大，巨噬细胞增生，内含大量利杜体，浆细胞增生，脾因血流受阻而充血，偶可发生梗阻，或伴有脾功能亢进。肝脏呈轻、中度肿大，枯否细胞、肝窦及汇管区的巨噬细胞内充满大量利杜体，肝细胞可因受压而发生萎缩和脂肪变性。骨髓组织极度增生，呈暗红色，脂肪明显减少，巨噬细胞大量增生，多数充满利杜体，中性粒细胞、嗜酸性粒细胞及巨核细胞减少，血小板明显减少，中幼粒细胞及有核红细胞增多。淋巴结常轻、中度肿大，其皮质、髓质和窦内可找到含有利杜体的巨噬细胞及浆细胞。

【临床表现】

潜伏期长短不一，自10天至9年，一般为3～6个月。

(一) 典型临床表现

1. 早期症状　发病缓慢，症状轻而不典型，主要有不规则发热，可伴畏寒、盗汗、咳嗽、食欲不振、腹部不适、腹泻、呕吐等症状，尚能坚持一般劳动。经3～6个月后临床表现逐渐典型。

2. 主要症状和体征　① 长期不规则发热：约1/3～1/2病例在24小时内体温有2次升高，呈双峰热。常伴有乏力、消瘦、盗汗、鼻和牙龈出血、皮肤较黑且粗糙。② 脾、肝、淋巴结肿大：脾自病程2～3周即可触及，质地柔软，后随病期呈进行性增大、变硬，数月后即可平脐，甚至可达盆腔，致腹部膨隆。若发生脾内梗塞，可出现疼痛及压痛，有时可闻及摩擦声。肝轻至中度肿大，质地柔软，且出现较晚，严重者可出现黄疸及腹水。淋巴结常呈轻及中度肿大。③ 贫血及营养不良：病程晚期贫血明显，常有心悸，气短，头晕，口唇、甲床及眼结膜苍白，重者可出现贫血性心脏病及心力衰竭。血小板减少可致鼻及牙龈出血。严重的营养不良可出现浮肿。

(二) 特殊类型的临床表现

1. 皮肤型　成人多见，大多有黑热病病史，发生于锑剂治疗后1～2年，亦可与黑热病同时存在，少数无黑热病病史，主要分两型：① 结节型：较多见，初为暗红色斑丘疹，逐渐形成结节，可孤立散在或相互融合；② 斑疹型：为色素减退的斑疹，针头大小至7～8 mm不等。两型病变部位常见于头颈部，或蔓延至全身，可找到利杜体。

2. 淋巴结型　较少见。主要表现为淋巴结肿大，以腹股沟最多见，其他淋巴结也可受累，并可融合成肿块，局部无红肿压痛，一般情况良好。骨髓和淋巴结内可找到利杜体。

主要并发症有继发感染和急性粒细胞缺乏症。

【诊断与鉴别诊断】

(一) 诊断

1. 流行病学资料　在白蛉活动季节(5～9月)有黑热病流行区居住或旅游史。

2. 临床资料　起病缓慢，有长期不规则发热，中毒症状较轻，伴有进行性脾肿大、消瘦、贫血等。

3. 实验室检查　血象中全血细胞减少，白细胞减少明显且出现早，一般为 1.5×10^9～3.0×10^9/L，严重者小于 1.0×10^9/L，主要为中性粒细胞减少，嗜酸性粒细胞减少或消失；贫血多为中度，红细胞为 3.0×10^{12}/L，为正常红细胞，正常或低血红蛋白性贫血；血小板减少于发病2个月后显著，一般为 40×10^9～80×10^9/L。血浆蛋白中常有白蛋白减少，球蛋白明显升高，严重者可有白、球蛋白比例倒置。因此，球蛋白沉淀试验（蒸馏水试验）、醛凝试验、锑试验等血清试验阳性，目前已很少应用。免疫学检查常用间接免疫荧光抗体试验（I-FAT）、间接血凝试验（IHA）、酶联免疫吸附试验（ELISA）、对流免疫电泳试验（CIEP）等检测特异性抗体，阳性率达95%以上，但阳性出现晚，愈后可持续多年，用于流行病学调查。病原学检查是确诊最可靠的方法，可从脾、肝、骨髓、淋巴结等穿刺涂片检查、皮损处活组织检查、培养或动物接种查找利杜体，阳性率可达80%～90%。

（二）鉴别诊断

本病应与长期发热、肝脾肿大、白细胞减少性疾病相鉴别，如疟疾、伤寒、结核、布氏杆菌病、恶性组织细胞病、白血病及血吸虫病等。

【治疗】

（一）一般治疗

卧床休息，给予富含维生素及高蛋白饮食，注意口腔及皮肤卫生。

（二）病原治疗

1. 葡萄糖酸锑钠　疗效迅速而显著。总剂量：成人90～130 mg/kg，儿童150～200 mg/kg，分6次肌肉注射或用葡萄糖注射液稀释后静脉缓慢注射，每日1次。不良反应少，有心、肝疾病者慎用。

2. 非锑剂　适用于锑剂治疗无效和不能应用锑剂者，毒性大，疗程亦长。① 戊烷脒：肌肉注射前临时配制成4%～10%水溶液，每次4 mg/kg，每日1次，10～15次为一疗程。治愈率约70%。注射局部可有红肿硬块，亦可出现头晕、心悸、血压下降。② 羟脒替：先用少量蒸馏水溶解，再用1%普鲁卡因稀释成2.5%～5.0%溶液肌注，或用25%葡萄糖溶液稀释成0.2%溶液，缓慢静脉滴注，每次3 mg/kg，每日1次，10日为一疗程，可用2～3疗程，间隔7日。总剂量90 mg/kg，治愈率80%左右，不良反应可有血压下降等。

（三）脾切除

经上述治疗无效、脾脏高度肿大伴脾功能亢进者，可考虑脾切除，术后再给予病原治疗，治疗1月后无复发为治愈。

（四）并发症治疗

预防及治疗继发感染。贫血者应给予铁剂、叶酸等，严重者可输血。粒细胞缺乏者应输粒细胞。

【预防】

采取管理传染源和消除白蛉相结合的综合性措施。首先应普查及根治病人，及时查出和杀灭病犬。在白蛉活动季节早期及高峰前用敌敌畏、马拉硫磷、敌百虫等喷洒房屋，畜舍的内、外墙壁，保持房屋透光通风和地面干燥，填堵墙缝、鼠洞，消除垃圾，防止白蛉躲藏和孳生。安装纱门纱窗,使用蚊帐及蚊香,以防白蛉叮咬。

复习思考题

1. 黑热病的基本病变是什么?
2. 简述黑热病的临床特点?临床上如何诊断?
3. 黑热病的治疗原则有哪些?

(张 燕)

第四节 弓形虫病

弓形虫病(toxoplasmosis)是由于刚地弓形虫(*Toxoplasma gondii*)寄生于人体所引起的一种人畜共患的寄生原虫病。弓形虫可侵犯多种脏器,发病者临床表现复杂,免疫功能低下者感染弓形虫可引起中枢神经系统损害和全身性播散感染。先天性感染可发生死胎、流产及先天性畸形。

【病原学】

(一) 弓形虫的形态特征

不同发育期其形态不同。① 滋养体(速殖子):呈弓形,长3.5~8 μm,宽1.5~4 μm,用吉姆萨或瑞特染色后细胞质为蓝色,核为紫红色,位于虫体中央。滋养体在宿主细胞内繁殖,迅速分裂占据整个细胞浆,使其成圆形体,内含数十个至数百个虫体,称为假包囊。胞膜破裂,速殖子释出,随血流至其他细胞内继续繁殖。② 包囊:滋养体繁殖聚成球状体,并有一层由虫体分泌形成的囊壁,称为包囊,呈圆形或椭圆形,直径5~10 μm,内含数百至数千个虫体。随着虫体缓慢繁殖,包囊逐渐增大并破裂,虫体逸出,称为缓殖子。包囊可长期存活于组织内。③ 裂殖体:是由缓殖子或子孢子等在宿主(猫及猫科动物)小肠粘膜上皮细胞内发育增殖,形成多个核的裂殖体。成熟的裂殖体为长椭圆形,内含4~29个裂殖子,呈扇状排列,裂殖子形如新月状,较滋养体为小。④ 配子体:裂殖子侵入终宿主小肠粘膜上皮细胞后未形成裂殖体,而发育为大配子体(雌)和小配子体(雄)。小配子体发育成熟后,形成12~32个新月形雄配子,每个有2条鞭毛,从一端延伸。⑤ 卵囊:雌、雄配子受精后形成合子,而后发育成卵囊。未成熟卵囊包含1个孢子囊,成熟卵囊含有2个孢子囊,每个孢子囊分化发育为4个长形、微弯的子孢子。子孢子一端尖,一端钝,胞质内有一胞核。

(二) 弓形虫生活史

其发育过程需两个宿主(即中间宿主和终末宿主)和两个发育阶段。无性发育阶段有滋养体期(速殖子)、包囊期(缓殖子)、裂殖体期,有性发育阶段有配子体期、卵囊期。

1. 在中间宿主内的发育繁殖　弓形虫的卵囊、包囊或假包囊被中间宿主(人、其他哺乳类动物或鸟禽类动物)吞食后,在小肠腔内破囊,分别释放出子孢子、缓殖子或速殖子,直接或经淋巴和血流侵入到肠外各组织器官的有核细胞内,或通过吞噬细胞的吞噬作用进入细胞内进行裂体增殖。在急性期,速殖子迅速裂体增殖形成假囊,破裂后散出的速殖子又侵入新的细胞增殖。随着机体特异性免疫的形成,弓形虫速殖子在细胞内的增殖减慢并最终发育成包囊,进入包囊期。宿主免疫功能低下时,包囊破裂放出大量缓殖子,形成虫血症,可侵入新的宿主细胞，迅速增殖。

2. 在终末宿主内的发育繁殖　卵囊、假包囊或包囊被终末宿主(主要为猫科动物)吞食后进入小肠，子孢子、速殖子或缓殖子可直接侵入小肠粘膜上皮细胞内，进行裂体增殖，形成裂殖体，细胞破裂后释放出裂殖子，再侵入新的上皮细胞。经数代增殖后，部分裂殖子在上皮细胞内发育成雌雄配子体，二者结合受精成为合子，最后发育为卵囊。卵囊成熟后从上皮细胞脱出进入肠腔，随粪便排出体外。排出的卵囊必须在外界发育2～3日才能成熟。成熟的卵囊才具感染力。其感染力可维持一年以上。

【流行病学】

(一) 传染源

动物宿主，如猫和其他哺乳动物及鸟类可为弓形虫的储存宿主。猫及猫科动物是弓形虫的终末宿主，其粪便中含有大量卵囊。卵囊在外界生存时间较长，对一般酸、碱、常用的消毒剂、胰酶和胃蛋白酶等有很强的抵抗力，但对热和干燥抵抗力较弱。其次为猪和绵羊，其肌肉及组织内均可有弓形虫包囊，也是传染源。急性期病人的尿、粪、唾液及痰内可有弓形虫，但因其在外界不能久存，故传染性极小。人作为传染源主要通过胎盘传给胎儿，或通过输血、器官移植等传播。至今未见健康人与病人接触而发生传染的报道。

(二) 传播途径

1. 先天性感染　母体在孕期急性感染后，不论有无临床表现，弓形虫可通过胎盘传染胎儿。受染胎儿发育可受到不同程度的影响，甚至死亡。

2. 获得性感染　又称水平传播，指人体由外界环境获得的感染。① 经口传播：吃入含有卵囊或包囊的食物或水而经消化道感染，如食入生的或未煮熟的肉类、未消毒的鲜奶或生蛋等及长期接触生肉者，均易受到感染。② 接触传播：因与猫、狗和兔等密切接触而感染。由于猫为弓形虫终末宿主，大量卵囊随粪排出，可污染人的食物、水源和手，故是重要的传播方式。③ 输血或器官移植传播：输入带有弓形虫的血液或移植含有弓形虫的脏器均可受感染。④ 其他途径传播：如在实验室中弓形虫可以经粘膜或损伤的皮肤侵入人体，还可通过苍蝇、蟑螂等机械携带卵囊而传播。

(三) 人群易感性与免疫力

人群普遍易感。但动物饲养员、屠宰场工作人员及医务人员感染率较高。胎儿和幼儿对弓形虫的易感性比成人高。在免疫抑制或免疫缺陷的病人中(如艾滋病、恶性肿瘤、长期使用免疫抑制剂及接受器官移植的病人等)易感染本病。

(四) 流行特征

该病流行呈世界性分布，存在地理差异，寒冷、干燥和高海拔地区感染较少。我国居民中弓形虫感染率较欧美国家低，人群抗体阳性率为5%～20%，可能与中国人吃熟肉的传统习惯及养宠物家庭较少有关。感染率农村高于城镇，成人高于儿童。家畜感染率高的地区，人群感染率也高。

【发病机制与病理解剖】

当人吞食卵囊(由终宿主猫从粪中排出)或动物肉类中的包囊或假包囊后，在肠内逸出子孢子、缓殖子或速殖子，随即侵入肠壁经血或淋巴进入单核－巨噬细胞系统寄生，并随血流扩散至全身各器官组织。感染初期，宿主尚未建立特异性免疫。血流中弓形虫速殖子很快侵入宿主网状内皮细胞与实质细胞，并在细胞内迅速繁殖，直到宿主细胞破裂后，逸出的速殖子再侵入邻近细胞，如此反复，引起组织炎症和灶性坏死，并伴有单核细胞浸润，此为急性期的基本病变。感染后期，随着机体特异性免疫的形成，弓形虫大部分被清除，部分在组织中形成包囊，原有病变趋于静止，包囊内弓形虫可长期存在而无明显症状。由于脑与眼部抗体不易达到，病变可继续发展。一旦宿主免疫力下降，包囊破裂，弓形虫再次逸出引起新的播散。在慢性感染期，机体免疫力低下时，包囊破裂逸出的缓殖子，出现虫血症播散，除可引起上述基本病变外，还可引起机体迟发型变态反应，导致坏死和强烈的肉芽肿样炎症反应。免疫机制对本病的发生与发展有极重要的影响，细胞免疫在本病的免疫作用中较体液免疫更为重要。免疫抑制或T细胞免疫缺陷者可发生弓形虫严重播散，甚至致死。弓形虫感染后产生的免疫力虽有保护作用，但不能消除感染，也不能防止传给后代。

弓形虫对寄生组织无特异亲嗜性，除红细胞外的有核细胞均可寄生，它可侵犯人体任何器官组织，其好发部位为脑、眼、淋巴结、心、肺、肝和肌肉等。包囊最常见于脑和眼，次为心肌和骨骼肌，肝、脾、肺等脏器内少见。病理变化以中枢神经系统最常见，主要表现为大脑局灶性或弥漫性炎症，灶性坏死，小神经胶质细胞结节，伴血管周围淋巴细胞浸润，也可有肉芽肿。淋巴结病变主要为淋巴滤泡增生伴网状淋巴母细胞增多，炎症细胞浸润，滤泡周围常有成堆的组织细胞。肺部充血、大片坏死及呈肝样变。脾脏略肿大。病变也可见于脊髓、视网膜、脉络膜、肝、心、肾等。病变中可找到滋养体和包囊。

【临床表现】

临床表现复杂，隐性感染最常见。病情重者可有多器官损害。一般可分为：

（一）先天性弓形虫病

孕妇感染急性弓形虫病时，约30%～46%可经胎盘感染胎儿，引起流产、早产及死胎，亦可在出生后表现为隐性感染，出生时或出生数月至数年后表现出先天性弓形虫病，表现为视力障碍、智力低下及神经系统发育不全三大临床特征。具体包括：眼病有视网膜脉络膜炎、眼肌麻痹、虹膜睫状体炎、白内障、视神经炎等；脑病有精神运动障碍、痉挛、脑神经麻痹、小头畸形、脑钙化灶、脑积水、无脑儿、脑膜脑炎、弱智、癫痫、精神异常等；其他还有脊椎裂、腭裂等畸形。此外，还有不规则发热、消化道症状、皮疹、黄疸、肝脾肿大、淋巴结肿大、肺炎等。

（二）获得性弓形虫病

潜伏期差别很大，临床表现较先天性更为复杂。与宿主的免疫功能下降、艾滋病及恶性肿瘤关系密切。

免疫功能正常者的急性获得性感染多为隐性，有症状者最常见的表现是病后7～21天发生淋巴结肿大，以头颈部、枕骨下、锁骨上、腋窝多见，可呈单发或多发，甚至全身淋巴结肿大，一般无粘连和压痛，多于1～3周内消失，但可持续或反复数月。其他表现有发热、乏力、头痛、咽痛、肌痛、关节痛、皮疹及肝脾肿大等。脑症状有脑炎、脑膜脑炎、癫痫和精神异常等。眼症状有视网膜脉络膜炎、虹膜睫状体炎、葡萄膜炎、视神经萎缩等。此外，尚有心包炎、心肌炎、肺炎、肝炎等表现。

免疫功能低下者，特别是接受肾上腺皮质激素或其他免疫抑制剂治疗者与艾滋病病人，获得性感染后可有广泛播散，从而迅速发生致死性病变，临床表现为高热、坏死性脑炎、脑内肿物、脑膜脑炎、肺炎、皮疹、肝脾肿大、心肌炎、肌炎等，而淋巴结可无病变。

【实验室检查】

(一) 病原体检查

1. 直接涂片检查或组织切片检查　取病人血液、骨髓、脑脊液、痰液或胸腹水等沉淀涂片,用瑞特或吉姆萨染色镜检可见弓形虫滋养体及包囊,或从淋巴结、胎盘、肝、脾等组织的印片及切片中找到包囊。

2. 动物接种或组织培养　取病人血液、骨髓、脑脊液、眼房水、渗出物、痰及胎盘等活检组织接种小白鼠,培养分离弓形虫。

(二) 血清免疫学检查

涂片法和动物接种检测获弓形虫的阳性率均很低,目前多检测血清中特异性抗体、弓形虫循环抗原或循环免疫复合物。

1. 弓形虫染色试验　检测血清中弓形虫抗体,具有特异性、敏感性及可重复性,可用于弓形虫病的早期诊断,感染后 10～14 日即可呈阳性,第 3～5 周达高峰,持续数月至数年。抗体滴度≥1∶8 为阳性,1∶8～1∶64 一般为慢性或既往感染,≥1∶256 为活动性感染,≥1∶1 024为急性感染。

2. 间接血凝试验(IHA)　检测方法简便、快速、敏感,抗体出现于感染后 1 个月左右,持续数年,抗体滴度≥1∶64 为阳性。可出现假阳性。

3. 间接荧光抗体试验(IFAT)　具有较高的敏感性和特异性,方法简便,可检测 IgM 和 IgG,IgM 可于感染后第 7～8 日呈阳性,持续数周至数月,IgG 出现较晚,持续数年。IgM 阳性表示近期感染。抗体滴度≥1∶64 为阳性。

4. 酶联免疫吸附试验(ELISA)　具有灵敏、特异、操作简便等优点,可检测 IgM 和 IgG,具早期诊断价值。

5. 弓形虫循环抗原(C－Ag)及免疫复合物(CIC)检测　应用抗弓形虫特异性抗体检测血清或体液中的 C－Ag 及 CIC,具有敏感性强、特异性高的优点,为早期特异性诊断人弓形虫急性感染的方法。

(三) 弓形虫素皮内试验

用受染小白鼠的腹腔液作为抗原,进行皮内试验,常出现延迟性结核菌素型反应,于注射后 48 小时判定结果。一般感染后 4～18 个月出现阳性,可用于流行病学调查。

(四) 其他

1. 血象　白细胞总数可正常或轻度升高,其中淋巴细胞和嗜酸性粒细胞可稍增高,可见异常淋巴细胞。

2. 弓形虫脑膜炎病人脑脊液压力多正常,外观黄色,球蛋白试验多呈阳性,细胞数稍增多,为 100×10^6～300×10^6/L,主要为淋巴细胞,糖含量正常或下降,蛋白含量增高,氯化物多正常。

【诊断与鉴别诊断】

综合临床表现、病原学和免疫学检查进行诊断。对先天性畸形、视网膜脉络炎、脑积水或艾滋病病人出现脑炎时,均应考虑本病的可能性,确诊须经病原学或血清学证实。

先天性弓形虫病应与巨细胞病毒、疱疹病毒、风疹病毒、梅毒等引起的先天性畸形、脑病、眼部损害等相鉴别;获得性弓形虫淋巴结肿大应与传染性单核细胞增多症、巨细胞病毒、淋巴瘤、结核等所引起者相鉴别;脑膜脑炎应与病毒、结核、真菌等引起者相鉴别。

【治疗】

(一) 弓形虫病的治疗对象

① 有明显弓形虫病症状及体征或查到弓形虫滋养体者。② 血清免疫学检查提示有活动性弓形虫感染者。③ 输血或实验室意外感染者。④ 先天性弓形虫病患儿,不论有无症状均应治疗。⑤ 免疫功能低下的弓形虫急性感染者。⑥ 有免疫缺陷、器官移植和使用免疫抑制剂的弓形虫病人。⑦ 有弓形虫活动性感染的孕妇。

(二) 病原治疗

1. 乙胺嘧啶合并磺胺药　为目前最常用的治疗方法。两药合用有协同抑制滋养体的作用,能控制临床症状,但对包囊无效。用法:乙胺嘧啶成人每日 25 mg,儿童每日 0.5 mg/kg,分 2 次口服,首日剂量加倍。有对抗叶酸、抑制骨髓、致畸等不良反应,需加服叶酸,不宜用于孕妇。磺胺嘧啶成人每日 4.0 g,儿童每日 100 mg/kg,分 4 次口服,可有过敏反应、白细胞和血小板减少、尿结晶等不良反应,需加服碳酸氢钠。两药同时服用,4~6 周为一疗程,可多疗程治疗。

2. 复方新诺明(SMZ+TMP)　疗效与乙胺嘧啶合用磺胺嘧啶相当,且毒性低。用法:成人每次 2 片,每日 2 次,儿童酌减,疗程 1 个月。

3. 螺旋霉素　在脏器和胎盘组织中浓度较高,毒性低,无致畸作用,适用于孕妇(妊娠 4~5 月后)、脏器弓形虫感染和先天性弓形虫病病人。不良反应仅有轻度胃肠道反应,偶有肝功能受损和过敏反应。用法:成人每日 2~4 g,儿童每日 50~100 mg/kg,分 4 次口服,3~4 周为一疗程,可间隔 1~2 周再服用,亦可与上述其他特效药物合用或交替使用。

4. 氯林可霉素　可渗入眼组织中,浓度较高,适用于眼弓形虫病的治疗,亦可治疗其他类型弓形虫病。可有恶心、呕吐和腹泻等胃肠道反应。新生儿与孕妇不宜选用。用法:成人每日 0.6~1.8 g,儿童每日 10~25 mg/kg,分 3~4 次口服。

近年来已证实罗红霉素、阿齐霉素等大环内酯类抗生素有抗弓形虫作用。

(三) 先天性感染的治疗

治疗原则:① 弓形虫病者:乙胺嘧啶加磺胺嘧啶,疗程 21 日,于出生后第 1 年给予 3~4 个疗程,1 岁后终止治疗。② 先天性弓形虫病伴炎症过程或全身感染、眼弓形虫病、脑脊液蛋白含量增高:除病原治疗外,加用泼尼松,每日 1~2 mg/kg,分 2 次口服,至炎症消退后,逐渐减量而停药。③ 妇女妊娠期感染过弓形虫病,但婴儿健康者,仅给予一个疗程治疗,以后根据检测结果而定。④ 孕妇于 22 周以前感染者应考虑治疗性人工流产,围产期感染者应积极治疗,直至分娩。

【预防】

开展卫生宣教,提高对弓形虫病的认识。搞好环境卫生,做好水源、粪便及禽畜管理,防止污染餐具、水源、食物和饲料。注意个人饮食卫生,不吃生乳、生肉、生蛋等,对肉类应充分煮熟以破坏肉内的包囊,为屠宰场及肉类加工厂和畜牧工作人员作好个人防护及定期检测。供血者与器官供给者应进行血清抗体筛选检测。孕妇不要与猫密切接触,常规作血清抗体检测,如孕妇发现为弓形虫急性感染期(尤以检出特异性 IgM 或 C-Ag 阳性者),如在妊娠初期应予人工流产,中后期妊娠应予预防性治疗。免疫预防尚在研究阶段。

复习思考题

1. 弓形虫病的传染源及传播途径是什么？
2. 弓形虫病的临床表现分几类？其特点有哪些？
3. 简述先天性弓形虫病的治疗原则。

（张　燕）

第七章 蠕虫病

第一节 日本血吸虫病

日本血吸虫病(schistosomiasis japonica)是日本血吸虫寄生于门静脉系统引起的寄生虫病。由皮肤接触含有尾蚴的疫水而感染。病变为虫卵引起的肉芽肿,主要位于肝脏和结肠,急性期有发热、肝肿大与压痛、腹泻和排脓血便及血中嗜酸性粒细胞增多。慢性期以肝脾肿大为主。晚期以门静脉周围纤维化病变为主,可发展为肝硬化,出现门脉高压征、巨脾和腹水。

本病在我国有2 000多年流行史,严重危害我国农民的身体健康。根据建国初期调查,全国约有1 200万病人,主要分布于长江流域及其以南的12省、市、自治区。全国钉螺面积达148亿平方米。建国后,通过积极开展血吸虫病的防治工作,全国有5个省、市、自治区(广东、福建、广西、江苏和上海市)和263个市县基本消灭和控制了血吸虫病。

【病原学】

日本血吸虫成虫雌雄异体,成对寄生于门静脉系统,主要在肠系膜下静脉内。存活时间一般为2～5年,长者可达20年以上。雌虫在肠壁粘膜下静脉内产卵,一条雌虫每天可产卵1 000个左右。虫卵随粪便进入水后,在25～30℃孵化成毛蚴。毛蚴在水面下作直线运动,钻入中间宿主钉螺体内生长发育,经过母胞蚴和子胞蚴两代发育繁殖,7～8周后尾蚴逸出,在水面漂浮。当人畜接触疫水时,尾蚴很快通过皮肤或粘膜侵入体内,随血流经肺而终至肝脏,约1月后发育为成虫,雌雄合抱,逆血流移行至肠系膜末梢静脉内产卵,重复其生活史。

在日本血吸虫生活史中,人是终末宿主,钉螺是唯一的中间宿主。日本血吸虫在自然界有广泛的动物贮存宿主,家畜如猪、牛、羊、狗、猫等以及各种野生动物如鼠等40余种。

【流行病学】

(一) 传染源

本病的传染源是病人和保虫宿主。视不同的流行地区而异,在水网地区病人是主要的传染源;在湖沼地区,病人、感染的牛与猪、狗均是重要的传染源。

(二) 传播途径

通常因皮肤或粘膜接触含有尾蚴的疫水、饮用水甚至是露水而感染。血吸虫病的流行必须具备3个条件:血吸虫卵随粪便入水,钉螺的存在,宿主接触含尾蚴的疫水。

(三) 人群易感性与免疫力

人群对血吸虫病普遍易感。病人以农民、渔民和船民为多,这与经常接触疫水有关。以青壮年感染率最高,感染后有部分免疫力,流行区居民常反复感染。

(四) 流行特征

血吸虫的流行必须有钉螺存在。由于钉螺孳生的自然环境和气候条件构成了本病的地区分布。日本血吸虫病主要流行于亚洲东部地区，除我国外，日本、菲律宾、印度尼西亚、马来西亚等也有本病。在我国，主要分布在长江两岸及以南的12个省、市、自治区。

【发病机制与病理解剖】

(一) 发病机制

血吸虫的尾蚴、童虫、成虫、虫卵及其代谢产物均可致病，但虫卵引起肉芽肿是本病的基本病变。据统计，日本血吸虫卵约50%沉积在结肠肠壁，10%以上沉积在小肠壁，约23%随血流沉积在肝脏，仅16%左右随粪便排出体外。成熟虫卵中的毛蚴分泌的可溶性虫卵抗原致敏T淋巴细胞，释放各种淋巴因子，包括巨噬细胞游走抑制因子，嗜酸性粒细胞刺激促进因子等。在虫卵周围有大量的嗜酸性粒细胞、巨噬细胞、淋巴细胞浸润，形成虫卵肉芽肿。在日本血吸虫卵肉芽肿中可检出高浓度虫卵可溶性抗原。虫卵周围有嗜酸性辐射样棒状抗原抗体免疫复合物。急性血吸虫病病人血液中检出循环复合物和嗜异抗体的阳性率很高，其病理变化主要和免疫复合物有关。慢性和晚期血吸虫病的免疫病理变化属于迟发型细胞变态反应。近年的研究认为，虫卵结节的形成和演变受细胞免疫和体液免疫双重调控，其中以细胞免疫反应为主。

晚期血吸虫病在肉芽肿基础上，由浸润的巨噬细胞和T淋巴细胞产生成纤维细胞刺激因子，促使成纤维细胞大量增殖，合成大量Ⅰ、Ⅲ型胶原和细胞外间质纤维连接蛋白与层粘蛋白，构成结缔组织，在门静脉周围形成肝纤维化。

人体感染血吸虫后可获得部分免疫力，此为一种伴随免疫，即病人门静脉血管内仍有成虫寄生和产卵，但对再感染有一定免疫力，而这种免疫力无损于体内成虫。现已发现血吸虫成虫表层内含有宿主抗原。由于其抗原伪装，逃避免疫攻击，故能长期生存。对血吸虫尾蚴再感染的抵抗力，除取决于体液所产生的抗体外，其主要效应细胞为嗜酸性粒细胞，两者协同作用杀死侵入皮肤的童虫，这是一种抗体依赖性嗜酸性粒细胞介导的细胞毒性作用。

(二) 病理解剖

日本血吸虫主要寄生于肠系膜下静脉和直肠痔上静脉内，虫卵主要沉积于肝脏与结肠，故其病变最为显著。

1. 结肠病变　病变以直肠、乙状结肠与降结肠为重，其次为右侧结肠与阑尾。急性期为粘膜充血、水肿，粘膜下层堆积虫卵结节，呈黄褐色，溃破后形成溃疡，排出脓血便。慢性期因纤维组织增生，肠壁增厚，可引起息肉样增生与结肠狭窄，肠系膜增厚、缩短，相互缠结成团，甚至可发生肠梗阻。

2. 肝脏病变　早期肝脏肿大，表面可见粟粒状黄色虫卵结节。晚期肝内门脉分支纤维组织增生，形成干线型肝纤维化。肝表现有大小不等、凹凸不平的结节。其特点是门脉周围硬化，产生门静脉窦前阻塞，引起门脉高压征。脾脏逐渐充血肿大，长期淤血及纤维组织增生，脾脏可极度肿大，常并发脾功能亢进，其次门静脉阻塞后可形成门－腔静脉侧支循环，腹壁静脉显露，尤以食道下端与胃底静脉曲张更为明显。这些静脉易破裂而发生上消化道出血。

3. 异位损害　指虫卵和(或)成虫迷走和寄生于门静脉系统之外的器官所致的病变，以肺部和脑部多见。肺部病变为间质性粟粒状嗜酸性虫卵肉芽肿伴周围肺泡渗液。脑部肉芽肿以顶叶、颞叶为多见。此外，虫卵也可沉积于肠系膜淋巴结、心包、心肌、皮肤、甲状腺、肾上腺、子宫、胰腺等处，形成溃疡、肉芽肿和粘连性损害。

【临床表现】

血吸虫病临床表现复杂多样，根据病情早晚、感染轻重及人体免疫反应而不同，就其病程发展过程与主要临床表现可分为急性、慢性、晚期和异位损害。

(一) 急性血吸虫病

约半数病人在尾蚴侵入部位出现红色丘疹，持续2～3天。从尾蚴入侵到出现临床症状时间长短不一，大多1个月左右。本病起病较急，临床症状以发热等全身反应为主。

1. 发热　体温常波动在38～40 ℃，热度高低及期限与感染程度有关。热型以间歇热为最多见，弛张热、不规则热次之，稽留热少见。发热期限2周至1月，个别长达数月。除少数重症病人伴有严重贫血、消瘦、浮肿、恶病质外，多数病人一般无显著毒血症状。

2. 过敏反应　有荨麻疹、血管神经水肿、全身淋巴结轻度肿大，荨麻疹常见，位于躯干与四肢。血液嗜酸性粒细胞显著增多，有助于诊断。

3. 消化道症状　病程中半数以上病人有腹痛、腹泻，少数有脓血便。重症病人腹部有压痛与柔韧感，可出现腹水。

4. 肝脾肿大　90%病人肝脏肿大，伴有压痛，以左叶显著，黄疸甚为少见。半数病人见脾脏轻度肿大。

(二) 慢性血吸虫病

在流行区占绝大多数。

1. 无症状者　大多无明显症状，少数病人有轻度肝脾肿大，仅在粪便普查或因其他疾病就医时发现。

2. 有症状者　慢性腹痛、腹泻，大便稀，带粘液，偶尔带血，每日2～3次。重者有脓血便伴里急后重。乙状结肠呈索状，有压痛。常有肝脾肿大。肝肿大以右叶显著，质地中等，表面可扪及结节。随病情发展，脾逐渐增大。上述症状持续数月至数年之久，病人有不同程度的乏力、贫血、消瘦。

(三) 晚期血吸虫病

临床症状以门脉高压为主。根据临床表现可分为3型，各型可独立存在，也可同时存在。

1. 巨脾型　最为常见，脾下缘超过脐平线甚至进入盆腔或向内侧肿大超过正中线，质硬，扪及切迹。病人在食道胃底静脉破裂出血时，脾可缩小。巨脾者均伴有脾功能亢进，表现为白细胞、血小板减少及贫血，且有出血倾向。

2. 腹水型　腹水是晚期血吸虫病肝功能失代偿的表现。可出现腹胀，腹部膨隆，常有脐疝、腹壁静脉怒张。有时在脐周可听到连续性血管杂音。常有下肢浮肿，可并发上消化道出血、肝性脑病、腹腔感染等。

3. 侏儒型　儿童因反复感染使肝生长介素(somatomedins)减少，影响生长发育而患侏儒症。病人身材矮小，面色苍白，性器官不发育，睾丸细小，女性病人无月经，第二性征缺如。其智力发育不受影响。

(四) 异位损害

1. 肺血吸虫病　多见于急性血吸虫病病人，以虫卵沉积引起肺间质病变为主。表现为发热，轻度咳嗽，胸部隐痛，痰少。肺部体征不明显，有时可闻及干、湿性罗音。X线检查中下肺野可见粟粒样浸润影。经吡喹酮治疗3～6个月内逐渐吸收。

2. 脑血吸虫病　多见于青壮年。急性型表现为脑膜脑炎症状,有不同程度的意识障碍、脑膜刺激征、瘫痪、锥体束征阳性。脑脊液正常或蛋白、白细胞轻度增多。慢性型以局限性癫痫多见。颅脑 CT 扫描显示病变常位于顶叶。此型病人肝脾肿大常不明显。如及早治疗,大多可痊愈。

【实验室检查】

(一) 血液常规检查

急性期白细胞总数在 $10\times10^9\sim30\times10^9$/L 之间,嗜酸性粒细胞可达 20%～40%或更高,但重型、免疫功能低下者可以不高。慢性期嗜酸性粒细胞轻、中度增加,晚期则因脾功能亢进导致白细胞与血小板减少,且伴有贫血。

(二) 粪便检查

粪便中查到虫卵或孵化出毛蚴是确诊依据,每日送检 1 次,连续 3 日。

(三) 肝功能检查

急性血吸虫病病人,血清 ALT 轻度增高,胆红素正常或轻中度增高,血清球蛋白显著升高。慢性血吸虫病肝功能大多正常,晚期因肝硬化,血清白蛋白明显降低,白、球蛋白比例倒置。

(四) 直肠粘膜活组织检查

直肠或乙状结肠镜检可见粘膜有黄斑、息肉、瘢痕、充血、水肿、溃疡等病变。从病变处取米粒大小的粘膜置于两玻片间,显微镜下检查大多可发现血吸虫虫卵。活检时需防止肠出血和肠穿孔。

(五) 免疫学检查

检测血吸虫抗体的方法有皮内试验、环卵沉淀试验、间接血凝试验、酶联免疫吸附试验、尾蚴膜试验等。由于病人血清中抗体在治愈后可长期存在,不能判断受感染时间。但其中环卵沉淀试验经吡喹酮治疗后环沉率大幅下降,故对诊断和疗效判断有一定价值。近年来应用单克隆抗体检测病人血中循环抗原,特异性高,有助于活动性感染的诊断。

【并发症】

(一) 肝硬化并发症

上消化道出血最常见。晚期血吸虫病病人食道下端胃底静脉曲张占 2/3 以上,由于饮食不当使曲张静脉破裂引起上消化道大出血者占 16.5%～31.6%。临床表现为大量吐血、黑便,严重者出现血压下降与失血性休克。出血后脾脏常缩小,部分病人出现腹水和肝性脑病。约半数病人可反复多次大出血。腹水型病人也可发生原发性腹膜炎与革兰阴性杆菌败血症。

(二) 肠道并发症

血吸虫严重结肠病变可引起肠腔狭窄,发生不完全性肠梗阻。以乙状结肠和直肠多见。肠系膜与大网膜病变可粘连成团,腹部可扪及痞块。血吸虫肉芽肿可并发结肠癌,虫卵沉积于阑尾,易诱发急性阑尾炎,并且容易破裂,并发腹膜炎或局限性脓肿。

【诊断与鉴别诊断】

(一) 诊断

1. 流行病学资料　有在流行区或疫水接触史。

2. 临床资料　急性血吸虫病有发热、荨麻疹、肝脏肿大伴压痛、血中嗜酸性粒细胞显著增多、腹泻、脓血便等症状。在流行区内有不明原因的腹痛、腹泻、便血、肝脾肿大者,应考虑慢性血吸虫病的可能。巨脾、腹水、腹内痞块、侏儒症等,均应怀疑晚期血吸虫病。

3. 实验室检查　粪便检出虫卵或孵化出毛蚴可作为确诊依据。采用新鲜粪便,多次反复检查可提高检测率。直肠粘膜活组织压片镜检找到虫卵也可确诊,但活检易出血。免疫学检查阳性有重要的参考价值。

(二) 鉴别诊断

1. 伤寒与副伤寒　重型急性血吸虫病病人可呈稽留热,伴有乏力、食欲减退、腹胀、腹泻、神情淡漠及重听等严重毒血症症状,临床表现酷似伤寒。但伤寒病人血象中白细胞减少,嗜酸性粒细胞减少或消失,血培养早期阳性率高,肥达反应凝集效价持续增高,抗生素治疗有效。

2. 败血症　急性血吸虫病后有发热、全身中毒症状、白细胞增多,易误诊为败血症。但败血症的毒血症症状明显,寒战、高热、全身不适、肌肉及关节酸痛,常伴有皮疹、淤点,局部化脓性病灶及迁徙性损害,白细胞总数及中性粒细胞增多,血培养阳性。

3. 阿米巴肝脓肿　肝肿大、肝区疼痛、发热、腹泻、脓血便等是急性血吸虫病的临床表现,同时也是阿米巴肝脓肿的常见症状。但后者肝区叩击痛及局部压痛显著,X线检查膈肌升高,活动受限,B超、CT检查可发现脓肿,灭滴灵治疗有效。

4. 粟粒性肺结核　急性血吸虫病伴有肺部病变时可出现咳嗽、气急、盗汗,类似于结核病症状。但X线检查前者胸片见弥漫性点状或粟粒状阴影,大小不等,分布以中下叶为多,而后者结核菌素试验强阳性,X线胸片显示两肺呈点状阴影,大小不等,边缘清晰,分布均匀,抗痨治疗有效。

5. 慢性痢疾　血吸虫病病人常有腹泻甚至脓血便,须与慢性菌痢、阿米巴痢疾相鉴别。慢性菌痢有反复出现的腹痛、腹泻、粘液脓血便,粪便培养有痢疾杆菌,抗菌治疗能缓解。慢性阿米巴痢疾粪便为果酱色,有特殊的腥臭味,可找到阿米巴原虫,抗阿米巴治疗有效。

6. 慢性病毒性肝炎　慢性病毒性肝炎有食欲减退,明显乏力,肝区隐痛。肝功能损害明显,ALT反复异常,而绝大多数慢性血吸虫病病人无明显症状,食欲正常,ALT正常。慢性病毒性肝炎血清标记物检测有助于鉴别。但在流行区内,血吸虫病后合并乙型肝炎较为常见。

7. 肝炎后肝硬化　血吸虫病性肝硬化巨脾及食道、胃底静脉曲张多见,肝功能损害轻,黄疸较少见。而肝炎后肝硬化消化道症状明显,有明显乏力、黄疸、肝掌、蜘蛛痣,肝功能检测明显异常。病原学检查亦有助于鉴别。

此外,脑型血吸虫病应与其他脑占位性病变,如脑囊虫病、脑肿瘤、原发性癫痫等相区别。

【预后】

血吸虫病早期接受病原治疗可以治愈。晚期血吸虫病伴有顽固性腹水,并发上消化道出血、肝性脑病、原发性腹膜炎、革兰阴性杆菌败血症者预后不良。

【治疗】

(一) 病原学治疗

目前普遍采用吡喹酮治疗。血吸虫与吡喹酮接触后立刻发生痉挛性麻痹,被迅速转移至肝脏 。该药可损伤血吸虫皮层,使表皮细胞肿胀突起,继而出现许多球状或泡状物、溃破、糜烂与剥落,白细胞吸附其上,并侵入虫体,引起死亡。本品对各型血吸虫病均有显著疗效。

吡喹酮治疗血吸虫的剂量与疗程:

1. 急性血吸虫病　成人总剂量 120 mg/kg,一般病例每次 10 mg/kg,每日 3 次,连用 4 日。儿童体重低于 30 kg 者总剂量 140 mg/kg,疗程 4～6 日,每日剂量分 2～3 次服用。

2. 慢性血吸虫病　成人总剂量 60 mg/kg,每次 10 mg/kg,每日 3 次,连服 2 日,体重以 60 kg 为限。如儿童体重小于 30 kg 者,总剂量为 70 mg/kg。

3. 晚期血吸虫病　因病情复杂且伴有并发症,通常以减少总剂量或延长疗程为宜,否则可引起严重心律紊乱。

急性血吸虫病病人经吡喹酮治疗后平均退热时间为 3.9～9.5 日。本品对慢性血吸虫病疗效更好,据流行区一组 1 278 例粪孵化复查,治疗后 3 个月、6 个月及 8～12 个月其疗效分别高达 99.4%、98.4%与 90.9%。

吡喹酮的不良反应轻且短暂,以头痛、头昏、乏力较常见,可有轻度腹痛、恶心、呕吐等。少数病人出现心脏早搏(房性或室性),心电图检查 5%～10%的病人有 T 波双相或平坦、ST 段压低、Q－T 延长及 I 度房室传导阻滞。个别病人出现黄疸及谷丙转氨酶升高。

(二) 对症治疗

急性血吸虫病病人应卧床休息,重症者应住院治疗,补充营养,加强支持治疗。晚期血吸虫病病人的治疗,应采取内外科结合、中西医结合、病原学治疗与对症治疗相结合的原则。巨脾伴门脉高压、脾功能亢进的病人,可作脾切除加大网膜腹膜后固定术。对食道胃底静脉曲张且反复出血者可作静脉断流术或门－腔静脉分流术。腹水型病人给予低盐、高蛋白饮食,使用利尿剂间歇治疗,必要时输血浆、白蛋白以提高胶体渗透压,对于顽固性腹水可试用腹水回输法治疗。

【预防】

(一) 控制传染源

在流行区对病人与病牛进行大规模普查和同步治疗。

(二) 切断传播途径

灭螺是预防血吸虫病的关键措施。人、畜粪便要经处理,做到无害化。保护水源免受污染,必要时用漂白粉消毒。

(三) 保护易感人群

重点在于宣传教育,尽量避免接触疫水,严禁儿童在疫水中游泳、洗澡。必须接触疫水时,应采取个人预防措施。可用脂肪酸作为基质,加碱皂化后,再加 2%氯硝柳胺和松节油,制成防护剂,在接触疫水前可搽擦,具有杀灭尾蚴的作用。

思考病例

1. 男性，25岁，农民，因持续发热2周于1997年9月16日入院。病人有疫水接触史，2周来体温在37.5～38.5℃，伴乏力、腹痛、腹泻，大便每日5～6次，有里急后重。体格检查：体温38.5℃，脉搏96次/分，面色苍白，心肺听诊未见异常，腹平软，肝肋下未及，剑突下3 cm，质软，有压痛，脾肋下0.5 cm，质软，无压痛。实验室检查：血红蛋白125 g/L，白细胞计数12×10^9/L，中性粒细胞0.50，淋巴细胞0.22，嗜酸性粒细胞0.28。粪便常规：黄、烂，有粘液，脓细胞10～15个/HP，红细胞20个/HP，未找到阿米巴滋养体。该病人考虑何病？诊断依据何在？如何确诊？

2. 女性，48岁，船民，因腹部膨隆2月余入院。当地曾有血吸虫病流行。病人食欲可，无尿黄，大便正常。体格检查：体温37℃，脉搏80次/分，轻度贫血貌，未见肝掌、蜘蛛痣，巩膜无黄染。心肺听诊无异常。腹部膨隆，腹壁静脉怒张，肝上界在右锁骨中线第6肋间，肋下未及，剑突下3 cm，质硬，肝脾平脐，腹水征阳性，腹部无压痛。双下肢轻度凹陷性浮肿。实验室检查：血红蛋白7.5 g/L，白细胞1.6×10^9/L，血小板2.5×10^9/L。腹水常规：黄、清，李凡他试验阴性，细胞数1.0×10^6/L。肝功能：ALT:48 U/L；AST:51 U/L；Bil－T:27.8 mmol/L；ALB:26 G/L；A/G:0.8。可能的诊断是什么？治疗方案是什么？

复习思考题

1. 试述各型血吸虫病的临床特点。

2. 早期血吸虫病的病理变化是由什么引起的？其基本病变是什么？主要发生在哪些脏器？

3. 治疗血吸虫病的首选药物是什么？如何应用？

4. 血吸虫性肝硬化和肝炎后肝硬化如何鉴别。

（甘建和）

第二节　并殖吸虫病

并殖吸虫病(Paragonimiasis)又称肺吸虫病，是由主要寄生于肺部的并殖吸虫所引起的一种慢性寄生虫病，也是人畜共患的自然疫源性疾病。通过吞食含有并殖吸虫活囊蚴的蟹或喇蛄而感染。临床上以咳嗽、胸痛、咳铁锈痰、咯血及游走性皮下结节等为特征。

【病原学】

并殖吸虫 (*Paragonimus*)因其生殖器官并列而命名。世界上已知有48种(或亚种)，其中以亚洲为最多，有31种。我国已发现23种。具有致病性的主要有8种，主要分两大类：一类为引起肺吸虫病的卫氏并殖吸虫(*P. westermani*)及其亚种，以肺部为其主要寄生部位，临床上有咳嗽、胸痛及咳铁锈色痰等症状；另一类为引起以童虫移行症为主的四川并殖吸虫(*P. szechuanensis*)或斯氏狸殖吸虫(*P. skrjabini*)，临床表现为一系列过敏反应及游走性皮下包块。两类并殖吸虫分布地区较广，感染人数最多，是我国最主要的致病虫种。

（一）并殖吸虫的形态

成虫雌雄同体，有口、腹吸盘各一，睾丸与卵巢并列，虫体富有肉质，呈褐红色。卫氏并殖吸虫成虫虫体肥厚，呈椭圆形，半透明，腹面扁平，背面隆起，宽长之比为1:2左右，全身布满体棘，腹吸盘位于体中横线之前。四川并殖吸虫虫体呈长条形，两端较尖，宽长比例为1:2.8，体棘前部多为单生，后部多为丛生，腹吸盘稍大于口吸盘，位于体前1/3处。虫卵呈椭圆形，壳较厚，呈金黄色，上端有盖，接近卵盖部卵壳比较肥厚，形成不明显的肩峰，卵内含有1个卵细胞和10余个卵黄细胞。囊蚴呈圆球形或椭圆形，直径300～400 μm，乳白色，有内外两层囊壁，后尾蚴卷曲于囊内。

（二）生活史

1. 在中间宿主体内发育与繁殖　虫卵随终宿主的痰或粪便排出体外，入水后在适宜的温度（25～30 ℃）下经15～20日发育成毛蚴。毛蚴破卵盖钻出，侵入第一中间宿主——淡水螺（卫氏并殖吸虫为短沟蜷，四川或斯氏并殖吸虫为拟钉螺）体内，以无性生殖过程发育，经2～3个月由胞蚴、母雷蚴、子雷蚴变成尾蚴逸出，再钻入第二中间宿主——华溪蟹或喇蛄体内，形成囊蚴。

2. 在终宿主体内寄生　终宿主生食含有活囊蚴的淡水蟹或喇蛄后，囊蚴在小肠经过胆汁和消化液作用，约30～60分钟脱囊，后尾蚴逸出，穿过肠壁进入腹腔，大部分童虫约于2周后沿肝脏向上穿过横膈，经过胸腔侵入肺脏，移行至细支气管附近，形成囊肿。虫体在囊内发育为成虫而产卵。童虫还可侵入其他器官，如脑、肝脏、皮下组织等，引起异位寄生。从感染至成虫产卵约60～90天。卫氏并殖吸虫成虫主要寄生于终宿主的肺组织，成为肺吸虫囊蚴，成虫能存活6～20年。四川或斯氏并殖吸虫不能适应人体内环境，在人体内不能发育成熟产卵而到处游走，极少进入肺，故人不是其终宿主。

【流行病学】

本病流行于世界各地，国内约22个省、市、自治区发现并殖吸虫和并殖吸虫病的存在。浙江与东北各省以卫氏并殖吸虫为主，四川、江西、云南、陕西等地以四川或斯氏并殖吸虫占绝大多数。

（一）传染源

病人、病兽及病畜为并殖吸虫的终宿主，是主要的传染源。卫氏并殖吸虫在人体内可发育成熟并产卵，故人是重要的传染源，猫、犬、猪及某些兽类如虎、豹、狐等为保虫宿主。四川或斯氏并殖吸虫在人体内不能发育成熟产卵，因而人不是主要传染源，其保虫宿主及传染源是猫、犬、豹、猴、果子狸和黄鼠狼等。

（二）传播途径

生食、醉食或半生食含肺吸虫囊蚴的溪蟹、喇蛄或饮用含囊蚴的溪水而受感染。

（三）人群易感性

人群普遍易感，一般以青壮年与儿童为多。

【发病机制与病理解剖】

并殖吸虫幼虫（童虫）在人体的组织内游走或成虫定居，对脏器可造成机械性的损伤；虫体的代谢产物等抗原物质能导致人体的免疫病理反应。成虫与童虫主要依赖肌肉收缩运动而有贯穿组织能力。童虫腺体所分泌的产物可破坏人体组织，使贯穿能力更强。

（一）发病机制和病变过程

1. 童虫所致的病变　人食入含活囊蚴的溪蟹或喇蛄后，囊蚴在小肠经消化液等作用，囊壁溶化，尾蚴脱囊而出，穿过肠壁进入腹腔，在腹腔内各脏器间移行，并损害腹腔内器官组织，产生广泛的腹部炎症和粘连，多数穿过膈肌至胸腔引起胸膜炎症。移行的幼虫逐渐发育为成虫，并侵入肺脏，在细支气管附近形成囊肿。每个囊内一般有 2 个成虫。四川或斯氏并殖吸虫童虫在人体内移行过程中造成的损害较卫氏并殖吸虫明显，局部和全身免疫反应也较显著。因其在人体内不能发育成熟产卵，极少进入肺形成囊肿，故以游走性皮下包块与渗出性胸膜炎为主要病变。

2. 成虫所致的病变　成虫可固定于某一部位，也可游走，使病变范围扩大。成虫可穿越腹壁而达皮下，形成皮下结节。较严重的是虫体可从纵隔向上移行，沿颈内动脉上升，经破裂孔进入颅腔，侵入脑组织，或穿至后腹壁，经腰大肌和深层背肌，从椎间孔侵入硬膜外腔、蛛网膜下腔或脊髓，引起脑和脊髓损害。但四川或斯氏并殖吸虫病的颅内损害是童虫侵入所致。成虫所致病变的基本过程分 3 期：① 组织破坏期：虫体移行时可引起线状出血和坏死，使局部组织形成窟穴状病灶，亦称脓肿期。② 囊肿形成期：窟穴状病灶形成后，周围组织出现以中性粒细胞、单核细胞及嗜酸性粒细胞浸润为主的炎症反应，并有肉芽组织和纤维组织增生，形成纤维状囊壁，内含棕褐色酱状粘稠液体、虫卵、虫体、夏－柯雷晶体、嗜酸性粒细胞等。虫体可致多发性囊肿，且相互间有隧道或窟穴相通。③ 纤维瘢痕期：囊内虫体死亡或移行别处，囊内容物排出或吸收，周围肉芽组织和纤维组织不断增生形成瘢痕。

3. 虫卵所致的病变　虫卵可见于囊肿或隧道内，也可见于成虫移行所经组织中，因其卵细胞在人体内不能发育成毛蚴，不分泌可溶性抗原，故对人体组织仅有机械性或异物刺激作用，引起周围结缔组织增生和炎症反应。

4. 宿主的免疫反应　虫体及其代谢产物具有不同的抗原性，可引起宿主不同的免疫反应。并殖吸虫能刺激宿主产生特异性抗体，但无明显保护作用。宿主对虫体可产生细胞免疫应答，围绕在成虫或虫卵周围的由巨噬细胞、淋巴细胞、浆细胞、嗜酸性粒细胞形成的肉芽肿，就是 T 淋巴细胞介导所形成的。

（二）各脏器、组织的病理变化

1. 腹腔　幼虫在腹腔内移行引起广泛的炎性反应和腹腔脏器粘连，并形成大小不等的囊肿，分散或聚集成团。腹膜表面可粗糙不平，大、小肠的浆膜充血，并有不同程度的粘连，偶有少量腹水。

2. 胸腔　虫体进入胸腔后，初期常引起渗出性胸膜炎，胸水中可找到虫卵。久之胸膜逐渐肥厚，在肥厚的胸膜内和胸膜表面均能见到分散或聚集成群的囊肿，其内可找到虫卵、童虫或成虫。

3. 肺　是并殖吸虫最易侵犯的脏器，主要病变是形成囊肿，多数位于两肺的纵隔面或肺面的胸膜下层及浅层肺组织内。囊肿小者如米粒，大者直径达 2 cm，其中可找到虫卵、童虫或成虫，可形成肉芽肿。虫体有时侵犯支气管，破坏管壁，引起支气管扩张、支气管胸膜瘘及气胸等。

4. 肝脏　感染卫氏并殖吸虫后，肝脏可呈营养不良变化，汇管区有细胞浸润及间质纤维组织轻度增生。四川或斯氏并殖吸虫常侵入肝，所致损害比卫氏并殖吸虫更为严重，肝表面可见童虫移行穿通的窦道或虫穴，肝组织可见急性嗜酸性粒细胞性脓肿及片状或带状出血性坏死区。

5. 脑和脊髓　虫体在脑内移行可引起脑组织破坏、出血和炎性细胞浸润，并形成多发性脓肿、囊肿、结节和瘢痕组织等。其主要侵犯颞叶和枕叶，亦可侵犯白质、内囊、视丘、底节和侧脑室，以右侧大脑多见。形成的囊肿能压迫和阻塞脑室通路，使脑室萎缩或扩大及视神经受压。虫体从椎间孔侵犯硬膜，形成硬膜内或外囊肿病变，使脊髓受压。脊髓病变多见于第10胸椎平面以下。

【临床表现】

潜伏期多为3～6个月，短者1个月内，长者2年以上。

（一）全身症状

轻重不一，急性病人有畏寒、发热、乏力、头痛、胸闷、腹痛、食欲不振、盗汗等症状，发热以低热为主，重者可有高热、全身荨麻疹及哮喘发作等。以上症状多见于四川或斯氏并殖吸虫病。

（二）呼吸系统症状

呼吸系统症状为卫氏并殖吸虫病最常见的症状，主要有咳嗽、咳痰和咯血。痰量随病程进展逐渐增多并带有血液，呈铁锈色或棕褐色，烂桃样血痰为本病最典型的症状，可持续数年，复发时亦以此症状出现最早。血痰中可找到虫卵。有时可有大量咯血，达数百毫升，部分病人尚有胸痛、呼吸困难、气喘及胸腔积液，胸水一般不多，常呈草黄色或为血性。四川或斯氏并殖吸虫病仅少数病人偶见痰中带血丝，无铁锈色痰，痰中查不到虫卵，以胸膜病变较为多见。

（三）腹部症状

腹痛、腹泻及肝肿大最常见，疾病早期多见恶心、呕吐及血便。腹痛以下腹部或右下腹部多见，为阵痛或隐痛，无明显腹肌紧张，可扪及结节和肿块。囊肿向肠腔穿破时，可排出棕褐色或血色粘稠脓血样便，其中可找到虫卵。虫体在腹腔游走可引起腹膜炎、腹水或粘连。四川或斯氏并殖吸虫常侵犯肝脏，致肝肿大、黄疸及肝功能异常，严重者可因肝功能衰竭而死亡。

（四）神经系统症状

多见于青少年，分脑型和脊髓型两种，脑型多见。脑型主要有颅内压增高的症状，如头痛、呕吐、反应迟钝、视力模糊、视神经乳头水肿、视神经萎缩等。可有癫痫样发作、视幻觉及肢体感觉异常等刺激性症状，也可出现瘫痪、失语、偏盲、共济失调及脑膜刺激征等。脊髓型以四肢及躯干感觉异常、运动障碍、腰痛、坐骨神经痛、截瘫、大小便困难或失禁等脊髓压迫症状为主。

（五）皮下结节或包块

全身均可发生，以下腹部至大腿间为最多，其次为背、臀、阴囊等处。在皮下深层肌肉内，肉眼不易发现，能触及，多呈长条形，黄豆至鸭蛋大小，一般直径在1～6 cm，呈游走性，有隐痛或微痒。虫体离去后结节炎症消退，留有小纤维块。结节或包块内可见童虫、成虫或虫卵。

临床类型：本病按病变主要部位和临床表现可分为肺型、腹型、脑脊髓型、皮下结节型及亚临床型等5型。以主要病变部位和虫体与宿主适应性相结合的方法，本病可分为肺型（适合人体寄生型，多见于卫氏并殖吸虫）和肺外型（不适合人体寄生型，见于四川或斯氏并殖吸虫）。两种并殖吸虫病的临床鉴别要点见表7－1。

表 7-1　卫氏并殖吸虫病与四川并殖吸虫病的临床鉴别要点

鉴别要点	卫氏并殖吸虫病	四川(或斯氏)并殖吸虫病
全身症状	不常见	很常见
荨麻疹等过敏症状	不常见	很常见
咳嗽及咯痰	中度或重度咳嗽,痰量中等或大量	咳嗽不重,痰量很少
咯血和痰的性质	咯血很常见,痰常呈典型的铁锈色	咯血不常见,痰中偶有血丝
胸腔积液	不常见	常见
脑部损害	较常见	较少见
同侧偏盲	在脑型很常见	在脑型少见
肝损害	较少见	较常见
皮下结节或包块	见于10%～20%的病人,游走性较差,结节内可查到虫卵或成虫	见于30%～70%的病人,游走性很强,包块内偶见幼虫,未发现成虫及虫卵

【诊断及鉴别诊断】

(一) 诊断依据

1. 流行病学资料　在流行地区有生食或半生食溪蟹、喇蛄及生饮溪水者都有可能感染本病。

2. 临床资料　早期有腹泻、腹痛,继之咳嗽、发热、胸痛、咳铁锈色痰、咯血、胸腔积液,或有游走性皮下结节或包块,或癫痫和瘫痪,伴血中嗜酸性粒细胞持续增高者,均应考虑本病。

3. 实验室检查

(1) 血象:一般无贫血。白细胞总数大多在10×10^9～30×10^9/L,嗜酸性粒细胞多在5%～20%,急性期可达80%以上。血沉可有中度或高度增加。

(2) 痰液检查:卫氏并殖吸虫病病人的痰液常呈铁锈色,涂片镜检可找到虫卵、嗜酸性粒细胞和夏-雷晶体;四川或斯氏并殖吸虫病病人痰中有多量嗜酸性粒细胞和夏-雷晶体,极少找到虫卵。

(3) 粪便:15%～40%的卫氏并殖吸虫病病人粪便直接涂片可找到虫卵。采用集卵法可提高阳性率达46%～65%,但四川或斯氏并殖吸虫病病人极少能找到虫卵。

(4) 脑脊液和其他体液:脑脊髓型病人的脑脊液外观多清晰无色,压力正常,细胞数在0.01×10^9/L以下,有脑膜炎症时细胞数增加,分类中可见嗜酸性粒细胞,蛋白质含量轻度增加,其他正常,偶可找到虫卵。胸水多呈草黄色或血性,偶可见夏-雷晶体、胆固醇晶体或虫卵。腹水黄色混浊,内含纤维素块、单核细胞或虫卵。

(5) 免疫学检查:① 皮内试验阳性率可达99.5%,与其他吸虫病、麻风病等有交叉反应,其阳性仅表示有并殖吸虫感染,持续时间较长,不能作为观察疗效的标准。② 补体结合试验:阳性率可达100%,尤其对脑脊髓型病人更具有特异性诊断价值。③ 酶联免疫吸附试验(ELISA)敏感性高,阳性率达100%,特异性强。④ 单克隆抗体-抗原斑点杂交(McAb-AsT):可检测四川并殖吸虫循环抗原,敏感性、特异性高,能考核疗效。

(6) X线检查:脓肿期胸片示边缘模糊、密度增高的圆形或椭圆形浸润阴影,囊肿期为单房或多房性囊肿阴影;纤维瘢痕期显示硬结性或索条状阴影,并发胸膜粘连与增厚。此三期可同时存在。

(7) 活组织检查:皮下结节或包块的病理检查可见虫卵、童虫、成虫及与并殖吸虫有关的组织病变。由四川或斯氏并殖吸虫所致的皮下包块,病理检查可见典型嗜酸性肉芽肿。

另外，气脑造影、脑血管造影、脑电图检查及CT检查对脑型病人有重要诊断价值。

（二）鉴别诊断

本病胸肺型应与肺结核、结核性胸膜炎、结核性腹膜炎、支气管扩张等相鉴别；脑型应与脑型血吸虫病和囊虫病、颅内肿瘤、原发性癫痫等相鉴别。

【治疗】

（一）病原治疗

1．吡喹酮　对卫氏及四川并殖吸虫病或斯氏并殖吸虫病均有疗效，是目前最为理想的药物。剂量为每次25 mg/kg，每日3次，连服3天为一疗程（总剂量为225 mg/kg）。脑型病人给予2个疗程，间隔1周。该药不良反应轻而短暂，有头晕、恶心、胸闷及心悸等，停药后即可消失。

2．硫二氯酚（别丁）　对并殖吸虫有杀灭作用。成人每日3 g，儿童每日50 mg/kg，分3次口服，每日或隔日给药，10～20个治疗日为一疗程，可重复治疗。不良反应有腹痛、腹泻、恶心、呕吐等。有严重心、肝、肾疾病及妊娠期禁用。由于其复发率较高，疗程较长，不良反应较明显，现已较少应用。

（二）对症治疗

咳嗽、咯血者应止咳、止血。癫痫发作者给抗癫痫药物，如苯妥英钠、苯巴比妥、安定等。颅内压增高者给予脱水剂，如20%甘露醇、呋塞米（速尿）。继发感染者给予抗菌治疗。

（三）手术治疗

有明显肠粘连、肠梗阻或脑脊髓型的压迫症状经病原及对症治疗无效者，可考虑手术治疗。

【预防】

（一）防止人体感染

广泛进行卫生宣传教育，使居民养成不生食或半生食溪蟹、喇蛄的习惯，不饮用生溪水，是控制本病流行最有效的办法。

（二）控制传染源

在流行地区应积极开展普查、普治工作，彻底治疗病人，调查和管理动物传染源，不用生溪蟹和喇蛄喂犬、猫，防止动物感染。

（三）防止虫卵入水

防止病人的痰、粪便等污染溪水和其他水源，做到不随地吐痰，不随地大便。可用生石灰或柴草灰消灭虫卵，粪便宜与尿充分混合后加盖储存，以杀灭痰、粪便中的虫卵。饲养家鸭或养殖鲶鱼，以消灭第一中间宿主。

复习思考题

1．叙述并殖吸虫病的主要病理变化。

2．并殖吸虫病的临床表现有哪些？如何诊断？

3．叙述并殖吸虫病的治疗原则。

（张　燕）

第三节　华支睾吸虫病

华支睾吸虫病(clonorchiasis)是由华支睾吸虫寄生于人体肝内胆管所引起的慢性寄生虫病。因进食生的或未煮熟的含活囊蚴的淡水鱼(虾)而感染。临床上以乏力、上腹隐痛、肝肿大等为特征,可并发胆管炎、胆囊炎、胆结石及肝硬化等,儿童常有营养不良和生长发育障碍。

【病原学】

华支睾吸虫成虫虫体狭长、扁平,似葵花子仁,呈褐红色,雌雄同体,有口、腹吸盘各1个,两个睾丸呈分支状,卵巢较小,位于睾丸的前部。虫卵是寄生于人体虫卵中体积最小的,平均为29 μm×17 μm,形似灯泡,壳呈棕黄色,上端有盖,下端有小结节,内含一成熟毛蚴。

华支睾吸虫生活史:成虫在肝内中、小胆管内产卵,虫卵随胆汁进入肠道,与粪便一起排出体外,落入池塘和溪沟水后被第一中间宿主淡水螺(沼螺、豆螺)吞食,在螺体内孵化出毛蚴,经胞蚴、雷蚴,最后发育成尾蚴。尾蚴自螺体内逸出,在水中浮游,钻入第二中间宿主淡水鱼、虾体内脱去尾部,发育成囊蚴。人或其他动物食入未煮熟的含有囊蚴的鱼、虾后,囊蚴外壳经胃酸和胰蛋白酶作用,幼虫在十二指肠内破囊而出,成为童虫,经胆道移行至肝内胆管中寄生,并发育为成虫,也可经血管或穿过肠壁到达肝脏。从感染囊蚴至成虫成熟排卵约1个月左右,全部生活史约3个月,成虫的寿命可达20～30年。

【流行病学】

本病在世界各地均有流行,主要分布在亚洲的东部和东南部,我国除西北地区外已发现24个省、市、自治区有本病的发生或流行,尤以南方地区,特别是广东、广西最为严重。

(一) 传染源

已感染华支睾吸虫的人和动物(猫、犬、猪、鼠等)是重要的传染源。

(二) 传播途径

通过螺－鱼途径传染给人,即含有虫卵的粪便污染水源,先后感染淡水螺(第一宿主)和淡水鱼(第二宿主),人或动物进食含有囊蚴的生的或未煮熟的淡水鱼虾及饮用被囊蚴污染的生水而感染。感染方式因病人的生活习惯、饮食嗜好而异,多为生食或半生食鱼肉,或食用某些烹调方法不能杀死囊蚴的鱼肉所致。

(三) 人群易感性

人群对本病普遍易感,不分年龄、性别和种族均可感染,并可重复感染。感染率高低与卫生习惯及饮食嗜好有关。

【发病机制及病理解剖】

华支睾吸虫主要寄生在人肝内的中、小胆管内,发病与否及病变程度取决于感染虫数。寄生于人体的虫数一般为十数条至数百条。当胆管内有较多成虫寄生且持续时间较长时,由于虫体及虫卵的机械刺激及其代谢产物的作用,胆管上皮细胞脱落,继而呈腺瘤样增生,胆管壁增厚,胆管及门静脉周围淋巴细胞及嗜酸性粒细胞浸润和纤维组织增生,并向肝实质侵入,管腔变狭窄,加上虫体与虫卵的堵塞,导致胆汁淤滞,胆管呈圆柱状或囊状扩张。扩张的胆管压迫周围肝组织。肝脏可见充血、淤胆、肿大,肝细胞可发生营养不良、脂肪变性、萎缩、坏死,甚至导致肝硬化、门脉高压、脾肿大、腹水等。因长期胆汁淤滞偶可发生胆汁性肝硬化。由于胆管阻塞引起阻塞性黄疸,可继发细菌感染,导致胆管炎、胆囊炎。成虫寄生在胰腺管内可致胰腺炎。虫卵、死亡的虫体、脱落的胆管上皮细胞、炎性渗出物、细菌等可构成胆管及胆囊内结石的核心,导致胆石症。儿童严重感染者,可影响其发育,形成侏儒症。原发性肝癌、胆管上皮癌可能与华支睾吸虫感染有一定关系。

【临床表现】

本病潜伏期约1~2个月。多数起病缓慢,轻度感染者常无明显症状,仅在粪检或胆汁中发现虫卵而确诊。一般病人可有乏力、轻度食欲不振、上腹饱胀、轻度腹泻、肝区不适或隐痛、肝肿大(以左叶明显),并有头晕、失眠、疲乏、精神不振、心悸、记忆力减退等神经衰弱症状。重度感染者常有慢性胆管炎、胆囊炎症状,如发热、复发性黄疸、腹泻、肝区疼痛等症状,伴有全身浮肿、消瘦、贫血、肝脾肿大等。偶可因大量成虫堵塞胆总管而出现胆绞痛及阻塞性黄疸。慢性重复严重感染者或未经彻底治疗者,可发展为肝硬化及门脉高压征,表现为消瘦、贫血、浮肿、肝脾肿大、腹水、黄疸等。严重感染的儿童可出现营养不良和生长发育障碍,甚至引起侏儒症。

对本病无免疫力者,可在严重感染后1个月左右,突然寒战、高热、厌油、恶心、呕吐,肝肿大伴压痛,轻度黄疸,少数有脾肿大,尚可有肺部浸润。血中嗜酸性粒细胞增高,血清转氨酶及转肽酶增加。数周后急性症状消失而进入慢性期,表现为疲乏、消化不良、肝肿大伴压痛等。

临床分型:① 隐匿型:最多见,无任何症状,仅在检查时发现,约占16.9%~40.1%。② 肝炎型:最常见,有消化道症状,肝肿大,部分病人血清转氨酶轻度升高,约占36.4%~40.2%。③ 胆囊胆管炎型:有畏寒、发热、上腹部阵发性绞痛,时有黄疸,约占6.8%~11.3%。④ 胃肠炎型:亦常见,有腹胀、腹痛、腹泻,大便次数增多,无脓血,约占13.8%~31.7%。⑤ 类神经衰弱型:有神经衰弱的临床表现,约占2.1%~2.3%。⑥ 肝硬化型:有食欲不振、肝脾肿大、腹水、贫血、门脉高压征、肝功能明显损害,多见于重度感染的儿童,约占0.6%~1.4%。⑦ 营养不良型:有贫血、浮肿、血浆蛋白减少,见于重度感染的儿童,约占2.1%。⑧ 侏儒型:少见,表现为发育障碍,身高、体重与年龄不相称,第二性征缺如。见于幼年期反复感染较重者。同一病人几种临床类型可同时存在。

并发症以急慢性胆囊炎、胆管炎和胆石症最常见,可并发阻塞性黄疸、肝硬化、食道静脉曲张破裂出血、胰管炎、胰腺炎、细菌性肝脓肿。此外,还可并发原发性肝癌或胆管上皮癌。

一般预后良好。重复感染的重症病人经及时治疗者预后亦较好。合并严重的营养不良、病毒性肝炎及已发展为肝硬化者预后较差。

【诊断与鉴别诊断】

(一) 诊断依据

1. 流行病学资料　有进食生的或未煮熟的淡水鱼虾史及进食被囊蚴污染的生水和食物史。

2. 临床资料　凡有消化道症状,或有神经衰弱、肝胆系统症状、肝区痛和肝肿大(以左叶肿大明显)者,应考虑本病的可能。

3. 实验室检查　① 血象中可有嗜酸性粒细胞增多,严重感染时可出现贫血。② 用直接涂片法或沉淀集卵法从粪便或胆汁中找到虫卵,是确诊的依据。③ 皮内试验通常以成虫盐水冷浸液为抗原(稀释度为1∶15 000～30 000)进行皮内试验,阳性率为97.9%。此法特异性高,简便易行,与其他吸虫类疾病无交叉反应,常用于辅助临床诊断和流行病学调查。④ 血清学试验方法有间接血凝试验(IHA)、间接荧光抗体试验(IFA)和酶联免疫吸附试验(ELISA)等,均可检测特异性抗体,敏感性和特异性较高,由于抗体效价下降较慢,故不作为观察疗效的指标。⑤ 采用双抗体夹心ELISA法检测血清循环抗原,具有诊断现症病人和考核疗效的价值。⑥ 部分病人肝功能检查可有血清转氨酶增高,重者血浆总蛋白和白蛋白降低。⑦ 其他还有超声波、同位素肝扫描、CT、核磁共振等检查,可作为辅助诊断和鉴别诊断的方法。

(二) 鉴别诊断

本病应与病毒性肝炎、其他原因所致的胆囊炎、胆管炎和肝硬化、原发性肝癌及其他吸虫病相鉴别。

【治疗】

(一) 病原治疗

1. 吡喹酮　为广谱驱虫药,是治疗本病的首选药物。用法:每次25 mg/kg,每日3次,连服2日(总剂量150 mg/kg)。治疗3个月粪便虫卵阴转率约为97.7%以上。本品不良反应较轻,少数有乏力、头痛、头晕、四肢酸痛、恶心、腹痛、腹泻等。一般剂量对肝、肾无明显损害。

2. 丙硫咪唑　为广谱驱虫药。用法:每日10 mg/kg,分2次口服,疗程7天。治疗1个月后虫卵阴转率达91%,不良反应轻,仅有口干、头昏、乏力、食欲不振、上腹部不适、腹泻等,可自行缓解。

(二) 对症和支持治疗

对重度感染有较重营养不良或肝硬化者应给予加强营养、纠正贫血、保肝及支持治疗。合并胆囊炎、胆管炎者,应加用抗菌药物。有胆石症、胆总管梗阻时应予手术治疗,术后给予驱虫治疗。合并病毒性肝炎时应积极保肝治疗,在病情改善的基础上尽早进行驱虫治疗。

【预防】

(一) 切断传播途径

不吃生的或未煮熟的鱼虾,是预防本病最有效的措施;厨房菜刀和砧板必须生熟食分开。加强粪便管理,将粪便进行无害化处理,勿使粪便入水。

(二) 控制传染源

普查普治传染源,加强对动物传染源的管理,不用生鱼虾或鱼内脏等喂猫、狗、猪等家畜。有条件可给感染动物驱虫,对野生动物根据情况加以捕杀。

复习思考题

1. 华支睾吸虫病通过何种途径感染?

2. 华支睾吸虫病的临床表现有哪些? 应与哪些疾病相鉴别?

3. 华支睾吸虫病的并发症有哪些? 主要驱虫药有哪些?

(张　燕)

第四节　丝 虫 病

丝虫病(filariasis)是由丝虫寄生于淋巴组织、皮下组织或浆膜腔所致的寄生虫病。在我国本病是由班氏和马来丝虫所引起，通过蚊虫传播。其临床特征在早期主要为淋巴管炎和淋巴结炎，晚期为淋巴管阻塞，常形成象皮肿。

【病原学】

在我国仅有寄生于人体淋巴系统的班氏吴策线虫(*Wuchereria bancrofti*，简称班氏丝虫)和马来布鲁线虫(*Brugia malayi*，简称马来丝虫)两种。这两种成虫的形态相似，虫体细长如线，乳白色，雌雄异体，但常缠结在一起。班氏雄虫长约28～42 mm，宽约0.1 mm，雌虫的长度和宽度约为雄虫的一倍。马来丝虫较班氏丝虫短小。

雌虫在人体内，从其子宫内胚蚴发育而成微丝蚴。班氏和马来微丝蚴从淋巴系统进入血循环后，都具有明显的夜现周期性，即白天多丛集在肺毛细血管内，夜间才出现于外周血液。马来微丝蚴为晚上8时至次晨4时，班氏微丝蚴为夜晚10时至次晨2时达高峰。肺和周围血液氧分压的变化可以改变班氏微丝蚴的周期性，如增高肺部氧分压，可使80%的微丝蚴离开周围血液而再藏匿于肺部。

近年来发现，丝虫的夜现周期性与微丝蚴体内的自发荧光有关，有夜现周期性的虫种体内见有弥漫的自发荧光及大量荧光颗粒，而无夜现周期性的虫种，则无此颗粒。

班氏微丝蚴和马来微丝蚴在形态上有显著不同，其区别见表7－2。

表7－2　班氏微丝蚴与马来微丝蚴形态鉴别要点

鉴别要点	斑氏微丝蚴	马来微丝蚴
大小(染色后)	244～296 μm×5.3～7.0 μm	177～230 μm×5～6 μm
体态	柔和，弯曲自然，无小弯	弯曲僵硬，大弯上有小弯
头隙	较短，长度与宽度相等	较长，长度较宽度长1～2倍
体核	圆形或椭圆形，大小均匀，排列整齐，相互分离，清晰可数	不规则，大小不等，排列密集，常相互重叠，不易分清
排泄孔与排泄细胞	较小，排泄细胞距排泄孔较近	较大，排泄细胞距排泄孔较远
$G_1R_{2\sim4}$细胞	G_1细胞较小，与$R_{2\sim4}$细胞距离较远	G_1细胞较大，与$R_{2\sim4}$细胞距离较近
肛孔	小，常不显著	较大，显著
尾部	后1/3较尖细，无尾核	自肛孔后突然变细，有2个尾核前后排列，尾核处略膨大

班氏和马来丝虫生活史：

1. 在蚊体内发育　当蚊虫吸吮病人血液时，微丝蚴进入蚊胃，多数在胃内被消灭或随蚊的排泄物排出，残留的微丝蚴进入胸肌，发育成为感染期幼虫，移行至蚊喙的下唇，当蚊吸血时进入人体。

2. 在人体内发育　感染期幼虫进入人体后，部分在移行和发育过程中死亡，有些幼虫进入淋巴管或淋巴结发育为成虫。雌雄成虫交配后，雌虫即产生微丝蚴。从感染期幼虫侵入人体至成虫产生的微丝蚴在周围血液出现，在班氏和马来丝虫分别为半年左右和2～4个月。

丝虫的成虫在人体内的寿命可达10年以上，微丝蚴在人体内的寿命估计为3个月～2年，在体外4℃时可存活6周。

【流行病学】

（一）流行情况

在我国山东、河南、广东、广西、贵州、四川、台湾、福建、浙江、江苏等15个省、市及自治区均有本病流行，尤以沿海地区严重。除山东和台湾仅有班氏丝虫病流行外，其他地区则班氏和马来丝虫病同时存在。

（二）传染源

血中有微丝蚴的病人和无症状的带虫者为本病的主要传染源。马来丝虫除在人体寄生外，还在猴、猫和穿山甲等动物体内寄生，其中以黑什猴为主要保虫宿主，自然感染率可高达70%。班氏丝虫无自然动物贮存宿主。

（三）传播途径

蚊类是班氏和马来丝虫的传播媒介。我国传播班氏丝虫的主要媒介是淡色库蚊、致乏库蚊，其次为多种按蚊；传播马来丝虫的主要媒介是中华按蚊。

（四）人群易感性

流行地区的男女老幼均易感，男女发病率无明显差别。以20～50岁感染率与发病率为高峰。可重复感染。

（五）感染季节

气温在20～30℃，相对湿度在75%～90%时最有利于微丝蚴在蚊体内发育成感染期幼虫，故一般多在5～10月为丝虫病的感染季节。南方地区则常年都有可能感染。

【发病机制与病理解剖】

丝虫病的发病与病变主要由成虫引起，幼虫也有一定的作用。微丝蚴与丝虫病主要病变关系不大。

幼虫与成虫产生的代谢产物、虫体子宫内的排泄物、死亡虫体的分解产物及成虫本身的机械性刺激，均能引起全身性过敏反应及局部淋巴系统的炎症反应，表现为周期发作的淋巴管炎、淋巴结炎及丝虫热等。晚期主要是大量纤维组织增生，虫体钙化，淋巴结变硬，淋巴管纤维化，甚至形成实心的纤维索，即为闭塞性淋巴管内膜炎。当淋巴系统发生阻塞时，造成淋巴管曲张，甚至破裂，淋巴液流入周围组织和器官。此外，淋巴管瓣膜受到丝虫的破坏也可引起淋巴回流障碍和淋巴滞留。

班氏丝虫寄生于深部和浅部淋巴结、淋巴管中，由于阻塞淋巴管的位置不同而临床表现有异。阻塞位于腹股沟淋巴结及其主干时，可出现下肢淋巴肿；阻塞位于浅表腹股沟淋巴结或淋巴管时，出现阴囊淋巴肿；阻塞位于精索及睾丸淋巴管时，出现阴囊鞘膜积液；阻塞位于主动脉前淋巴结、肠淋巴干时，可引起泌尿系统、消化系统及腹壁淋巴管的破裂，导致乳糜尿、乳糜腹泻及乳糜腹水。淋巴液长期滞留在组织内，刺激纤维组织大量增生，皮下组织增厚、变粗、变硬而形成象皮肿。因局部循环障碍易发生继发性细菌感染，使象皮肿恶化，甚至形成经久不愈的局部溃疡。

马来丝虫主要寄生于人体四肢浅部淋巴系统，易引起淋巴管炎、淋巴结炎频繁发作，而无乳糜尿、鞘膜积液、阴囊淋巴肿等。

【临床表现】

潜伏期是自感染期幼虫侵入机体至血液中出现微丝蚴为止，一般半年左右。感染后有半数不出现症状而血中有微丝蚴，成为"无症状"的感染者。

（一）早期（淋巴组织炎性病变期）

1. 急性淋巴结炎和淋巴管炎　多发生于下肢，常呈周期性发作。发作时有发热（38～39℃），淋巴结肿痛，沿大腿内侧淋巴管有一红线自上向下蔓延，即逆行性淋巴管炎。炎症波及皮内毛细淋巴管时，局部皮肤出现红肿，有压痛及灼热感，称丹毒样皮炎。一般持续2～3日可自行消退，如继发细菌感染，则可形成脓肿。每月或数月发作1次，以夏秋多见，是马来丝虫病早期较为多见的症状。

2. 丝虫热　周期性突然发生寒战、高热，2～3日后自退。局部症状不明显，有时伴腹痛。因深部淋巴结炎和淋巴管炎所致。多见于班氏丝虫病流行区。

3. 精索炎、附睾炎和睾丸炎　表现为发热和一侧自腹股沟向下蔓延的阴囊疼痛，放射至大腿内侧。体检发现睾丸和附睾肿大、压痛，精索上有结节性肿块伴压痛。数天后可自行缓解，肿块变小而较硬。反复发作则肿块逐渐增大。

4. 肺嗜酸性粒细胞浸润综合征　表现为畏寒、发热、咳嗽、哮喘及淋巴结肿大等。肺部有游走性浸润，痰中可找到嗜酸性粒细胞和夏－雷晶体。周围血象分类中嗜酸性粒细胞占20%～80%不等。周围血液中较难找到微丝蚴，但有高滴度抗丝虫抗体及IgE增高。

（二）晚期（淋巴阻塞性病变期）

晚期临床表现多由淋巴系统增生、阻塞所引起。但炎症仍反复出现，因此，两种病变交叉重迭出现。

1. 淋巴结肿大和淋巴管曲张　反复发作的淋巴结炎和淋巴结内淋巴窦的曲张是造成淋巴结肿大的因素。肿大的淋巴结及周围淋巴管的曲张常于腹股沟处形成肿块，触诊似海绵样包囊，穿刺可得淋巴液，有时可找到微丝蚴。精索淋巴管曲张常互相粘连而成索状，触诊难与精索静脉曲张相鉴别，且两者可同时并存。

2. 鞘膜腔积液　多见于班氏丝虫病。轻者无症状，积液较多时阴囊体积增大，皱褶消失，有下坠感而无疼痛，透光试验阳性。积液沉淀中常可找到微丝蚴。

3. 乳糜尿　为班氏丝虫常见的晚期症状。常骤然出现，发作前可无症状。也可有畏寒、发热，腰部、盆腔及腹股沟等处疼痛，继而出现乳糜尿。尿呈乳白色，伴血尿时可呈粉红色，静置后可分为3层：上层为脂肪，中层为较清的液体，下层为粉红色沉淀。沉淀中有淋巴细胞和红、白细胞，有时可找到微丝蚴。

4. 象皮肿　常在感染后10年左右发生。绝大多数发生于下肢，少数见于阴囊、阴茎、阴唇、上肢、乳房等。生殖器官的象皮肿仅见于班氏丝虫病。早期表现为皮肤增厚，不断变粗、变硬，出现折沟、疣状结节。因局部循环障碍，易发生细菌感染，形成慢性溃疡。

【诊断与鉴别诊断】

（一）诊断

1. 流行病学资料　有流行区居住史及感染机会。

2．临床资料　周期性发热、反复发作的淋巴结炎与逆行性淋巴管炎、象皮肿、乳糜尿为本病的特征。来自流行区患精索炎、睾丸炎、精索淋巴管曲张者，大多由于丝虫所致。血中找到微丝蚴即可确诊。

3．实验室检查　① 早期伴有过敏反应的病人，白细胞总数常在 $10\times10^9\sim20\times10^9$/L，以嗜酸性粒细胞增加为主。伴有细菌感染者可有中性粒细胞显著增高。② 血液中找到微丝蚴是诊断早期丝虫病唯一可靠的方法，自夜 10 时至次晨 2 时阳性率最高。③ 乳糜尿呈乳白色，淋巴尿的外观与正常尿无异，蛋白含量明显增高，也有红细胞，但无管型。两者的沉渣中都可找到微丝蚴。④ 采用 ELISA 法，丝虫病的抗体灵敏度高，特异性强，且不需夜间采血，是本病较为理想的辅助诊断方法。⑤ 近来采用特异性 DNA 探针技术诊断丝虫病，也有很高的敏感性和特异性。

4．治疗性诊断　对疑似病人而血中找不到微丝蚴者可作治疗性诊断，口服治疗剂量乙胺嗪，2～14 天内出现发热及淋巴系统反应或淋巴结节，诊断可基本确立。必要时可取浅表淋巴结、附睾或精索结节小块进行活检，可发现成虫或肉芽肿性炎症变化。

（二）鉴别诊断

丝虫病所致的淋巴结炎、淋巴管炎及丹毒样皮炎应与细菌引起者相鉴别，细菌性淋巴管炎是自下而上向局部淋巴发展，局部疼痛与压痛明显，中毒症状较重，血液中性粒细胞升高。

精索炎与附睾炎应与结核性附睾炎相鉴别，后者可有结核病史，附睾结核呈结节样肿大，质硬，有轻压痛。少有反复发作。

乳糜尿应与腹腔淋巴结核和肿瘤所引起者相鉴别。

【预后】

丝虫病对生命威胁不大，早期及时和彻底治疗，一般很快恢复健康。但反复发作的淋巴管炎和晚期的象皮肿可影响劳动力，亦可因局部慢性溃疡而招致全身性细菌感染，危及生命。

【治疗】

（一）病原治疗

1．乙胺嗪（Diethylcarbanazine）　又名海群生（Hetrazan），本品能迅速清除血中的微丝蚴。对马来微丝蚴的作用较班氏微丝蚴更为迅速而完全。较大剂量或较长疗程时，也能杀死成虫。常用制剂为枸橼酸乙胺嗪，治疗剂量和疗程可根据虫种、感染程度、病人的身体状况选择应用。① 短程疗法：1～1.5 g，一次顿服，或 0.75 g，日服 2 次，适用于马来丝虫病的大规模治疗。② 中程疗法：每日 0.6 g，分 2～3 次口服，连服 7 日，适用于微丝蚴数量大的严重感染者及班氏丝虫病。③ 间歇疗法：每次 0.5 g，每周 1 次，连服 7 周，此法阴转率高，疗效可靠，不良反应小，但疗程较长。

乙胺嗪本身毒性甚低，偶可引起食欲减退、恶心、头晕、失眠等。治疗期间因成虫或微丝蚴的死亡可引起过敏反应，包括寒战、高热、关节酸痛、皮疹等。局部反应可出现淋巴管炎、淋巴结炎、精索炎、附睾炎及皮下结节等。凡有严重心、肝、肾疾病，活动性肺结核，急性传染病，妊娠在 3 个月以内或 8 个月以上的孕妇，应暂缓乙胺嗪治疗。

2．左旋咪唑（Levamisole）　本品近期疗效好，而远期疗效差。剂量为每日 4～5 mg/kg，分 2 次口服，共服 5 日。微丝蚴即时阴转率可达 90.3%，但治疗后 4 个月，微丝蚴阴转率明显下降。与乙胺嗪合用可加强疗效。

3. 呋喃嘧酮(Furapyrimidone)　是1978年我国合成的抗丝虫病药品。对班氏与马来丝虫成虫和微丝蚴均有杀灭作用,可作为乙胺嗪的补充药物使用。不良反应与乙胺嗪相仿。本品为肠溶片,每日20 mg/kg,分2～3次,连服7日为一疗程。

(二) 对症治疗

1. 淋巴管炎与淋巴结炎　可口服解热镇痛剂,若继发细菌感染者,可应用抗菌药物。

2. 乳糜尿　发作时应卧床休息,少食含脂肪多的食物,多饮水。药物治疗效果不满意。久治不愈者可应用1%硝酸银溶液灌注或手术治疗。

3. 象皮肿　对下肢象皮肿者,可采用烘绑疗法,患肢用辐射热或微波透热。烘疗后用弹性绷带包扎,每日1次,20次为一疗程,休息半个月,进行下一疗程。巨大阴囊和乳房象皮肿主要施行外科整形术。鞘膜积液者可作睾丸鞘膜翻转术。

【预防】

(一) 普查普治

有组织、有计划地在流行区进行1岁以上人群的普查普治,对微丝蚴阳性者或微丝蚴阴性而有典型丝虫病体征者均应普治。每次乙胺嗪剂量为:班氏丝虫病3 g疗法(疗程3～5天)或4.2 g疗法;马来丝虫病为0.5～1.0 g,顿服或分2次服,第2年重复治疗1次。乙胺嗪药盐在农村小范围内普服是一项当前消灭丝虫病传染源较好的措施。

(二) 防蚊灭蚊

掌握“灭早、灭小、灭了”的原则。清洁畜舍,填平污水池等,以消灭蚊虫孳生地。同时采用药物灭蚊及个人防蚊措施等。

复习思考题

1. 丝虫病的主要诊断依据有哪些?
2. 试述丝虫病的主要治疗措施。

(李　军)

第五节　肠绦虫病与囊虫病

一、肠绦虫病

肠绦虫病(intestinal taeniasis)是各种绦虫成虫寄生于人体小肠所引起的疾病的总称,常见为猪肉绦虫病和牛肉绦虫病,系因进食含有活囊尾蚴的猪肉或牛肉而感染。

【病原学】

在我国寄生人体的绦虫有四大类,即带绦虫、膜壳绦虫、棘球绦虫和裂球绦虫。带绦虫有猪肉绦虫(*taenia solium*)、牛肉绦虫(*taenia saginata*),是最常见的寄生种类。其次为短膜壳绦虫(微小膜壳绦虫,*hymenolepis nana*)和长膜壳绦虫(缩小膜壳绦虫,*hymenolepis diminute*),偶见阔节裂头绦虫(*diphyllobothrium latum*)与犬复孔绦虫(*dipylidium caninum*)。绦虫为雌雄同体。人为猪肉绦虫、牛肉绦虫和短膜壳绦虫的终宿主。

带绦虫成虫寄生于人体的小肠上部，头节多固定在十二指肠和空肠下 40～50 cm 处，其妊娠节片内充满虫卵，虫卵和妊娠节片随粪便排出体外，猪吞食虫卵后，卵壳在十二指肠内被肠液消化，孵出六钩蚴。六钩蚴钻破肠壁，随血及淋巴循环到达全身各处，主要在骨骼、肌肉发育为囊尾蚴（"米猪肉"）。当人摄食有活囊尾蚴的猪肉或牛肉，则囊尾蚴在小肠内伸出头节，长出节片，经 10～12 周发育为成虫。

短膜壳绦虫则不需中间宿主，虫卵从粪便排出时即有感染性，可直接构成人与人之间的传播，亦可由于肠管逆蠕动，虫卵反流入胃后再回到小肠而构成内源性自体感染。自吞入虫卵至虫体发育成熟仅需 2～4 周。

【流行病学】

（一）传染源

人是带绦虫的终末宿主，故病人是猪肉绦虫病和牛肉绦虫病唯一的传染源，从粪便中排出带绦虫卵，分别使猪或牛受染而患囊尾蚴病。鼠是短膜壳绦虫的保虫宿主。因此，鼠和人是短膜壳绦虫病的传染源。

（二）传播途径

猪肉绦虫病和牛肉绦虫病是因食入生的或未煮熟的含有囊尾蚴的猪肉或牛肉而受感染。这与饮食习惯有关，亦可因生肉污染熟食或熟食用的砧板与炊具而发生感染。短膜壳绦虫病是由于手或食物被污染而传播。

（三）人群易感性

不分性别与年龄均可感染。猪肉绦虫病与牛肉绦虫病以青壮年为多，男多于女。短膜壳绦虫病则以儿童居多。

（四）流行特征

绦虫病在国内流行较广，见于东北、华北、云南、贵州、西藏、青海、新疆等地，少数民族地区尤多，且常可呈地方性流行。短膜壳绦虫病主要见于华北和东北地区。

【发病机制与病理解剖】

猪肉绦虫与牛肉绦虫以小钩和（或）吸盘钩挂和（或）吸附在小肠粘膜上，引起局部损伤及炎症。多条绦虫寄生偶可导致不完全性肠梗阻。短膜壳绦虫的蚴虫寄生在小肠粘膜内，引起微绒毛肿胀。其成虫则可引起灶性出血与浅表性溃疡等病变。

【临床表现】

自吞食猪肉或牛肉绦虫的囊尾蚴至粪便中出现虫体节片需 2～3 个月，此即潜伏期。短膜壳绦虫病的潜伏期为 2～4 周。猪肉与牛肉绦虫病的症状多甚轻微，粪便中发现白色带状节片常为最初和唯一症状。牛肉绦虫脱落的节片蠕动能力较强，常可自动从肛门脱出。约 1/3～1/2 的病人常有上腹隐痛，少数可有消瘦、乏力、食欲亢进等，偶有神经过敏、磨牙、失眠等神经系统症状。猪肉绦虫病人因自体感染而同时患有囊虫病者可占 2.5%～25%，感染期愈长，危险性愈大。感染短膜壳绦虫后，病人的症状略多，有时酷似十二指肠溃疡。

【诊断】

1. 有进食生的或未熟的猪、牛肉的历史。

2. 粪便中有白色带状节片排出者，或肛门、内裤、被褥上发现过白色节片。

3. 粪便中找到虫卵可确诊，肛门拭子查找虫卵的阳性率常高于粪便。

4. 采用环卵沉淀试验、补体结合试验、乳胶凝集试验等免疫学检查，阳性率可达73%～99%，但可有假阳性反应。近年来有学者应用PCR法检测绦虫种特异性的DNA序列，特异性和敏感性均较高。

【治疗】

主要为驱虫治疗，经治疗绝大多数病人能迅速排出虫体而痊愈。

（一）吡喹酮

驱猪肉绦虫或牛肉绦虫用药剂量按成人15～25 mg/kg，儿童15 mg/kg计算，顿服，有效率可达95%以上。药物主要作用于绦虫颈部表皮，出现空泡，继而破溃，并可使虫体肌肉发生痉挛，致虫体随肠蠕动从粪便排出体外。

（二）甲苯咪唑

成人和儿童剂量均按每次300 mg，每日2次，疗程3日，疗效亦佳。本品肠道内很少吸收，不良反应少。

（三）氯硝柳胺（灭绦灵）

疗效不如吡喹酮及甲苯咪唑，可作为次选药物。成人剂量为2 g，空腹口服，药片宜嚼碎。服药后2小时服硫酸镁导泻，以驱出全部未消化的虫体。

【预防】

（一）管理传染源

普查普治病人。对屠宰场的工作人员应予定期检查及彻底治疗。加强猪和牛的管理，猪、牛变牧养为圈养，防止饲料被人粪污染。

（二）切断传播途径

加强肉类检疫，禁止出售含囊尾蚴的肉类。囊尾蚴在－10℃储藏5～10日即可死亡。加强卫生宣教，禁止生食肉类，饮食器具应生熟分开。

二、囊虫病

囊虫病（猪囊尾蚴病，cysticercosis）是猪肉绦虫的蚴虫寄生于人体各组织所致的疾病。因误食猪肉绦虫卵而感染，亦可因身体内有猪肉绦虫寄生而产生自体感染。囊虫主要寄生在皮下组织、肌肉和中枢神经系统，以寄生在脑组织最为严重。

【病原学】

猪囊尾蚴在人体内寄生引起囊虫病。人不是牛肉绦虫适宜的中间宿主，因此牛肉绦虫不引起人的囊虫病。人经口感染猪肉绦虫虫卵后，经消化液作用，六钩蚴脱囊而出，穿破肠壁血管，随血液循环散布至全身，经9～10周发育为囊虫。囊尾蚴结节因寄生部位不同而形态各异。在肌肉内呈椭圆形，脑室内多呈圆形。位于颅底脑室处的囊虫较大，可达2.5 cm，并呈葡萄状，称为葡萄状囊虫。

囊尾蚴结节的囊壁为两层，外层为细胞浸润（急性期以中性粒细胞及嗜酸性粒细胞为主，慢性期以淋巴细胞和浆细胞为主），内层呈玻璃样变。囊壁和虫体之间有囊腔，其内含清亮囊液。虫体系向内凹呈白色点状的囊尾蚴头节。葡萄状囊虫不含头节。

【流行病学】

(一) 传染源

猪肉绦虫病人是囊虫病唯一的传染源。

(二) 传播途径

1. 异体感染　亦称外源性感染,系由于个人卫生习惯和饮食卫生习惯不良而经口感染。

2. 外源性自体感染　因体内有猪肉绦虫寄生而发生自体感染,即通过不洁的手把自体排出粪便中的虫卵带入口内而受感染。

3. 内源性自体感染　因呕吐反胃致使肠内容物返入胃或十二指肠中,重复感染。此种方式的感染较重,囊虫可遍布全身组织。

(三) 人群易感性

任何性别、年龄都可患本病。男女比约为2:1。青壮年多见,农民居多,与环境卫生和个人卫生习惯有关。

(四) 流行特征

我国东北、华北、云南、内蒙古等地发病率较高。

【发病机制与病理解剖】

六钩蚴侵入组织后引起局部组织反应。初期为中性和嗜酸性粒细胞浸润,继之以浆细胞和淋巴细胞为主,伴有成纤维细胞增生。随后幼虫被纤维膜包裹而形成包囊。囊虫的病理变化因寄生的部位、数目、死活及局部组织的反应程度而不同。寄生部位以脑、皮下组织、肌肉和眼部为多。脑囊虫的发病率最高,约占囊虫病的60%～80%。寄生在大脑皮质是癫痫发作的病理基础,位于软脑膜者可引起蛛网膜炎,颅底的葡萄状囊虫容易破裂引起囊虫性脑膜炎。在第四脑室、侧脑室,带蒂的囊虫结节或炎症性脑膜粘连造成第四脑室正中孔与侧孔阻塞,可发生脑积水,亦可产生交通性脑积水。

我国学者发现脑囊虫病病人对流行性乙型脑炎易感。尸检发现,约1/3的乙型脑炎病例并发脑囊虫病,而其他疾病尸检并发脑囊虫病者仅有0.014%～0.46%。

眼部的囊尾蚴常寄生于玻璃体、眼球肌肉、眼结膜下等处,视网膜囊虫病的发病率约为27%。

【临床表现】

潜伏期约3个月至数年,5年内居多。其临床表现因囊尾蚴寄生的部位、感染的程度、寄生时间的久暂、是否存活以及人体的反应而不同。

(一) 脑囊虫病

临床表现复杂多样,从无症状至猝死不等,可分为以下类型:

1. 脑实质型　最常见,占脑囊虫病的80%～100%。囊虫常位于大脑皮质表面临近运动中枢区,临床表现以癫痫最为常见,可有局限性或全身性短暂抽搐或癫痫持续状态。弥漫性脑实质受累者常引起颅内压增高或器质性精神病。甚至因脑组织破坏和皮质萎缩导致痴呆。

2. 脑室型　约占脑囊虫病的10%，囊尾蚴寄生在脑室孔附近，可出现脑脊液循环阻塞、颅内高压等表现，有时可表现为活瓣综合征，即反复出现突发性、体位性剧烈头痛、呕吐，甚至发生脑疝，致循环、呼吸障碍而猝死。

3. 软脑膜型　约占脑囊虫病的10%，囊尾蚴寄生于软脑膜可引起反复发作的慢性脑膜炎，表现有头痛、呕吐、颈项强直、共济失调等症状，发热常不明显，颅神经损伤亦较轻微。粘连性蛛网膜炎病人多有颅内压增高、视力减退等症状，第四脑室正中孔或侧孔阻塞时产生脑积水。

4. 脊髓型　由于侵犯部位不同可引起相应症状，如截瘫、感觉障碍、大小便潴留等。

此外兼具前述各型症状，以大脑与脑室混合型为多，会使症状更为复杂。

(二) 皮下及肌肉囊虫病

约2/3的囊虫病病人有皮下囊虫结节，是直径约为0.5～1.0 cm大小的圆或椭圆形结节，多在躯干及大腿上端，有数个至数百个不等，质坚韧似软骨，有弹性感，无痛，与周围组织无粘连。结节可分批出现，时间久者结节缩小变硬。若大量囊尾蚴寄生于躯干或四肢肌肉内，可引起假性肌肥大症，表现为四肢肌肉肥大，但软弱无力，甚至行动困难。B超检查皮下囊虫结节显示圆形或椭圆形液性暗区，轮廓清晰，囊壁完整，囊内可见一强回声光团，位于中央或一侧。

(三) 眼囊虫病

多为单眼感染。位于视网膜者可引起视力减退，亦常为视网膜剥离的原因之一。位于玻璃体者可自觉眼前有黑影飘动，用裂隙灯检查时，可见灰蓝色或灰白色圆形囊泡，周围有金黄色反射圈，用电刺激可见虫体蠕动。囊虫在眼内存活时病人尚可耐受，而虫体死亡产生强烈的刺激，可导致色素膜炎、视网膜脉络膜炎。

(四) 其他

其他部位亦可有囊尾蚴寄生，如舌、口腔、声带以及心、肝、肾、肺等组织中，可出现相应的症状，但均罕见。

【诊断与鉴别诊断】

(一) 诊断

1. 流行病学资料　在此病流行区有生食或半生食肉史，尤其有肠绦虫病史或查体有典型的皮肌囊虫病者。

2. 临床资料　无其他原因的癫痫发作、颅内压增高及其他神经系统症状者，特别是在流行区应疑诊本病。有皮下结节者要做病理组织活检证实。

3. 实验室检查　血象大多在正常范围，嗜酸性粒细胞可增多。脑脊液压力可增高，细胞数和蛋白质轻度增加，糖和氯化物正常或略低。脑脊液中有嗜酸性粒细胞和异常淋巴细胞有参考诊断价值。用ELISA法检测病人血清或脑脊液中的特异性抗体和循环抗原，有较高的特异性和敏感性，对临床诊断和流行病学调查均有实用价值。CT和MRI检查可有助于脑囊虫病的临床诊断，脑囊虫病的影像特征为直径小于1 cm的低密度区，注射对比剂后，其周围可见环形增强带(炎症性水肿)，亦可见脑室扩大，钙化灶等。MRI尚能判断囊虫病的活动状况，对指导临床治疗有重要价值。

(二) 鉴别诊断

脑囊虫病应与原发性癫痫、颅内肿瘤、结核性脑膜炎、隐球菌性脑膜炎等鉴别，影像学检查和血清免疫学检查可提供鉴别依据。

【治疗】

（一）病原学治疗

1. 阿苯达唑　对皮肌型、脑与眼囊虫病有良好疗效。剂量与疗程：每日 18～20 mg/kg，每日 2 次，10 日为一疗程。脑囊虫病病人需 2～3 个疗程，每疗程间隔 2～3 周。

不良反应主要有头痛、低热，少数可有视力障碍、癫痫等。个别病人可发生过敏性休克或加重脑水肿，诱发脑疝。这些反应多发生于服药后 2～7 日，持续 2～3 日。亦有少数病人于第一疗程结束后 7～10 日才出现反应。第二疗程的不良反应率明显减少，而且反应轻。

2. 吡喹酮　本药有强烈杀囊虫的作用，虫体死亡后释放大量的异体蛋白，引起严重的过敏反应，脑囊虫病病人反应更甚，可诱发脑疝，危及生命。其剂量与疗程因不同的临床类型而异。皮肌型囊虫病病人采用总剂量 120 mg/kg，3～4 天内分次口服；脑囊虫病者若无明显颅内压增高，按总剂量 180 mg/kg，分 3～4 天内分次口服，必要时 2～3 个月重复一个疗程。不良反应同阿苯达唑，但发生率高且严重。眼囊虫病用吡喹酮治疗后局部炎症反应剧烈，增加手术的复杂性，故为禁忌；有精神障碍和痴呆表现的脑囊虫病者亦不宜用此药。

（二）对症治疗

对有颅内压增高者，首先静滴 20% 甘露醇 250 ml，内加地塞米松 5～10 mg，连续 3 日后再开始病原治疗。疗程中亦可常规应用地塞米松和甘露醇，以防止不良反应的发生或加重。癫痫发作频繁者酌情选用安定及苯妥英钠等药物。

（三）治疗中注意事项

1. 必须住院治疗，皮肌型囊虫病病人因亦有潜在脑囊虫病之可能，治疗中可能出现较剧烈的不良反应如癫痫发作等，故应住院治疗。

2. 临床上发作频繁的癫痫或颅内压增高者，须先降颅压治疗，必要时须施临时性脑室引流减压术方能进行药物治疗。

3. 眼囊虫病禁止杀虫治疗，因治疗引起的炎症反应会加重视力障碍，甚至失明，必须手术治疗。

4. 疑有囊虫病致脑室孔堵塞者，宜手术治疗。

【预防】

广泛宣传本病的危害和传播方式。彻底治疗猪肉绦虫病人。加强粪便管理。认真做好上市猪肉的检疫工作，禁止出售“米猪肉”。

复习思考题

1. 肠绦虫病的诊断依据有哪些？
2. 试述囊虫病的主要临床表现。
3. 治疗囊虫病时有哪些注意事项？

（李　军）

第六节 包 虫 病

包虫病(hydatid disease)又名棘球蚴病(echinococcosis),是棘球绦虫的幼虫感染人体所致的疾病,该病为人畜共患病。我国有两种不同虫种的包虫病,即囊型包虫病与泡型包虫病。人因摄入棘球绦虫卵而感染。临床上以肝包虫病最多见,肺部次之,脑和骨骼等其他器官偶被侵犯。

一、囊型包虫病(细粒棘球蚴病)

【病原学】

细粒棘球绦虫是囊型包虫病的病原体,其虫体长达2.5～6 mm,由头节、颈部、幼节、成虫节与孕节各一个组成。头节呈梨形,有顶突和4个吸盘。妊娠节片的子宫内充满虫卵,虫卵呈圆形,棕黄色,对外界抵抗力强。虫卵在温水中可存活7～16天,干燥环境中存活11～12天,0℃时可存活116天,在蔬菜、水果中的虫卵不易被化学杀虫剂杀死。煮沸与阳光直射(50℃)能杀死虫卵。

细粒棘球绦虫的终宿主是狗,中间宿主主要是牛、羊。人因摄入虫卵而成为中间宿主。虫卵随狗粪便排出体外,污染其皮毛、畜舍、农牧场、蔬菜、水源等,被人或羊摄入后经消化液作用,在十二指肠内孵化成六钩蚴。六钩蚴穿入肠壁末梢静脉,随门静脉血流进入肝脏,发育成幼虫,即棘蚴,形成包虫囊。少数六钩蚴通过肝血窦、肝静脉、右心侵入肺脏,通过肺微血管、左心进入大循环,波及全身各器官,肺、脑、骨骼等其他脏器可被侵犯。受污染的牛、羊内脏被狗摄食后,棘球蚴囊内的每个原头蚴在小肠内,经3～10周即可发育为一条成虫,完成狗与羊之间家畜的生活循环。人因误食其虫卵而感染。

棘球蚴呈囊状,囊壁分角皮层和生发层。囊内有无色透明液体,其中含少量蛋白质。角皮层为白色半透明膜,分层状如粉皮,由生发层细胞的分泌物组成。生发层为虫体本身,具有较强的繁殖能力。生发层向内芽生,形成生发囊与原头蚴。原头蚴脱落进入囊液称囊沙。生发囊也常脱落,游离于囊液,称子囊,其结构同母囊。子囊又可产生孙囊。较老的包囊可有数百个子囊与数以万计的原头蚴。有的包虫囊不产生子囊,称不育囊。

【流行病学】

本病主要流行于畜牧区,世界各地均可发生,国内以青海、宁夏、内蒙古、西藏多见。包虫病不仅危害人体健康,牛、羊群的感染也可造成畜牧业巨大的损失。

(一) 传染源

主要是狗,其次是狼、狐。

(二) 传播途径

主要是人与狗密切接触,虫卵污染手指后经口感染或虫卵污染蔬菜、水源等导致感染。

(三) 人群易感性

人群普遍易感,以青壮年农民和牧民为多见。大多数在儿童期感染,到青壮年发病。

【发病机制与病理解剖】

包虫囊的病理变化主要由囊肿占位性生长压迫邻近脏器所引起。肝包虫囊逐渐成长时，肝内胆小管受压迫，并被包入外囊壁中。有时胆小管因压迫性坏死破入囊腔，将子囊和囊液染成黄色，并易导致继发感染。肺包虫囊大多不含子囊，亦可破入支气管，易并发细菌感染。如果包虫囊大量囊液生发层与原头蚴破入胸腔或腹腔，可引起继发性包虫囊肿与过敏性休克。囊型包虫病在体内分布：肝 75%～78%，肺 8.5%～14.5%，脑 1%～2%，骨骼、心包、肺、脾少见，包虫囊肿分内、外两囊。内囊即包虫囊，外囊为宿主的纤维包膜，两者之间有粘连。

【临床表现】

潜伏期很长，从感染至发病为 5～20 年或更长，因棘球蚴寄生部位、囊肿大小及有无并发症而异。

（一）肝包虫病

最常见，肝右叶占 80%～85%，左叶占 15%～20%。早期无自觉症状。因囊肿常接近肝表面，主要表现为右上腹或上腹部无痛性肿块，表面光滑，边缘清晰，有波动感或包虫囊震颤感。包虫囊长大可引起肝区牵扯性疼痛。如肝右叶顶部包虫囊向上生长时，可引起膈肌升高，活动限制，反应性胸膜和胸腔积液；如包虫囊位于肝门附近，可压迫门静脉引起门脉高压征、脾肿大、腹水、静脉曲张，或压迫胆总管引起黄疸。左叶包虫囊的体征出现较早且较显著。

肝包虫病的主要并发症是感染或囊肿破裂，两者常互为因果，且加重病情。细菌感染主要来自胆管，也可因外伤或穿刺引起。临床表现为发热，肝区疼痛，白细胞与中性粒细胞增多，毒血病症状轻。囊肿破裂是常见的严重并发症。因包虫囊的张力高，诊断性穿刺易引起破裂，外伤也可造成破裂。囊液破入胸腔或腹腔可造成过敏性休克，使原头蚴移至胸腔或腹腔而产生多发性继发包虫囊肿。

（二）肺包虫病

2/3 的病人病变位于右肺，以右下肺多见，早期因包虫囊较小，无自觉症状。常在胸部 X 片检查发现，显示单个或多个圆形或卵圆形光滑肿块，边缘清晰。随着囊肿增大，可引起干咳、胸痛及咯血。约 1/3 肺包虫囊穿破至支气管，穿破时可突发阵咳，呼吸困难，咯出大量水样囊液和粉皮状角皮层，偶可发生窒息。穿破胸腔可发生液气胸或脓胸。并发感染时，有发热、咯脓痰等症状。

（三）脑包虫病

儿童多见，多位于顶叶，常伴有肝或肺包虫病，临床表现为头痛、视神经乳头水肿等颅内压增高征，常有癫痫样发作。脑电图呈局限性慢波。CT、MRI 扫描可见囊肿阴影。

其他脏器如骨骼、心包、脾、肾等包虫病临床少见。表现为占位性囊肿引起的压迫症状，几乎均伴有肝或肺包虫病。

【实验室检查】

（一）血象

白细胞计数大多正常。嗜酸性粒细胞轻度增高。

（二）超声检查

B 超具有简便、快速、无损伤的优点，肝包虫病可见肝内液性暗区，边缘清晰的圆形囊肿，偶可见囊中原头蚴光点。并可测定囊肿部位、大小与数量等。

（三）X线检查

肝右叶顶部包虫病可见膈肌抬高，活动受限。肺包虫病X线可见一个或数个圆形或椭圆形囊性阴影，边缘光滑。

（四）CT、MRI

肝或肺包虫病可见边缘光滑、均质的囊性阴影。

（五）免疫学检查

1. 皮内试验　用人或羊包虫囊液0.1～0.2 ml为抗原做皮内注射，15分钟后，局部丘疹明显增大，周围有伪足（即刻反应），12～24小时继发皮下红肿或硬结（延迟反应）。该试验简便、快速，阳性率达70%～95%。但与结核病、绦虫病、囊虫病、肺吸虫病有交叉反应。

2. 血清免疫学试验　包括对流免疫、电泳、间接血凝、ELISA法等，其中ELISA法灵敏度和特异性较高，但与囊虫病有交叉反应。

【诊断与鉴别诊断】

凡在流行区有与狗密切接触史，X线检查、B超或CT发现囊肿者应疑为本病。皮内试验与血清免疫学检查有助于诊断。肝包虫病需与先天性肝囊肿、肝血管瘤相鉴别。肺包虫病应与肺囊肿、转移性肺癌、结核球等相鉴别。

【治疗】

（一）手术治疗

肝包虫病与肺包虫病均应采取手术摘除。手术前后应服用阿苯达唑，以杀死原头蚴，防止播散与复发。手术时先抽尽囊液，切开囊腔，取尽子囊，并将内囊摘除。手术时应防止囊液外漏与原头蚴播散，以免产生过敏性休克或复发。

（二）药物治疗

动物实验证明，阿苯哒唑既可杀原头蚴，又可破坏生发层。剂量为每日20 mg/kg，分2次服用，连续服用2～3年或更长。对病程短、囊壁薄的包虫病效果好，但不能替代手术治疗。其主要适应证：多器官或同一器官多发性包虫囊肿病人；不能手术或术后有播散复发者。此药不良反应轻，但可引起可逆性白细胞减少。因本品可能有致畸作用，故孕妇禁用。

【预防】

（一）控制传染源

关键是预防犬类感染。广泛宣传养狗的危害性，野狗应予捕杀。牧羊狗、警犬应予登记，定期检疫。在流行区的狗应定期口服吡喹酮，剂量15～20 mg/kg，顿服。

（二）切断传播途径

应该注意个人饮食卫生，不喝生水，不食生菜。教育儿童避免与狗接触，加强屠宰场管理的监督。病羊的内脏烧毁或深埋，以防止狗的感染。

二、泡型包虫病

泡型包虫病（alveolar echinococcosis）为多房棘球绦虫的幼虫寄生于人体引起的疾病，也称多房性包虫病。泡球蚴主要寄生在肝脏，产生浸润增殖性病变，并经血液循环转移至肺、脑等器官。

【病原学】

多房棘球绦虫和细粒球绦虫外形和结构相似,但虫体更小,由头节、颈部、未成熟体节、成熟体节与妊娠体节各一节组成。泡球蚴与棘球蚴不同,前者由外面的匀质层和内层的单细胞生发膜组成。生发膜具有向外芽生增殖的特性,呈浸润性生长,为蜂窝状或海绵状无数小囊泡,内含胶冻样物质。蜂窝中虫体常发生液化性坏死,可形成假腔。人不是其适宜宿主,故人体肝脏病变中罕有原头蚴存在。

【流行病学】

本病是一种人畜共患疾病,流行地区较局限,在我国分布于西北各地、西藏和四川甘孜州等。本虫终末宿主是狐狸、狗,其次是狼、猫等。中间宿主为啮齿类动物如鼠等。人因误食被该虫卵污染的食物或水而感染。以农牧区和野外狩猎人员为多。

【病理解剖】

泡球蚴主要寄生在肝脏。病变可分为单个大块型、多个结节型与混合型,肝脏左、右叶均可受累。泡球蚴在肝内可无限制繁殖,不仅在肝实质内广泛浸润扩散,而且可通过淋巴管或血液循环转移至肺、脑等脏器。

【临床表现】

泡球蚴病潜伏期长,可达10～20年以上。本病病程长,呈缓慢进行性发展。早期无明显症状,病人因右上腹痛或上腹部肿块就医时多已属晚期。肝脏显著肿大,质地硬,表面有结节,易误诊为肝癌。病变波及肝门区压迫胆总管时,可出现梗阻性黄疸。肝左右叶受到广泛累及者,可发展至肝功能衰竭。如发生肺、脑泡球蚴病,则出现相应的肺、脑症状和体征。

【诊断】

本病诊断依据:① 来自流行区或在流行区有居住史;② 包虫抗原皮内试验或血清免疫学试验阳性;③ 肝脏显著增大,质地硬,表面可扪及结节;④ 肝脏B超与CT肝扫描可见大块占位性病变,边缘不规则,内部结构紊乱,中央可见液平。病变部经常可见簇集性斑点状钙化点。本病须与原发性肝癌相鉴别。

【治疗】

泡球蚴病的治疗以药物治疗为主,手术难以将病变完全切除。常采用阿苯哒唑长期连续治疗。剂量为成人每日20 mg/kg,分2次口服。疗程视肝脏病变范围大小而异,一般2～3年或更长。该药可抑制泡球蚴生长,防止转移灶的发生。近年来有报道采用脂质体包裹吡喹酮治疗可显著提高该病的疗效。

【预防】

与囊型包虫病相同。

复习思考题

1. 包虫病是如何传播的？应如何预防？
2. 试述包虫病的临床表现和治疗原则。

（甘建和）

附录一　中华人民共和国传染病防治法

第一章　总　则

第一条　为了预防、控制和消除传染病的发生与流行，保障人体健康，制定本法。

第二条　国家对传染病实行预防为主的方针，防治结合，分类管理。

第三条　本法规定管理的传染病分为甲类、乙类和丙类。

甲类传染病是指：鼠疫、霍乱。

乙类传染病是指：病毒性肝炎、细菌性和阿米巴痢疾、伤寒和副伤寒、艾滋病、淋病、梅毒、脊髓灰质炎、麻疹、百日咳、白喉、流行性脑脊髓膜炎、猩红热、流行性出血热、狂犬病、钩端螺旋体病、布鲁菌病、炭疽、流行性和地方性斑疹伤寒、流行性乙型脑炎、黑热病、疟疾、登革热。

丙类传染病是指：肺结核、血吸虫病、丝虫病、包虫病、麻风病、流行性感冒、流行性腮腺炎、风疹、新生儿破伤风、急性出血性结膜炎，除霍乱、痢疾、伤寒和副伤寒以外的感染性腹泻病。

国务院可以根据情况，增加或者减少甲类传染病病种，并予公布；国务院卫生行政部门可以根据情况，增加或者减少乙类、丙类传染病病种，并予以公布。

第四条　各级政府领导传染病防治工作，制定传染病防治规划，并组织实施。

第五条　各级政府卫生行政部门对传染病防治工作实施统一监督管理。

各级各类卫生防疫机构按照专业分工承担责任范围内的传染病监测管理工作。

各级各类医疗保健机构承担责任范围内的传染病防治管理任务，并接受有关卫生防疫机构的业务指导。

军队的传染病防治工作，依照本法和国家有关规定办理，由中国人民解放军卫生主管部门实施监督管理。

第六条　同防治传染病有关的食品、药品和水的管理以及国境卫生检疫，分别依照有关法律规定办理。

第七条　在中华人民共和国领域内的一切单位和个人，必须接受医疗保健机构、卫生防疫机构有关传染病的查询、检验、调查取证以及预防、控制措施，并有权检举、控告违反本法的行为。

第八条　对预防、控制传染病做出显著成绩和贡献的单位和个人，给予奖励。

第二章　预　防

第九条　各级政府应当开展预防传染病的卫生健康教育，组织力量消除鼠害和蚊、蝇等病媒昆虫以及其他传染病或者患有人畜共患传染病的动物的危害。

第十条　地方各级政府应当有计划地建设和改造公共卫生设施，对污水、污物、粪便进行无害化处理，改善饮用水卫生条件。

第十一条　各级各类医疗保健机构应当设立预防保健组织或者人员，承担本单位和责任地段的传染病预防、控制和疫情管理工作。

市、市辖区、县设立传染病医院或指定医院设立传染病门诊和传染病病房。

第十二条　国家实行有计划的预防接种制度。

国家对儿童实行预防接种证制度。

第十三条 供水单位供应的饮用水必须符合国家规定的卫生标准。

第十四条 传染病病人、病原携带者和疑似传染病病人，在治愈或者排除传染病嫌疑前，不得从事国务院卫生行政部门规定禁止从事的易使该传染病扩散的工作。

第十五条 医疗保健机构、卫生防疫机构和从事致病性微生物实验的单位，必须严格执行国务院卫生行政部门规定的管理制度、操作规程，防止传染病的医源性感染、医院内感染、实验室感染和致病性微生物的扩散。

第十六条 传染病菌种、毒种的保藏、携带、运输，必须按照国务院卫生行政部门的规定严格管理。

第十七条 被甲类传染病病原体污染的污水、污物、粪便，有关单位和个人必须在卫生防疫机构的指导监督下进行严密消毒后处理；拒绝消毒处理的，当地政府可以采取强制措施。

被乙类、丙类传染病病原体污染的污水、污物、粪便，有关单位和个人必须按照卫生防疫机构提出的卫生要求进行处理。

第十八条 同人畜共患传染病有关的家畜家禽的传染病防治管理工作，由各级政府畜牧兽医部门负责。

同人畜共患传染病有关的野生动物，未经当地或者接收地的政府畜牧兽医部门检疫，禁止出售或者运输。

狂犬病防治管理工作，由各级政府畜牧兽医、卫生、公安部门按照国务院的规定分工负责。

第十九条 在自然疫源地和可能是自然疫源地的地区兴办的大型建设项目开工前，建设单位应当申请当地卫生防疫机构对施工环境进行卫生调查，并根据卫生防疫机构的意见，采取必要的卫生防疫措施。施工期间，建设单位应当设立专人负责工地上的卫生防疫工作。

第二十条 对从事传染病预防、医疗、科研、教学的人员，现场处理疫情的人员，以及在生产、工作中接触传染病病原体的其他人员，有关单位应当根据国家规定，采取有效的防护措施和医疗保健措施。

第三章　疫情的报告和公布

第二十一条 任何人发现传染病病人或者疑似传染病病人时，都应当及时向附近的医疗保健机构或卫生防疫机构报告。

执行职务的医疗保健人员、卫生防疫人员发现甲类、乙类和监测区域内的丙类传染病病人、病原携带者或者疑似传染病病人，必须按照国务院卫生行政部门规定的时限向当地卫生防疫机构报告疫情。卫生防疫机构发现传染病流行或者接到甲类传染病和乙类传染病中的艾滋病、炭疽中的肺炭疽的疫情报告，应当立即报告当地卫生行政部门，由当地卫生行政部门立即报告当地政府，同时报告上级卫生行政部门和国务院卫生行政部门。

第二十二条 各级政府有关主管人员和从事传染病的医疗保健、卫生防疫、监督管理的人员，不得隐瞒、谎报或者授意他人隐瞒、谎报疫情。

第二十三条 国务院卫生行政部门应当及时地如实通报和公布疫情，并可以授权省、自治区、直辖市政府卫生行政部门及时地如实通报和公布本行政区域的疫情。

第四章　控　制

第二十四条　医疗保健机构、卫生防疫机构发现传染病时，应当及时采取下列控制措施：

（一）对甲类传染病病人和病原携带者，乙类传染病中的艾滋病病人、炭疽中的肺炭疽病人，予以隔离治疗。隔离期限根据医学检查结果确定。拒绝隔离治疗或者隔离期未满擅自脱离隔离治疗的，可以由公安部门协助治疗单位采取强制隔离治疗措施；

（二）对除艾滋病病人、炭疽中的肺炭疽病人以外的乙类、丙类传染病病人，根据病情，采取必要的治疗和控制传播措施；

（三）对疑似甲类传染病病人，在明确诊断前，在指定场所进行医学观察；

（四）对传染病病人、病原携带者、疑似传染病病人污染的场所、物品和密切接触的人员，实施必要的卫生处理和预防措施。

传染病病人及其亲属和有关单位以及居民或者村民组织应当配合实施前款所列措施。

第二十五条　传染病爆发流行时，当地政府应当立即组织力量进行防治，切断传染病的传播途径；必要时，报经上一级地方政府决定，可以采取下列紧急措施：

（一）限制或者停止集市、集会、影剧院演出或者其他人群聚集的活动；

（二）停工、停业、停课；

（三）临时征用房屋、交通工具；

（四）封闭被传染病病原体污染的公共饮用水源。

县级以上地方政府接到下一级政府关于采取前款所列紧急措施报告时，应当在规定的时限内作出决定。

紧急措施的解除，由原决定机关宣布。

第二十六条　甲类、乙类传染病爆发流行时，县级以上地方政府报经上一级地方政府决定，可以宣布疫区，在疫区内采取本法第二十五条规定的紧急措施，并可以对出入疫区的人员、物资和交通工具实施卫生检疫。经省、自治区、直辖市政府决定，可以对甲类传染病疫区实施封锁；封锁大、中城市的疫区或者跨省、自治区、直辖市的疫区，以及封锁疫区导致中断干线交通或者封锁国境的，由国务院决定。

疫区封锁的解除，由原决定机关宣布。

第二十七条　发生重大传染病疫情时，国务院卫生行政部门有权在全国范围或者跨省、自治区、直辖市范围内，地方各级政府卫生行政部门有权在本行政区域内，调集各级各类医疗保健人员、卫生防疫人员参加疫情控制工作。

第二十八条　患鼠疫、霍乱和炭疽死亡的，必须将尸体立即消毒，就近火化。患其他传染病死亡的，必要时，应当将尸体消毒后火化或者按照规定深埋。

医疗保健机构、卫生防疫机构必要时可以对传染病病人尸体或者疑似传染病病人尸体进行解剖查验。

省、自治区人民代表大会常务委员会对民族自治地方执行前两款的规定，必要时可以作出变通的规定。

第二十九条　医药部门和其他有关部门应当及时供应预防和治疗传染病的药品和器械。生物制品生产单位应当及时供应预防和治疗传染病的生物制品。预防和治疗传染病的药品、生物制品和器械应当有适量的储备。

第三十条 铁路、交通、民航部门必须优先运送卫生行政部门批准的处理疫情的人员、防治药品、生物制品和器械。

第三十一条 以控制传染病传播为目的的交通卫生检疫的具体办法，由国务院卫生行政部门会同有关部门制定，报国务院批准后施行。

第五章 监 督

第三十二条 各级政府卫生行政部门对传染病防治工作行使下列监督管理职权：

（一）对传染病的预防、治疗、监测、控制和疫情管理措施进行监督、检查。

（二）责令被检查单位或者个人限期改进传染病防治管理工作。

（三）依照本法规定，对违反本法的行为给予行政处罚。

国务院卫生行政部门可以委托其他有关部门卫生主管机构，在本系统内行使前款所列职权。

第三十三条 各级政府卫生行政部门和受国务院卫生行政部门委托的其他有关部门卫生主管机构以及各级各类卫生防疫机构内设立传染病管理监督员，执行卫生行政部门或者其他有关部门卫生主管机构交付的传染病监督管理任务。

传染病管理监督员由合格的卫生专业人员担任，由省级以上政府卫生行政部门聘任并发给证件。

第三十四条 各级各类医疗保健机构设立传染病管理检查员，负责检查本单位及责任地段的传染病防治管理工作，并向有关卫生防疫机构报告检查结果。

传染病管理检查员由县级以上地方政府卫生行政部门批准并发给证件。

第六章 法律责任

第三十五条 违反本法规定，有下列行为之一的，由县级以上政府卫生行政部门责令限期改正，可以处以罚款；有造成传染病流行危险的，由卫生行政部门报请同级政府采取强制措施：

（一）供水单位供应的饮用水不符合国家规定的卫生标准的；

（二）拒绝按照卫生防疫机构提出的卫生要求，对传染病病原体污染的污水、污物、粪便进行消毒处理的；

（三）准许或者纵容传染病病人、病原携带者和疑似传染病病人从事国务院卫生行政部门规定禁止从事的易使该传染病扩散的工作的；

（四）拒绝执行卫生防疫机构依照本法提出的其他预防、控制措施的。

第三十六条 当事人对罚款决定不服的，可以自收到处罚决定通知书之日起 15 日内向上一级卫生行政部门申请复议；对复议决定仍然不服的，可以自收到复议决定通知书之日起 15 日内向法院提起诉讼。当事人也可以自收到处罚决定通知书之日起 15 日内，直接向法院提起诉讼。逾期不申请复议或者不提起诉讼又不履行的，做出处理决定的卫生行政部门可以申请法院强制执行。

第三十七条 有本法第三十五条所列行为之一，引起甲类传染病传播或者有传播严重危险的。比照刑法第一百七十八条的规定追究刑事责任。

第三十八条 从事实验、保藏、携带、运输传染病菌种、毒种的人员，违反国务院卫生行政部门的有关规定，造成传染病菌种、毒种扩散，后果严重的，依照刑法第一百一十五条的规定追究刑事责任；情节轻微的，给予行政处分。

第三十九条 从事传染病的医疗保健、卫生防疫、监督管理的人员和政府有关主管人员玩忽职守，造成传染病传播或者流行的，给予行政处分；情节严重、构成犯罪的，依照刑法第一百八十七条的规定追究刑事责任。

第七章 附 则

第四十条 国务院卫生行政部门根据本法制定实施办法，报国务院批准后施行。

第四十一条 本法自一九八九年九月一日起施行。

附录二 刑法有关条文

第一百一十五条 违反爆炸性、易燃性、放射性、毒害性、腐蚀性物品的管理规定，在生产、储存、运输、使用中发生重大事故，造成严重后果的，处三年以下有期徒刑或者拘役；后果特别严重的，处三年以上七年以下有期徒刑。

第一百七十八条 违反国境卫生检疫规定，引起检疫传染病的传播，或者有引起检疫传染病传播严重危险的，处三年以下有期徒刑或者拘役，可以并处或者单处罚金。

第一百八十七条 国家工作人员由于玩忽职守，致使公共财产、国家和人民利益遭受重大损失的，处五年以下有期徒刑或者拘役。

参 考 文 献

1. 彭文伟.传染病学.第4版.北京:人民卫生出版社,1996
2. 李梦东.实用传染病学.第2版.北京:人民卫生出版社,1998
3. 王季午.传染病学.第3版.上海:上海科学技术出版社,1998
4. 侯云德.分子病毒学.北京.学苑出版社,1990
5. 陆德源.医学微生物学.第4版.北京:人民卫生出版社,1996
6. 陆德源.现代免疫学.上海:上海科学技术出版社,1996
7. 陈佩惠.人体寄生虫学.第4版.北京:人民卫生出版社,1997
8. 李影林.临床微生物学及检验.北京:人民卫生出版社,1995
9. 骆抗先.乙型肝炎 基础和临床.北京:人民卫生出版社,1997
10. 翁心华.现代感染病学.上海:上海医科大学出版社,1998
11. Bennett JC, Plum F. Cecil Textbook of Medicine 20th ed. Philedelphia: W. B. Saunders Company, 1996

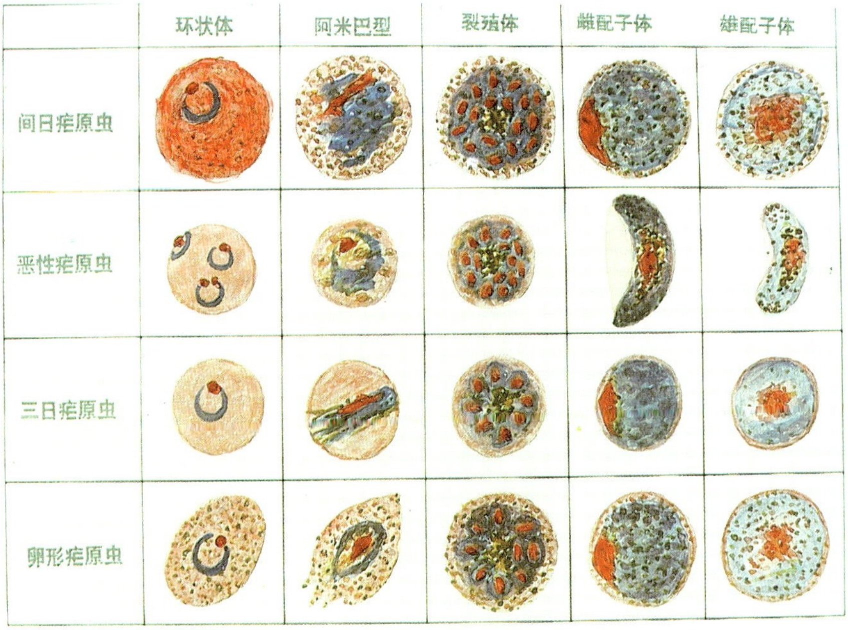

彩图 1　人体 4 种疟原虫寄生在红细胞内的形态鉴别图

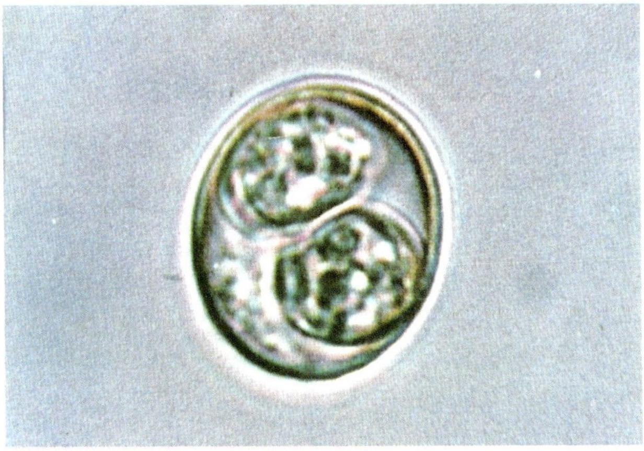

彩图 2　弓形虫的卵囊(粪便内)

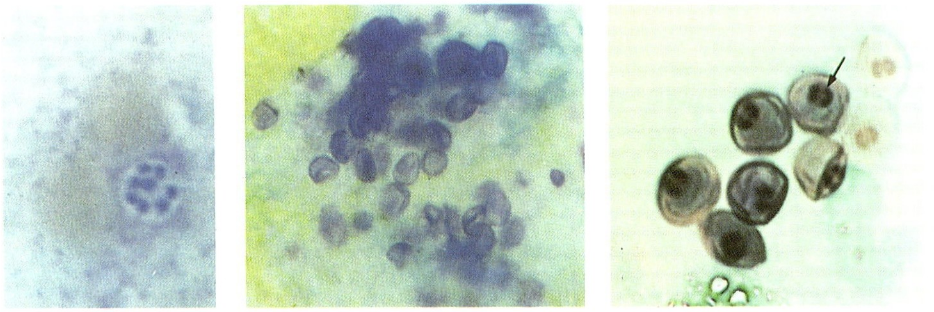

彩图 3　卡氏肺孢子虫的滋养体和包囊

左　姬氏染色的滋养体　中　甲苯胺蓝染色的包囊　右　银染色的包囊

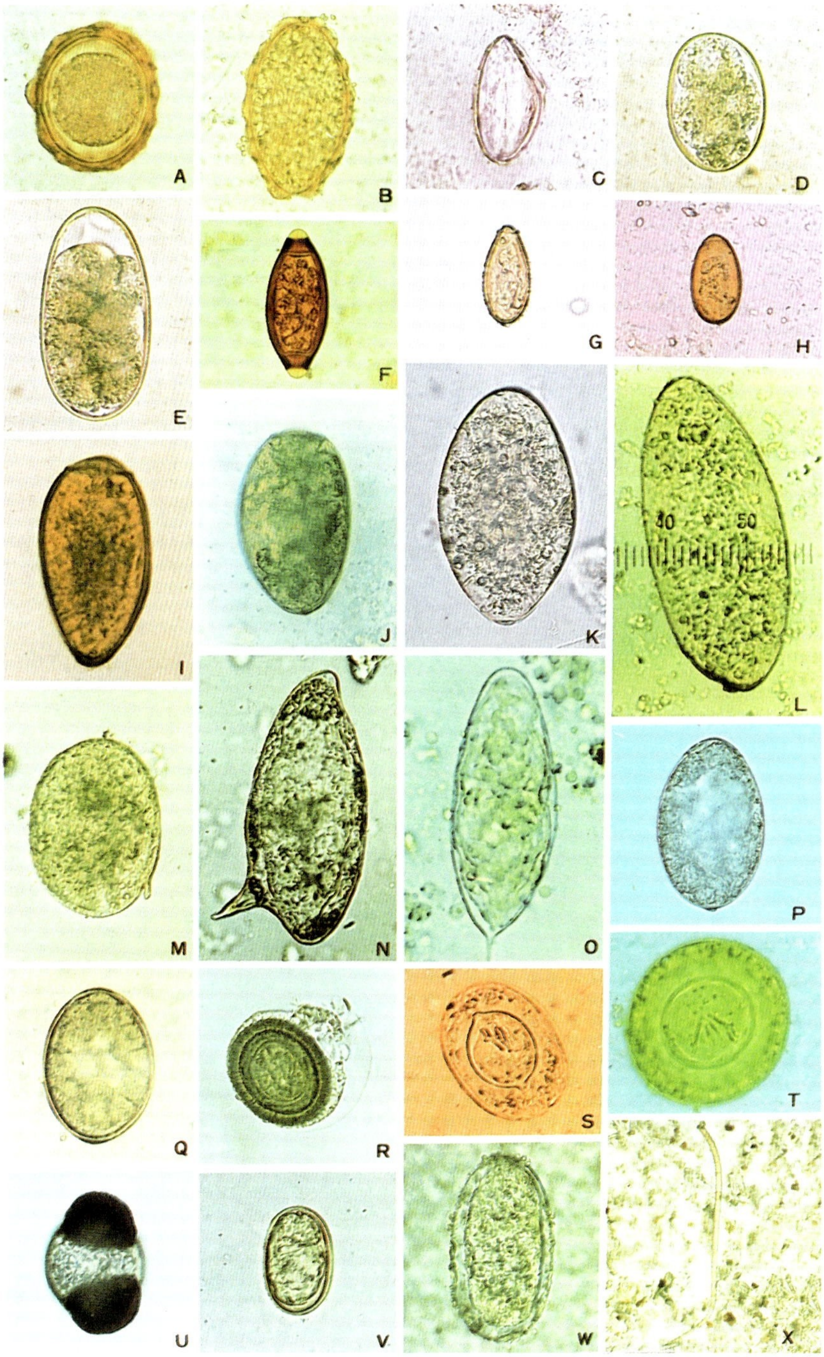

彩图4　人粪便内可见的主要寄生虫虫卵和易混淆物

A 受精蛔虫卵；B 未受精蛔虫卵；C 蛲虫卵；D 钩虫卵；E 东方毛圆线虫卵；F 鞭虫卵；G 肝吸虫卵；H 横川吸虫卵；I 卫氏肺吸虫卵；J 宫崎肺吸虫卵；K 棘口吸虫卵；L 肝片形吸虫卵；M 日本血吸虫卵；N 曼氏血吸虫卵；O 埃及血吸虫卵；P 阔节裂头绦虫卵；Q 大复殖门绦虫卵(Diplogonoporus grandis)：寄生于鲸等海洋动物体内，人体患者仅见于日本，虫卵形态与阔节裂头绦虫卵无法鉴别；R 猪带绦虫卵；S 微小膜壳绦虫卵；T 缩小膜壳绦虫卵；U 松树的花粉；V 文鳐鱼等体内的吸虫卵(人食入鱼类后排至粪便中)；W 螨类的虫卵；X 植物的根毛